VIRGINIE DESPENTES

Cher connard

ROMAN

GRASSET

ISBN : 978-2-253-07969-9 – 1re publication LGF

OSCAR

Chroniques du désastre

Croisé Rebecca Latté, dans Paris. Sont remontés à ma mémoire les personnages extraordinaires qu'elle a interprétés, femme tour à tour dangereuse, vénéneuse, vulnérable, touchante ou héroïque – combien de fois je suis tombé amoureux d'elle, combien de photos d'elle, dans combien d'appartements, au-dessus de combien de lits – j'ai pu accrocher et qui m'ont fait rêver. Métaphore tragique d'une époque qui se barre en couille – cette femme sublime qui initia tant d'adolescents à ce que fut la fascination de la séduction féminine à son apogée – devenue aujourd'hui ce crapaud. Pas seulement vieille. Mais épaisse, négligée, la peau dégueulasse, et son personnage de femme sale, bruyante. La débandade. On m'a appris qu'elle s'était convertie en égérie pour jeunes féministes. L'internationale des pouilleuses a encore frappé. Niveau de surprise : zéro. Je me roule en PLS sur mon sofa et je réécoute *Hypnotize* de Biggie, en boucle.

REBECCA

Cher connard,

J'ai lu ce que tu as publié sur ton compte Insta. Tu es comme un pigeon qui m'aurait chié sur l'épaule en passant. C'est salissant, et très désagréable. Ouin ouin ouin je suis une petite baltringue qui n'intéresse personne et je couine comme un chihuahua parce que je rêve qu'on me remarque. Gloire aux réseaux sociaux : tu l'as eu, ton quart d'heure de gloire. La preuve, je t'écris. Je suis sûre que tu as des enfants. Un mec comme toi ça se reproduit, imagine que la lignée s'arrête. Les gens, j'ai remarqué, plus vous êtes cons et sinistrement inutiles plus vous vous sentez obligés de continuer la lignée. Donc j'espère que tes enfants crèveront écrasés sous un camion et que tu les regarderas agoniser sans rien pouvoir faire et que leurs yeux gicleront de leurs orbites et que leurs cris de douleur te hanteront chaque soir. Ça, c'est tout le bien que je te souhaite. Et laisse Biggie tranquille, bouffon.

OSCAR

C'est virulent. Je l'ai cherché. Ma seule excuse est que je n'avais pas pensé que vous me liriez. Ou peut-être que je l'espérais, au fond, mais sans y croire vraiment. Je suis désolé. J'ai effacé le post, et les commentaires.

Mais quand même, c'est virulent. D'abord ça m'a choqué. Ensuite, j'avoue, ça m'a fait beaucoup rigoler.

Je voudrais m'expliquer. J'étais assis à quelques tables de la vôtre en terrasse rue de Bretagne – je n'ai pas osé vous parler mais je vous ai regardée avec insistance. J'ai dû me sentir humilié de réaliser que mon visage ne vous rappelait rien, et aussi de ma propre timidité. Sans quoi jamais je n'aurais écrit sur vous des choses aussi abjectes.

Ce que je voulais vous dire ce jour-là – j'ignore si ça vous rappellera quelque chose – c'est que je suis le petit frère de Corinne, vous étiez amies dans les années 80. Jayack est un pseudonyme. On était la famille Jocard. On vivait au-dessus du square Maurice-Barrès. Vous, je me souviens que vous étiez de la Cali, votre bâtiment s'appelait le Danube. À l'époque, vous veniez souvent à la maison. J'étais le petit frère, je vous espionnais de loin, vous parliez rarement avec moi. Mais je vous revois devant mon circuit de course automobile et votre seule préoccupation c'était de me montrer comment tout faire dérailler.

Vous aviez un vélo vert, un vélo de course, un vélo de garçon. Vous voliez des disques par sacs entiers au Hall du Livre et un jour vous m'avez offert *Station to Station* de David Bowie, parce que vous l'aviez en double. Grâce à vous j'ai écouté Bowie à neuf ans. J'ai gardé ce disque.

Entretemps je suis devenu romancier – sans atteindre votre niveau de notoriété ça ne s'est pas trop mal passé pour moi et j'ai votre adresse mail depuis longtemps. Je l'avais récupérée parce que je voulais écrire pour vous un monologue pour le théâtre. Je n'ai jamais trouvé le courage de vous contacter.

Bien à vous.

REBECCA

Garçon, garde tes excuses, garde ton monologue, garde tout : il n'y a rien en toi qui m'intéresse. Si ça peut te rassurer je suis encore plus furieuse contre le funeste imbécile qui m'a envoyé le lien vers ta déclaration, comme si je devais être tenue au courant de chaque insulte dont je fais l'objet. Je me contrefous de ta vie médiocre. Je me contrefous de l'ensemble de ton œuvre. Je me fous de tout, te concernant, sauf de ta sœur.

Bien sûr que je me souviens de Corinne. Je n'avais pas repensé à elle depuis des années mais dès que j'ai lu son prénom c'est revenu comme si j'ouvrais un tiroir. On jouait aux cartes sur une luge qui servait de table basse dans sa chambre. On ouvrait les volets et on fumait des clopes que je volais à ma mère. Dans ta famille vous aviez un micro-ondes avant tout le monde et on y faisait fondre du fromage qu'on étalait sur des biscottes. Je me souviens aussi d'être allée la voir dans les Vosges – elle travaillait comme mono dans un genre de chalet avec des chevaux. La première fois que je suis entrée dans un bar c'était avec elle, on a joué au flipper en prenant un air dégagé, comme si on avait fait ça toute notre vie. Corinne avait une moto – vu l'âge qu'on avait ça devait être une mobylette améliorée. Elle fumait des Dunhill rouges et buvait des demis citron. Quelquefois elle parlait de l'Allemagne de l'Est et de la politique de Thatcher, des trucs dont personne ne se préoccupait à l'époque autour de moi.

J'ai détesté Nancy, j'y repense rarement, et je n'ai aucune nostalgie de l'enfance – ça m'a surprise que quelque chose me revienne de cette jeunesse et qui soit agréable.

Dis à ta sœur que j'ai tapé son nom sur Internet et que je n'ai rien trouvé. J'imagine qu'elle s'est mariée et qu'elle a changé de blaze. Embrasse-la de ma part. Et en ce qui te concerne, crève.

OSCAR

Corinne n'a jamais ouvert de compte sur les réseaux sociaux. Elle n'est pas technophobe, mais elle est sociopathe. Je me souviens quand tu venais à la maison. Par la suite tu es devenue une star de cinéma et je n'en revenais pas qu'une même personne ait pu s'asseoir dans notre cuisine et avoir son quart d'heure aux Oscars. À l'époque la notoriété n'était pas ce truc accessible à tous, ça ne concernait que très peu de gens. Ça me paraissait fou que ça puisse toucher quelqu'un qui vienne de notre quartier. Je ne sais pas si je me serais permis de chercher un éditeur pour mon premier roman si je ne t'avais pas connue. Tu étais la preuve de ce que mon entourage familial avait tort : j'avais le droit d'avoir un rêve. Je me sens vraiment con d'avoir écrit un sale truc sur toi. Tu as raison, c'était une façon particulièrement pathétique d'attirer ton attention.

Vous n'étiez pas dans la même école, toi et ma sœur et je ne sais pas comment vous étiez devenues amies. Quand vous étiez en primaire, votre activité préférée c'était de construire des HLM pour poupées dans des grandes boîtes en carton. C'était toute une entreprise et même ma mère, qui n'avait aucun sens de la fantaisie, vous laissait faire sans se plaindre que vous foutiez le bordel dans la chambre de Corinne. Un mercredi, tu as ramené un carton de frigidaire dans lequel vous avez empilé des boîtes de chaussures pour faire des appartements. C'était trop bas de plafond pour des Barbies, alors vous aviez sorti les poupées de collection de ma mère, exposées sur une étagère dans le salon. Quand elle a découvert ses petites Bretonnes, Sévillanes et autres Alsaciennes meublant votre HLM, j'attendais une belle explosion de colère. Ce souvenir est gravé dans ma mémoire car ma mère n'a pas réussi à faire semblant de s'emporter. Une sorte de joie prenait le pas sur les principes. Elle disait « vous exagérez » mais avant de donner l'ordre de remettre les poupées dans leurs cylindres en plastique et de ranger la chambre, elle s'était accroupie devant l'installation en hochant la tête « mais c'est pas Dieu possible ». Elle rouspétait pour la forme et ça se voyait. On ne faisait pas souvent rire ma mère, nous les enfants. Tu avais vaincu sa mauvaise humeur. Par la suite, chaque fois qu'elle te voyait apparaître dans le petit écran du téléviseur, elle faisait la même réflexion « la fois où la Coco et elle m'ont descendu toutes les poupées folkloriques de leur étagère pour meubler la tour en carton… elle ne manquait pas d'air, cette petite. Qu'est-ce qu'elle était jolie, déjà, à l'époque ».

Je n'avais même pas l'âge de jouer au Mille Bornes et je savais que tu étais belle mais je l'ai pleinement réalisé à la fin d'un été, quelques jours avant la rentrée des classes, tu es venue à la maison et tu as dit en arrivant : « On se fait un café ? » À partir de ce jour, c'était terminé, les poupées. Tu étais devenue grande. Et tu étais méconnaissable.

REBECCA

Poussin, j'imagine que tu te doutes que t'es pas le premier à me signaler que je suis une bombe, ni à remarquer que je suis connue…

Mais j'avoue, t'es le premier à avoir l'audace de m'insulter comme une ordure et d'enchaîner, sur le même élan, avec ce couplet « on vient du même quartier, on a des souvenirs en commun ».

À ce stade de la compétition, ta connerie force le respect. Ça ne change rien à l'essentiel : j'en ai rien à foutre de ta gueule. Toute mon affection à ta sœur, qui était une amie géniale.

OSCAR

Je ne sais pas si tu avais compris que ma sœur aimait les filles. Elle n'en parlait pas à l'époque. Je voyais bien qu'elle était brute, plus épaisse que ses amies, et ça me gênait qu'elle ne fasse aucun effort pour s'améliorer mais je n'en tirais aucune conclusion particulière. Des années plus tard, au mois d'août, mes parents sont partis en Espagne et je suis allé chez eux garder le chat. C'était la canicule et Corinne, qui vivait déjà à Paris, m'a rejoint parce qu'elle voulait profiter du petit jardin. Elle étendait une serviette sous l'ombre du pêcher et y passait l'après-midi à lire ou à écouter des CD sur son discman. Parfois on prenait la voiture pour aller jusqu'à la piscine. Nous n'avions jamais partagé une intimité de vacances. On se foutait la paix, chacun faisait sa journée de son côté, et un jour elle a retrouvé les VHS de la trilogie des Mad Max dans un carton du garage alors on s'est installés dans le salon, on a fermé les volets et on buvait des bières fraîches en regardant Mel Gibson. Entre deux films, un peu bourrés, je lui ai parlé de la fille avec qui je sortais et que je n'avais pas le courage de quitter alors que j'en avais marre. Corinne m'a écouté sans me rentrer dedans comme elle avait l'habitude de le faire. Je disais je me force à lui téléphoner parce que sinon je sais qu'elle va me faire tout un cirque mais au fond je suis content qu'elle travaille parce que j'étouffe avec elle, je m'ennuie, c'est un peu glauque. J'étais incapable de comprendre de quoi j'avais peur si je lui disais que c'était fini. On ne vivait pas ensemble. Au fond je craignais, en la quittant, de me condamner au célibat à vie et je pensais c'est peut-être mieux d'avoir une copine qui te soûle plutôt qu'être seul pour toujours. Mais je n'osais pas le dire à voix haute alors j'ai demandé à ma sœur comment ça allait, pour elle, avec les garçons. Elle n'avait jamais de petit ami. Ça ne me surprenait pas. Elle n'était pas très jolie, et elle n'était pas facile à vivre. J'avais peur d'elle, je pensais qu'elle terrorisait aussi les autres mecs.

Elle a répondu, sans tergiverser – j'ai des histoires avec des filles. C'est comme ça qu'elle est sortie du placard. Elle vivait à Paris depuis trois ans. J'ai pensé « ma sœur est homosexuelle » et ça ne correspondait à aucune réalité. Gouine n'était même pas une insulte dans mon vocabulaire. J'avais, pour désigner ma sœur, toute une gamme de termes péjoratifs – mais « gouine » ne m'avait pas traversé l'esprit. Je ne m'étais jamais demandé si ces femmes existaient vraiment, je n'en connaissais aucune. Corinne m'a prévenu que si j'en parlais à qui que ce soit, elle me fracasserait la tête – j'ai dit je n'ai jamais cafté et elle a dit c'est vrai que tu sais fermer ta grande gueule, c'est moi qui t'ai appris ça. Ça l'a fait rigoler. Moi pas du tout, quand j'étais petit les mandales pleuvaient dès que je l'approchais et j'aurais préféré qu'elle me parle de son remords sincère plutôt qu'évoquer le truc sur ce ton satisfait.

On a lancé le troisième Mad Max et j'étais mal à l'aise. Ça me paraissait fou qu'une disgrâce pareille tombe justement sur nous. C'était une chose d'être une grosse femme moche sans attrait – c'en était une autre d'être une goudou. Ça m'a fait de la peine pour elle – imaginer sa vie dans Paris, les gens lui jetant des pierres dans la rue, les filles lui riant au nez et la traitant de dégoûtante, les employeurs la renvoyant, écœurés. Elle a repris son train pour Paris quelques jours plus tard, on n'en a pas reparlé.

J'ai cru que ce serait un secret honteux qu'on garderait toute notre vie. Mais un an et demi plus tard, on s'est retrouvés en famille à Noël dans les Vosges et on avait trop mangé et trop bu, elle et moi sommes partis faire une marche dans la forêt. Je la revois, moufles orange empruntées à ma tante, le nez rougi par le froid, souriante au milieu des sapins, contente de sa connerie, parler « des hétéros qui sont des beaufs » avec un mépris infini. Aujourd'hui ce mot est devenu banal, mais c'était la première fois que j'entendais quelqu'un l'utiliser. L'époque de son coming-out, digne et furtif, était révolue. Désormais elle était une butch, un « sujet politique ». J'avais embarqué, cachée dans ma doudoune, une bouteille de champagne et je la regardais la vider au goulot, sa jubilation me sidérait. Elle aurait dû tomber à genoux au milieu des sapins et supplier les dieux de revenir à la normale, d'avoir des enfants avec un homme honnête, contracter un crédit pour la voiture dans le cadre d'un mariage que la famille respecterait. J'ai bu à mon tour et ça m'a donné le courage de me risquer à l'interroger « et ça ne serait pas juste une phase dans ta vie, ce truc avec les filles ? »

Elle a enfoncé ses mains dans ses poches « J'espère pas. Comme hétérote, je suis une brêle, alors que sur le marché lesbien, je suis l'équivalent de Sharon Stone. » Sa réponse m'a secoué. Depuis qu'on était petits, on était tous les deux des losers de la séduction. Ce jour-là, c'est comme si elle m'avait lâché la main pour m'abandonner dans le noir, tout seul, tandis qu'elle partait gambader sur des plages ensoleillées. Elle avait trouvé un truc, et moi rien.

On s'est perdus pour rentrer, elle était intarissable sur sa joie d'être une lesbienne. Je saisissais quelque chose de son discours : moi non plus je n'avais pas très envie de ressembler aux membres de notre famille. À l'époque je rêvais de devenir journaliste et je ne l'aurais jamais avoué, à table. Je pouvais prévoir la réaction de tous, les fous rires et les yeux au plafond « il a toujours fallu qu'il pète plus haut que son cul », « non mais tu crois qu'on t'attend ? » et toute la litanie de la classe moyenne condamnée au salariat, au boulot qu'on fait pour l'argent et jamais par vocation. Savoir rester à sa place était plus important que tout. Chemin faisant, j'avais l'intuition que pour ma sœur, renoncer à suivre la voie des femmes de la famille et du voisinage avait quelque chose à voir avec ce même désir d'émancipation.

Par la suite, j'ai reconstitué son évolution. Elle a eu, à l'adolescence, quelques petites amies, qui vivaient avec elle des histoires en cachette, mais qui sortaient avec des mecs dès qu'elles en avaient l'occasion. Elle en a chié, dans son coin, purgeant dans le secret des peines amoureuses dégueulasses et je connais les filles, elles n'ont aucune pitié pour les vaincus. Or les lesbiennes, à l'époque, étaient pires que des vaincues – elles n'avaient pas lieu d'être. Sur le ring de la féminité conventionnelle, elles ne pouvaient même pas enfiler les gants.

Dès qu'elle a eu le bac, Corinne est partie à Paris, inscrite à l'université elle vivait de petits boulots mais elle a rapidement trouvé un plein-temps à l'accueil d'un Gymnase Club et elle a lâché les cours. Elle est tombée amoureuse d'une fille au travail, c'était sa première histoire sérieuse, elles faisaient plein de choses ensemble, des expos et des cinés et des concerts et des week-ends en Normandie. Et un jour la fille lui a annoncé qu'elle allait se marier. Corinne a été sa témoin à la cérémonie. Elle l'a embrassée, une dernière fois, dans sa robe blanche. Si on imagine que ma sœur a un cœur je crois qu'il a été brisé ce jour-là. Après tout a changé – le Gymnase Club a fermé, elle a pointé au chômage quelques mois pendant lesquels elle traînait dans les bars. C'est là qu'elle a rencontré celle qui allait tout changer, celle qui allait lui dire – mes parents sont au courant que ça leur plaise ou non je suis lesbienne et je les emmerde et j'emmerde tous ceux à qui ça ne plaît pas. Elles se sont installées ensemble. Elles fréquentaient des bars de filles et Corinne s'est politisée. Elle a changé d'allure, s'est débarrassée de tout signe extérieur de féminité, ni cheveux longs ni bijoux ni chaussures fines ni maquillage. Ces choses qu'il lui arrivait d'emprunter maladroitement au répertoire commun et qui ne s'intégraient pas à sa physionomie. Comme des petites greffes, qu'elle aurait rejetées.

C'est la naissance de ma fille qui a transformé nos rapports. Autant ma sœur hurle à qui veut l'entendre qu'elle ne reproduira jamais ce camp concentrationnaire de névroses dégueulasses qu'est la cellule familiale, et que la supériorité de la lesbienne sur la femme hétérosexuelle réside en ce qu'elle ne se sent pas obligée d'être maman pour exister – autant elle a pris son rôle de tante avec un sérieux qui confine au zèle.

On peut compter sur elle en toute occasion. Ma fille s'appelle Clémentine et on ne peut pas dire d'elle qu'elle soit d'un caractère facile. Elle est même championne en pénibilité. Mais elle ne proteste jamais quand on lui annonce qu'elle part quinze jours chez ma sœur. Léonore, la mère de ma fille, qui se méfie de tout le monde, la lui confie sans hésiter.

Ma sœur vit vers Toulouse dans une maison délabrée mais vaste où la gamine a sa chambre sous les toits et je me souviens de la première fois qu'on l'a laissée seule quelques jours là-bas, lorsqu'on s'est éloignés en voiture j'étais convaincu qu'on allait faire demi-tour au bout de l'allée pour la récupérer. Mais Léonore n'a pas exigé qu'on annule le week-end qu'on avait prévu. Elle fait entièrement confiance à Corinne. Elle a raison. Je dirai à ma sœur que tu l'embrasses, ça lui fera plaisir.

Tu n'as pas d'ami avec qui parler ? Je n'ai pas eu le temps de te demander comment allait ta sœur que tu m'envoies toute sa biographie. Heureusement que ça m'intéresse, il m'a fallu l'après-midi pour lire ton mail.

Non je n'avais pas capté que Corinne aimait les filles mais maintenant que tu me le dis, je me demande comment je faisais pour ne pas m'en rendre compte. Je la revois à la MJC en short avec sa raquette de ping-pong en train d'éclater tout le monde et c'est clair qu'elle était une sorte de caricature de gouine. Mais on n'y pensait pas. Il y avait quelques pédés dans notre entourage. Mais les filles, pour moi, dans les années 80, on était hétéros et c'est tout.

Elle aurait pu me plaire. Maintenant que j'y pense comme ça. Elle avait un truc à part, je ne lui aurais pas ri au nez. Mais la situation ne m'a jamais paru ambiguë. Rétrospectivement, je réalise qu'elle l'était. Elle me traitait comme une princesse, à l'époque j'appelais ça une très bonne copine. Il est possible que j'aie parfois manqué de délicatesse. Tu m'excuseras auprès d'elle si c'est le cas. Je lui parlais beaucoup des mecs qui me plaisaient.

Nos mères ont travaillé ensemble chez Geiger. La mienne n'a pas supporté très longtemps la vie à l'usine mais c'est comme ça qu'on s'est connues, Corinne et moi. C'est drôle que je t'aie zappé à ce point, c'est pas commun comme prénom, Oscar. Toi, je t'ai oublié mais je me souviens bien de votre maison, avec la petite cuisine à gauche en entrant et le salon en face, la chambre de Corinne était au fond du couloir à droite. Au-dessus du square Maurice Barrès. Ils ne manquaient pas d'humour, à l'époque, quand ils baptisaient les quartiers. Nous on vivait à la Californie. Si c'est pas du foutage de gueule, je n'y connais rien. Je ne garde aucune nostalgie de l'enfance mais ce n'était pas un mauvais quartier où grandir. Je souffrais du manque d'espace à la maison, ça oui. J'avais deux grands frères, il y avait du bruit tout le temps et ils déployaient une énergie animale qui faisait que notre appartement devenait une cage. J'aimais bien aller chez vous. Corinne avait sa chambre à elle. Vos parents n'étaient jamais là. Il y avait du calme. J'aimais bien ce quartier. Je n'ai jamais pensé à me dire que c'était laid, là où on vivait.

Mais maintenant quand je retourne dans ma famille, je vois nos maisons d'enfance à travers le regard des autres. Ce n'est pas la misère. C'est encore autre chose. C'est abandonné. C'est avoir grandi dans des endroits dont tout le monde se fout.

Quand je suis allée au lycée à Nancy, certains de mes nouveaux amis vivaient dans des appartements plus spacieux au centre-ville, ou des maisons coquettes dans des lotissements récemment construits. Je trouvais ça aussi chiant que chez moi. Et leurs parents, pas mieux. Ça se voyait que les mères picolaient et que les pères étaient des gros caves prétentieux. Je n'ai jamais songé à avoir honte. J'ai eu quinze ans dans ce bref intervalle – je me contrefoutais de savoir que chez moi on n'achetait pas du Nutella mais une sous-marque à la con. Je n'avais qu'une idée en tête, me tirer de cette ville de province et aller voir des concerts à Paris ou à Londres. Je voulais vivre avec des musiciens. Alors ce n'était certainement pas le carré Hermès d'une bouffonne courte sur pattes en terrasse au Commerce qui risquait de me déstabiliser. C'était toute cette vie que je voulais laisser derrière moi.

OSCAR

Ou peut-être que tu te foutais de savoir comment vivaient les enfants riches parce que tu étais belle. À quinze ans, la beauté l'emporte sur la richesse. C'est encore plus vrai pour les garçons que pour les filles. Une gamine peut se sentir dépassée par l'effet qu'elle produit, ou se faire rabaisser en raison de ce qu'elle brille, ou encore ne pas savoir comment en tirer parti. Mais un jeune garçon beau, le monde lui appartient. Adolescent, peut-être par masochisme, mes meilleurs amis étaient toujours des splendeurs. La supériorité que ça leur procurait en toutes choses était une aberration.

Moi j'étais bon à l'école. C'était un truc de moche, ainsi qu'un truc de pauvre. Une qualité de méritant. Mes parents ne toléraient pas les mauvaises notes. Ni pour ma sœur ni pour moi. C'était la moindre des choses qu'on ait de bons résultats scolaires parce que nous avions la chance d'aller à l'école et de pouvoir envisager d'avoir un bon métier. Je suis la dernière génération à qui l'on a fait croire qu'en travaillant dur, on pourrait s'élever socialement. La crise de 2008 a eu vite fait de doucher nos ardeurs.

Ma mère nous répétait inlassablement que nous ne manquions de rien et nous comparait à ceux qui ont de quoi se plaindre, j'ai appris à checker mes privilèges avant de savoir lire et écrire. Ça ne m'aurait pas traversé l'esprit de dire que je voulais un walkman Sony ou un jean Levi's. Mes parents auraient pensé que j'avais perdu la raison. J'ai découvert le rap au collège. Le fils de mon ancienne institutrice portait un blouson noir en cuir et c'était un voyou. Il avait un an de retard et son grand frère avait fait de la prison. Il m'impressionnait beaucoup. C'était un grand blond arrogant et violent, qui m'avait à la bonne. Il avait acheté la compilation *Rapattitude* et m'avait fait écouter Public Enemy et Eric B. and Rakim. Je me suis pris de passion pour cette musique et six mois plus tard, c'est moi qui lui faisais écouter les nouveautés. C'est à partir de ce moment-là que j'ai compris que je voulais de l'argent.

Quand j'ai publié mon premier roman et qu'il a bien marché, j'ai tout de suite cherché ton adresse mail parce que je rêvais d'écrire pour toi. J'avais croisé Philippe Djian lors d'un salon du livre, il avait été très aimable, il m'avait dit que c'était intéressant, économiquement, pour un auteur, d'écrire du théâtre. Et j'ai pensé à toi – la plupart des garçons de ma génération te kiffaient à mort, mais moi c'était particulier parce que je t'avais connue quand j'étais petit. On me traitait de mytho et je n'avais aucune photo pour prouver que je disais vrai. Je rêvais que tu dises un texte que j'aurais écrit parce que plus que tout j'aime ta voix et ton rythme quand tu parles. Mais aussi, très vite, j'ai réalisé que parmi mes nouveaux amis auteurs, on n'était pas nombreux à avoir bossé à l'usine ou chez Auchan les mois d'été pour se payer le permis de conduire. Un jour, j'ai écrit un scénario avec un réalisateur de mon âge, une fois dans sa vie il avait travaillé à la réception d'un palace pendant l'été – il en parlait comme s'il avait fait la guerre. Un truc exceptionnel, qui avait fait de lui un être plus conscient que les autres, plus capable de me comprendre de l'intérieur. J'avais envie d'écrire pour toi aussi pour ça. J'avais besoin de me rapprocher de gens qui me ressemblent.

J'ai contacté ton agent pour lui parler de mon projet. Il m'a répondu qu'on en reparlerait quand j'aurais écrit le texte. C'était il y a une dizaine d'années. Je débutais, j'étais convaincu d'avoir décroché la lune parce que j'étais passé à la télé. Depuis, je vois les mecs plus jeunes percer sur YouTube et ils ont la même arrogance que j'avais. On est vite ivre de sa petite notoriété. Ça ne veut pas dire qu'on prend la grosse tête ou qu'on se croit meilleur que ce qu'on est – mais on a l'impression d'être reconnu partout, sujet de toutes les conversations et objet de convoitise. Le succès social, si limité soit-il, occupe tout ton espace mental. Il est comme un bébé éléphant qu'il te faudrait nourrir constamment et soigner et sortir et amuser. Un monstre sympathique. Tu te réveilles un matin, tu sors de chez toi et comme dit si bien Orelsan : « T'es bonne. » Tout le monde veut quelque chose de toi, on s'arrache ton numéro, on veut traîner avec toi on veut te payer une pizza on veut te prendre en photo on veut que tu viennes à un concert. Ça rend con. J'ai pas vu grand monde que ça rend heureux. Mais j'ai croisé plein de gens que ça rend super con. Quand j'ai parlé de mon projet à ton agent, je m'attendais à le voir sauter de joie qu'un jeune auteur de ma qualité s'intéresse à l'une de ses actrices. Je pensais qu'il allait organiser un dîner avec toi sur-le-champ et me passer les clefs de sa maison de campagne pour que je puisse y écrire.

Il m'a remis à ma place. J'ai écrit quelques lignes. Une fille qui sort de prison, après une longue peine. J'ai lu plusieurs témoignages de femmes qui avaient fait des séjours à l'ombre. L'une d'entre elles disait, ça m'a marqué, que dans les prisons de femmes personne ne vient au parloir. J'ai réalisé que je n'avais jamais rencontré un mec qui dise – ma femme est en zonzon, je vais la voir tous les mois.

Mais je n'ai pas écrit ce texte. J'appartiens à cette catégorie d'auteurs – on est nombreux – qui procrastine. Internet ne me facilite pas la tâche. J'ouvre un document Word en me disant que je vais travailler et cinq minutes plus tard, je mate un porno.

En ce moment je passe mes journées à faire des jeux idiots sur mon téléphone. Quand je dis la journée – je veux dire la journée. Vers neuf heures du matin je roule mon premier pétard, je mets un disque, j'allume la radio ou je cherche un podcast et je joue. Jusqu'à l'heure de manger. J'ai déjà pas mal fumé alors souvent je m'endors et je me réveille vers dix-sept heures, c'est l'heure de la première bière. Soit elle me donne envie de sortir et voir du monde pour continuer de boire – et plus si opportunité – soit je repasse aux pétards et je me finis devant des séries. Je joue encore pendant que les séries défilent. J'y passe six à sept heures par jour – mon téléphone est une poucave, il me balance mon temps toutes les semaines. Quand je dis des jeux stupides, c'est vraiment des jeux stupides. Des jeux gratuits, de téléphone. Pas des mondes incroyables avec des missions et des graphismes sublimes. Non. Des jeux de cons. Si quelqu'un vole mon téléphone j'aurai honte d'aller le récupérer tellement les niveaux auxquels je parviens sont ridicules. Genre j'ai fini Candy Crush. Bien sûr que je paye pour les bonus. Je fais partie des gens qui se font vraiment avoir. Il paraît que ça fait le même effet dans le cerveau que la cocaïne. Je suis prêt à le croire. Il n'y a rien qui me calme autant que passer trois heures sur mon écran.

Il paraît que les intelligences les plus sophistiquées travaillent avec acharnement pour comprendre comment te faire rester le plus longtemps possible. C'est une science de l'addiction. Des gens qui pourraient occuper leur temps à chercher comment améliorer nos vies, ou rendre Internet moins destructeur, qui pourraient se demander comment utiliser le Web pour que le travail soit plus facile et rende moins malheureux et qui mettent tout leur talent à faire en sorte que tu restes le plus longtemps possible sur une partie de zombies.

Je procrastine. C'est autre chose que la panne d'inspiration. J'ai dans ma tête les dialogues exacts, les scènes précises, je sais ce que je veux écrire. Mais je fais autre chose. Je ne fais pas quelque chose d'intéressant à la place. Ni quelque chose d'amusant. C'est difficile à expliquer. Écrivain c'est relou parce que tes amis t'imaginent en train de tapoter deux ou trois heures par jour quelques conneries en sifflotant et voilà ta journée est terminée. Il est impossible de leur expliquer qu'en raison de la simplicité même du dispositif, il est difficile d'écrire et que ça prend tout ton temps, de s'obstiner à essayer.

Ainsi je n'ai pas écrit ce monologue sur une femme qui sort de prison et redécouvre Paris quinze ans après. Je procrastine. Là, c'est particulier, je suis complètement bloqué. Je viens de sortir un roman, et tout le monde parle de moi mais pas pour mon livre. Je me suis fait metooïser. Je ne souhaite pas ça à mon pire ennemi. J'ai l'impression que tout le monde est au courant. Alors je te le dis. Si ça se trouve à partir de là tu ne m'écriras plus jamais. Je ne peux pas dire que je comprendrais. Mais tu ne serais pas la première.

ZOÉ KATANA

Chronique de ma main dans ta gueule

J'écris un blog féministe depuis des années. J'ai l'habitude de vos raids de haineux et vos menaces de mort et de viol, vos commentaires sur la taille de mon cul et l'état déplorable de mon intelligence. J'ai l'habitude de votre rage masculine.

Mais je n'avais encore jamais donné de nom. Admirable levée de boucliers depuis que j'ai prononcé celui d'Oscar Jayack. J'ai raconté mon histoire avec lui. Mon point de vue est un terrorisme. Je me trompe sur mes sentiments. On devrait m'arracher la langue et le laisser parler. Je dis : être harcelée pendant des mois, c'est un jour ne plus se reconnaître. Mettre des années à admettre qu'on ne reviendra pas, celle qu'on était avant à jamais disparue. C'est avoir peur au quotidien et devenir quelqu'un d'autre. C'est la honte que quelqu'un ait cherché ton point faible, l'ait trouvé, et t'ait détruite. La honte que ce soit si facile. Et que tout le monde s'en foute. J'ai dit

– je n'avais pas les moyens de me défendre. Et j'ai conseillé aux autres : si ça vous arrive, tirez-vous tout de suite. Le plus vite possible. Et je dis : la honte doit changer de côté. C'est vous qui en faites toute une histoire. Pas moi. Et votre rage valide ma décision.

Quand je dis « c'est insupportable » on me répond « tout allait bien jusqu'à ce que tu l'ouvres ». Tout allait bien tant qu'on pouvait faire entrer mon corps de force dans cette équation du désir, mon corps mais pas ma parole. On a besoin de moi pour la scène, je suis la jeune première que le héros désire. Mais on ne veut pas entendre parler de ce que je ressens. Il n'y a pas que des hommes qui me disent de me taire. Il y a des femmes aussi. Qui m'expliquent que ce que j'ai vécu a toujours existé et qu'elles s'en sont bien arrangées. Des siècles de femmes, avant nous, ont su gérer les choses avec dignité. Et moi je dis qu'elles ont mangé leur honte et mis des sourires sur leurs insomnies. J'affirme qu'à chaque fois qu'un homme impose son plaisir à une femme il se soumet instinctivement à la loi du patriarcat et que la première règle de cette loi consiste à s'assurer que nous soyons exclues du domaine du plaisir. Et nous contraindre dès notre plus jeune âge fait partie de cette construction. Nous entraver est la tâche des soldats du patriarcat. Ils craignent, si on nous laisse jouir tranquilles, pour l'ordre du monde tel qu'ils l'ont construit. Cette peur ancestrale, obscure, ça, c'est le continent noir. On a appelé la sexualité féminine le continent noir parce qu'il était crucial de ne pas mettre au jour les pratiques qui la construisent. Inceste, viol, contrainte, harcèlement. Il fallait à tout prix taire les conditions d'obstruction du désir féminin. Ce que nous dévoilons aujourd'hui n'a rien à voir avec des accidents de parcours. Nos corps sont impliqués de force dans un champ de bataille parce qu'il faut les mutiler. Le fait que nous disions non fait partie du spectacle. Nous pouvons nous identifier au taureau dans l'arène : comme lui nous sommes soignées, bichonnées dans le seul objectif d'être mises à mort dans un cirque qui ne nous laisse aucune chance. Le patriarcat, c'est toujours le spectacle de la vitalité et de la puissance dominé par un agencement qui protège le meurtrier et qui permet aux foules de l'acclamer, pour la beauté du rituel. Ce qui est célébré, quand on viole une femme et qu'on la viole bien, c'est l'essence même du patriarcat : mettre la puissance à genoux par des techniques imbéciles et morbides. C'est-à-dire vérifier que la violence sans puissance peut venir à bout de ce qui vous effraye.

Mais aujourd'hui, j'appartiens à l'armée des filles maltraitées qui sortent du silence. Vous pouvez me retrouver, me menacer, m'insulter. Ça ne changera rien. Nous soulevons la chape de plomb. La honte doit changer de côté. Quand un lycéen poste la photo d'une fille qui le suce, il faut qu'il sache qu'un jour son nom sera publié et qu'il sera humilié. Nous devons apprendre aux filles à être fières de leurs fellations. Il est aberrant que des jeunes filles pensent au suicide parce qu'on a des images montrant qu'elles s'éclatent avec un mec qui leur plaît. Celui qui doit penser à se pendre est celui qui use de son privilège machiste pour les rabaisser. Les garçons des lycées devraient faire des haies d'honneur aux bonnes suceuses. Au lieu de quoi il nous est toujours reproché de vouloir baiser avec eux. Et quand on refuse, c'est encore pire.

Alors le problème c'est ma plainte au milieu de centaines de milliers de plaintes, là où il devrait y avoir du silence et de l'effacement. Ma voix est un flocon de neige dans l'avalanche qui vous engloutit. Moi je prends la parole, je dis je suis allée travailler chaque jour avec le ventre noué. Me sentant dégoûtante d'être aussi dégoûtée et d'y aller quand même. Honteuse de ma rage et de ne pas savoir l'articuler. Tous les mecs n'étaient pas des salauds dans cette boîte. Mais tous les mecs étaient complices puisque c'était une loi non écrite – l'espace public est un lieu de chasse. Tous ne chassent pas. Mais tous laissent passer le chasseur. Et moi intimement convaincue d'être une gourde.

J'ai été embauchée dans cette maison d'édition parce que j'avais eu les diplômes, fait les bons stages, et parce que j'étais travailleuse, appliquée, ponctuelle, que j'apprends vite. Et j'ai aussi été embauchée parce que j'étais jeune, mince, cheveux longs brillants, grands yeux clairs, peau très blanche, que je m'habillais bien, que mes ongles étaient peints. C'est aussi ma jeunesse qu'on embauchait.

Et face à lui, je n'ai jamais su m'y prendre. J'ai bafouillé, reculé, détourné les yeux, quitté la pièce, je me suis assise contre la portière du taxi, j'ai serré les genoux, j'ai rougi, j'ai ri jaune, je suis partie tôt, j'ai enlevé sa main, j'ai rasé les murs, j'ai porté des chaussures plates, j'ai couru autour d'un bureau quand il était bourré et il trouvait ça drôle, j'ai serré les dents quand il me tripotait, j'ai quitté les lieux en courant un soir. J'ai galopé comme un lapin pathétique. Des gens m'ont vue partir, en larmes, défaite. Mais personne ne voyait le problème. Ils ne voyaient que le pittoresque de la situation. L'auteur macho et la petite attachée de presse.

Oscar me téléphonait en pleine nuit – et j'avais peur de me rendormir. Il frappait à la porte de ma chambre à l'hôtel, et j'avais peur de me rendormir. Je vomissais avant d'aller travailler mais je disais bonjour en souriant comme si de rien n'était parce que si j'avais crié j'étais l'hystérique qui ne sait pas contrôler ses nerfs, si je faisais la gueule je n'étais pas professionnelle, incapable de faire un effort et c'était comme dans les cauchemars quand tu veux hurler mais aucun son ne sort. Je hurlais en silence et autour de nous la situation amusait la galerie – on attendait que je cède. Il me faisait la cour. Je me faisais désirer. Chacun tenait son rôle.

Quand il dit aujourd'hui qu'il ne pouvait pas se douter que ça me détruisait à ce point, ce qu'il veut dire en réalité, c'est que j'étais la seule à ne pas trouver qu'il était génial. L'auteur bourré macho fils de chômeur des aciéries de l'Est, l'enfant prodige qui se comportait exactement comme on l'attendait d'un putain de prolo de son acabit. Il était le grand auteur, qui vend beaucoup de livres. Quand ça a dégénéré et qu'il s'est mis à trop se plaindre, on a dit on peut changer l'attachée de presse, on ne va pas se passer du grand auteur. Et à ce que je sache, Oscar Jayack ne s'est ensuite jamais inquiété de savoir ce que j'étais devenue. Je suis revenue pour le lui dire. Je n'ai pas été réemployée.

Nous sommes dans le monde des centaines de milliers à dire la même chose et ils sont des centaines de milliers de patrons à le prendre à la rigolade. À nous dire – « on n'entend rien ». Ils ne changent pas de disque. Ils convoquent des féministes mortes et enterrées pour dire qu'avant c'était mieux. Puisque même le féminisme leur appartient. Ce n'est pas la bonne Simone qui se serait plainte d'une main au cul, non Simone, c'était la belle époque – c'était les violées qui se taisent, les moches qui rasent les murs, les lesbiennes qui se cachent et le petit personnel engrossé à la va-vite et qu'on envoie crever ailleurs. Le bon vieux temps de la domination bien comprise par les dominées.

L'émancipation masculine n'a pas eu lieu. Vos imaginations sont soumises. On vous dit « domination » et vous ne bandez que pour la domination. On vous dit de vous mettre au service de la guerre et vous répondez les armes sont plus importantes que l'air qu'on respire ou que l'eau qu'on peut boire, les armes c'est le sel de l'humanité. On s'attaque aux patrons, ça vous fait paniquer. Vous vous bousculez pour défendre les patrons. C'est ça, ce que vous faites

– vous vous bousculez pour redire le droit du patron à faire ce qui lui plaît. Ce que vous nous dites, nous l'entendons, c'est ne vous libérez surtout pas de vos chaînes, vous risqueriez de briser les nôtres dans le mouvement.

REBECCA

Tu ne serais pas un peu débile quand il s'agit de choisir qui tu vas emmerder ? Si les bons sociopathes savent repérer d'instinct les bonnes victimes, toi comme pervers narcissique t'es le sous-doué du coin. De toutes les petites meufs qui travaillent dans l'édition, t'es allé chercher la seule qui a fait un carton sur Internet avec ses prises de position féministes.

Ne te plains pas, elle n'est pas allée chez les flics. Les gamines aujourd'hui, t'as l'impression qu'elles prennent le commissariat pour une résidence secondaire, elles y vont au moindre prétexte. Zoé Katana, elle s'exprime, on ne comprend pas bien ce que tu lui as fait mais on entend qu'elle l'a mal pris. C'est de bonne guerre, j'ai vu que tu disais partout que t'étais de gauche, tu devrais trouver ça chouette que celles qui ne prenaient jamais la parole commencent à dire ce qu'elles pensent de la situation.

Et il n'y a pas de mauvaise publicité. C'est vintage de dire ça, et je sais d'expérience qu'il est désagréable d'en prendre plein la gueule. Mais c'est vrai. Les personnages publics, nous sommes comme des poteaux sur un trottoir. Les gens viennent accrocher quelque chose sur toi, ou te pisser dessus, ou s'adosser, se recueillir ou vomir. Ils font ce qu'ils veulent. L'important, c'est que ton poteau soit dans une rue passante. Et à partir d'un certain niveau d'acharnement, c'est mécanique, tu bascules dans la catégorie des gens sympathiques. Le problème avec Internet, c'est que les gens qui t'ont à la bonne ont moins besoin de le crier sur tous les toits que ceux qui souhaitent qu'on te pende.

Néanmoins, pour que les choses soient claires, si tu m'écris de longues lettres en espérant que je prenne ta défense publiquement, plutôt crever. Aucune chance que je mette mon bon public féministe en colère pour défendre un crétin de ton acabit. Tu es écrivain, tu n'as qu'à écrire. J'ai vu que tu te plaignais dans des entretiens, çà et là, mais je ne t'ai pas vu publier ta version des faits, où que ce soit.

Il faut avouer qu'elle est plutôt marrante cette Zoé, je comprends qu'elle ait du succès. Cette génération s'angoisse vite. Et elle n'a aucune honte à le signifier.

Pourquoi pas. La mienne a brillé par son endurance. On nous a dit « pas de féminisme ça fait débander » et on a répondu « pas de problème papa je n'emmerderai personne avec mes petites affaires ». Mais j'ai vu, autour de moi, les femmes se briser une par une. Que ça se fasse dans la dignité du silence ne nous aura pas avancées.

Moi, j'ai trouvé que le jeu était en ma faveur et je l'ai joué avec enthousiasme. Je n'ai pas eu besoin de me forcer pour aimer les hommes et ils me l'ont rendu. Mais aujourd'hui j'ai presque cinquante ans. Et mon problème n'est pas qu'ils ne m'aiment plus autant qu'avant. C'est que je leur trouve moins d'attrait. Vous ne tenez pas la route. Il faut tout le temps s'occuper de vous, vous rassurer, vous comprendre, vous assister, vous soigner. C'est trop d'entretien. Elles ont raison, les petites, vos masculinités sont fragiles.

Bon, à part ça, tu m'as fatiguée avec ton histoire de monologue pour le théâtre et tes difficultés d'écrivain qui n'écrit pas. Quand j'avais dix ans de moins, n'importe qui osait me contacter pour me proposer n'importe quoi. Et les mecs dans ton genre n'avaient aucun problème de blocage. Évite de me faire l'inventaire des difficultés que tu rencontres qui justifient qu'on ne me propose presque plus de travailler. Pour être tranquille, on peut dire que je suis tranquille, j'ai le temps de me reposer. Je pourrais même apprendre une langue morte tellement j'ai du temps pour moi. Je suis comédienne. Je vis de l'attention des autres. Je veux bien le prendre avec philosophie, me dire que c'est la règle du jeu. Mais ne viens pas pleurer sur mon épaule que si tu n'écris pas pour moi, c'est que tu as des problèmes de concentration. Cinquante ans, c'est peut-être vieux pour être une jeune première, mais c'est jeune pour disparaître. Je veux bien ne pas me lamenter, et tu remarqueras que je ne le fais jamais publiquement. Ok, c'est le jeu. Ça a duré ce que ça devait durer, je n'ai pas à me plaindre, au moins j'ai profité du panorama. Mais ne me prends pas pour une imbécile. Tu n'as pas écrit pour moi parce que tu sais que n'importe quel directeur de théâtre – privé ou public, ça ne change rien – te conseillera de travailler avec une actrice qui rentre dans du 34 et qui ignore à quoi ressemblait un magnétoscope. On se fout de savoir si oui ou non je peux encore remplir une salle sur mon nom. On se fout de savoir si le public en a marre de me voir. Ce n'est pas le public qui décide qu'on n'écrit rien pour les femmes de mon âge. C'est d'une autre loi qu'il s'agit.

Vous me faites rire avec vos doléances accablées – « on ne peut plus rien dire, on est cancellé pour un rien, quelle malédiction pour la civilisation et la culture qui est la nôtre ». Tu veux savoir ce que c'est, de se faire annuler ? Parle avec une actrice de mon âge. Et encore, j'ai eu de la chance, j'ai le déclin en pente douce. Pour la plupart d'entre nous, ce purgatoire commence à la trentaine. Et je ne connais pas de comédien solidaire. Ils ne se réjouissent pas que ce soit aussi difficile pour nous. Quand tu les croises au restaurant ils ne jubilent pas de te voir sur la touche tandis qu'ils n'ont jamais autant travaillé. Mais ça ne leur viendrait pas à l'esprit de dire – dans ce film je me tape une gosse de vingt ans, j'en ai cinquante, embauchez plutôt une copine de mon âge, ça évitera qu'elles soient toutes au chômage. Ils savent que les producteurs les regarderaient comme des pauvres losers. J'ai déjà demandé à mon agent – pourquoi on ne me donne jamais des rôles écrits pour des mecs ? Y a qu'à regarder, je suis plus crédible dans les rôles virils que les deux tiers des acteurs du cinéma français… ça l'a fait rigoler. Mais je ne plaisantais pas. J'ai tellement aimé les voyous – je les ai côtoyés toute ma vie, je sais de quoi on parle. Moi, tu peux me décoiffer, à l'âge que j'ai ça ne me fait pas peur – alors que ces chochottes d'acteurs… mais plus personne ne me demande rien. Ni à moi, ni aux autres. Quand j'étais au centre de toutes les attentions, je savais que c'était sur ma beauté que ça reposait. Je savais que quand j'aurais cinquante ans, on me lâcherait avec les scènes de nu, les scènes où le personnage téléphone à poil sur son lit, ou prend son bain, ou discute dans un hammam. J'avais hâte de lire des scénarios sans devoir discuter avec le réalisateur « mais pourquoi est-ce qu'elle se déshabille avant d'arroser ses plantes vertes ? ». J'ignorais qu'on se foutrait à ce point de savoir que j'ai passé ma vie entre plateaux de tournage et plateaux de théâtre, que j'ai réfléchi à ce que je faisais, que j'ai construit un rapport avec le public. Quelque part, j'imaginais que les choses évolueraient en même temps que moi. Ça n'a pas été le cas. C'est une des raisons pour lesquelles, quand je lis Zoé Katana, une part de moi se demande quelle mouche la pique et une autre part de moi sait qu'elle a raison. Les choses n'évoluent pas si tu ne les obliges pas à le faire.

Les gens de ta génération vous avez tendance à faire étalage de messages privés sur vos réseaux sociaux et je ne suis pas sûre de ton intelligence donc je te l'écris en toutes lettres : je t'arracherai les yeux si tu publies ce que je t'écris, où que ce soit. Fais un tour dans la presse people, tu verras que j'ai de bons rapports avec la plupart de mes ex et j'aime la masculinité toxique. Donc quand je dis « je t'arracherai les yeux », ce n'est pas un trope, c'est une menace – je trouverai toujours dans ma garde rapprochée un boxeur, un Hells ou un mercenaire pour dénicher ton adresse et te faire sauter les yeux à la petite cuillère le jour où tu t'y attendras le moins.

OSCAR

Je ne t'écris pas en espérant que tu me soutiennes publiquement. Poster un selfie de nous deux en train de manger une gaufre à la fête foraine ne suffira pas à me redorer la pilule. Ça t'éclabousserait, certainement. Mais sans laver mon honneur. Je cristallise la haine de la moitié de la population de ce pays. C'est injuste et je ne souhaite à personne d'en faire l'expérience. Une attachée de presse m'a tapé dans l'œil, il y a longtemps. Maintenant tu cherches mon nom sur Google et on dirait que je viole des enfants à la récré en maternelle.

Je t'écris parce que je me sens seul à crever et que j'ai tout perdu et que je ne sais pas à quoi me raccrocher. Je t'écris parce que je n'ai pas bu une seule goutte d'alcool et n'ai pas fait un trait de coke ni gobé d'exta ni tiré sur un pétard ni avalé une pilule pour dormir depuis quinze jours et que je me sens fragile comme un gosse. Je t'écris parce que parler du passé m'est plus agréable que me coltiner la merde quotidienne.

Le jour où je t'ai vue, de loin, en terrasse, rue de Bretagne – je sortais d'une réunion Narcotiques anonymes. Ça me gêne de le dire, alors je me force à le faire. J'ai toujours méprisé les gens qui ne se défoncent pas. Les vrais mecs boivent du whisky, fument des bédos, biberonnent du sirop codéiné et sniffent des lignes de coke qui ont la taille de poutres. Ils mangent gras, ils poussent de la fonte et ils se torchent avec le politiquement correct. Et les vrais mecs ne se sentent pas démolis parce qu'une pétasse se plaint dix ans après de ce qu'elle a pris une main au cul. J'échoue à être un vrai mec sur presque tous les tableaux. Je suis malingre, j'ai un appétit d'oiseau, je suis limite hypocondriaque, et je perds le sommeil parce qu'on me fait ma fête sur Twitter. La seule activité de bonhomme sur laquelle j'étais plutôt bon, c'était la défonce. C'est ce qui faisait la différence entre moi et un peigne-cul d'intellectuel de merde. Je chérissais plus que je ne le croyais mon identité de polytoxico. En quelque sorte, je n'avais que ça pour moi.

Mais d'instinct, je sais que je dois tenir. Moi-même je ne me l'explique pas. Quand je redéroule ce qui s'est passé, et je le fais en boucle, j'arrive toujours à cette même scène finale. Le moment où je rentre chez moi et je sais que ma seule chance de m'en sortir, c'est d'arrêter de me défoncer.

Ce truc de MeToo, j'ai été prévenu quelques semaines avant que ça se déclenche. J'avais croisé une éditrice, Katelle, qui accompagnait un romancier à la Maison de la radio. On s'est croisés à l'entrée, au moment de vider ses poches des trucs métalliques. En les voyant ensemble, je m'étais demandé si elle se le tapait. Le mec est pas mal gaulé, pour un auteur. Un Breton, avec le regard bleu et une vague allure de matelot. Je m'étais dit s'il n'y a rien entre eux, pourquoi elle l'accompagnerait à France Culture ?

On attendait l'ascenseur quand elle m'a proposé de l'attendre au bar des Ondes, en face. De mon côté, je venais lire quelques passages de Calaferte pour une émission. On pense toujours à moi quand un auteur est prolétaire. C'est-à-dire rarement. Je n'avais rien à faire de particulier de ma soirée, j'ai dit bien sûr je t'attends, en sentant qu'il y avait un problème. On se connaît un peu, Katelle et moi, on s'est plusieurs fois retrouvés dans des salons du livre en province et on fait toujours partie de la même fine équipe des pros de la murge. C'est un des points forts de l'alcool – il faut que les gens soient vraiment des connards d'élite pour ne pas s'avérer sympathiques une fois qu'ils sont bourrés. Donc on s'entend bien, mais pas au point de s'appeler pour prendre un café en tête à tête. Son invitation était intrigante. Me paraissait peu probable qu'elle me fasse des avances d'ordre sexuel, elle est hors de ma ligue. Toutes les affaires qu'on lui connaît impliquent des mecs de premier plan, des ministres, journalistes télé importants… il me faudrait minimum le Goncourt pour envisager de la sauter. Ceci dit, ça m'aurait excité que ça devienne sexuel entre nous. J'ai réalisé lors d'un Quai du polar à Lyon que sous des fringues amples et savamment choisies, elle dissimule une poitrine extraordinaire. D'autant plus extraordinaire qu'elle est dissimulée car c'est un phénomène finalement assez rare : la meuf gaulée comme une bombasse et qui fait tout pour que ça ne se voie pas. Mais je l'attendais sans me faire d'illusion, en me disant que peut-être elle voulait que j'écrive une préface pour un mec qui publierait un livre sur son expérience dans une usine.

Je connais bien le bar des Ondes. C'est là que tu attends quand tu es en avance. Ou que tu échoues quand l'émission s'est mal passée et qu'il te faut reprendre des forces avant de monter dans ton taxi. Katelle est arrivée, elle se taisait, regardant à travers la vitre défiler les voitures et les cyclistes et finalement elle m'a dit – comme on laisse tomber un sac un peu lourd au sol qu'on rend à son propriétaire.

— J'ai hésité à t'en parler, mais je t'aime bien et la rumeur se répand – mais peut-être que tu sais déjà ?

Elle a vu à la tête que je faisais que je ne voyais pas de quoi il s'agissait. Elle a continué « Tu te souviens de Zoé, ta première attachée de presse ? » et j'ai répondu sans hésiter, ne voyant rien de délicat au sujet « Évidemment. Je l'adorais. Elle a fait un travail incroyable pour le livre. » J'ai vu que Katelle était affligée. « Elle ne travaille plus dans l'édition. Mais elle a ouvert un blog, très suivi. C'est une féministe influente sur les réseaux sociaux. » Très bien, ai-je pensé, et je n'en avais rien à foutre. J'aurais dû savourer ce moment car c'était la dernière fois que j'entendrais le mot « féministe » sans frémir.

« Elle n'a encore rien publié. Mais elle prépare quelque chose. Tu sais, la vague MeToo… c'est vrai que dans l'édition, on est à la traîne de ce côté-là. » Je l'écoutais, tranquille, encore convaincu que ce qu'elle allait me dire concernerait quelqu'un d'autre. Quelqu'un qui aurait fait une connerie. On a des cas, quand même, embarrassants, dans notre milieu. Et j'ai vu que Katelle attendait que je dise quelque chose. J'ai dû bafouiller une platitude genre « c'est important que la parole circule » et elle a réalisé que je n'avais pas saisi où elle voulait en venir. « Oscar, elle va écrire sur votre histoire. » J'ai éclaté de rire. Si l'un de nous deux devait se plaindre de quoi que ce soit, pardon, mais c'était plutôt moi. Je n'avais aucune envie de m'humilier en revenant sur cette triste affaire mais j'avais été fou amoureux d'elle. Et malheureux comme une pierre, parce que rejeté sans appel. C'est l'histoire de ma vie, ce truc – je vois des âmes sœurs partout et elles me regardent comme un insecte dégueulasse tombé par erreur dans leur tasse de thé. Il a fallu que Katelle m'explique. Ce que Zoé allait appeler une agression, c'était que je lui avais fait une cour un peu assidue. Le temps de la sortie d'un livre, c'est-à-dire trois mois, maximum. Je n'avais jamais essayé de l'obliger à quoi que ce soit. Je suis plutôt calme comme garçon, et surtout j'ai l'habitude d'être rejeté. Je ne me branle pas sous les tables, ne me pavane pas à poil en robe de chambre dans un hôtel en province et je n'ai aucune envie de coller une fille contre un mur si elle ne me le demande pas explicitement. Au maximum de mes ardeurs, j'ai peut-être cherché ses lèvres une fois au moment de lui dire au revoir. Je la trouvais ravissante, j'adorais passer du temps avec elle. Étais-je tombé amoureux d'une fille qui ne voulait pas de moi ? Absolument. Est-ce que je l'ai harcelée, humiliée, brisée ? Certainement pas. Mais ce soir-là, j'ai appris que Zoé se plaignait depuis des mois que j'avais foutu en l'air « sa carrière ».

Katelle a fait un geste circulaire avec le doigt au-dessus de nos deux verres à l'intention du serveur. Elle était emmerdée. Je ne réagissais pas comme elle l'attendait. Je niais les faits. Elle a dit « le problème, Oscar, c'est que beaucoup de gens se souviennent de ce qui s'est passé. Elle pleurait beaucoup – elle se confiait à des journalistes, à d'autres attachées de presse, à des gens du métier… et comme ça ne pouvait plus durer comme ça, c'est elle qui a dû quitter la maison. Toi, ton éditeur n'allait pas te virer alors que ton roman était un succès. C'était une bonne attachée de presse, et elle n'a pas trouvé d'autre boîte pour l'embaucher. Et elle en a parlé à beaucoup de monde. Quand elle va publier son texte contre toi, sa version des faits sera corroborée ». J'ai dit « je ne me souviens pas très bien des conditions de son départ. Mais je ne l'ai jamais vue pleurer ». Katelle a durci le ton. « Tu buvais comme un trou pour fêter ta victoire. Et tu ne faisais pas que boire. Tu ne te souviens de rien, évidemment. Mais elle parlait. Un soir, tu l'as coincée dans son bureau en menaçant de te suicider si ça ne se passait pas comme tu voulais. Elle est sortie en courant. Elle s'est sauvée, Oscar, pendant que tu hurlais des insanités. Toute la boîte est témoin. » Je n'ai jamais fait ça. En tout cas, je ne m'en souviens pas. Le problème, c'est que cette histoire revient avec tellement de honte que beaucoup de choses ne remontent pas jusqu'à la conscience. Je n'ai pas honte parce que j'ai voulu la forcer à quoi que ce soit. J'ai honte parce que je lui ai dit que j'étais fou amoureux et qu'elle n'a rien voulu entendre. Et que ce scénario m'est familier : je ne suis pas ce qu'on appelle « un tombeur ». Je ne pouvais plus arrêter Katelle, qui a commandé un troisième verre. « T'as plein de casseroles, moi par exemple ça ne me dérange pas mais combien de fois tu m'as affichée publiquement en me parlant de mes loches extraordinaires. Ça ne passe plus, ce genre de choses. » J'en avais marre d'écouter cette conne. Au fond, elle se délectait de ce qui m'arrivait. Ce truc de MeToo, c'était la vengeance des pétasses. Le moment où on ne pouvait plus faire l'économie d'écouter ce qu'elles avaient à dire et c'était que des conneries. J'ai fait signe au garçon pour qu'il apporte l'addition. Je la sentais froissée que j'aie écourté sa tirade. Je l'ai remerciée et suis monté dans un taxi. Le chauffeur était un vieux monsieur et sa voiture sentait le sébum. Il écoutait de la samba. Je regardais la Seine par la fenêtre et j'attendais la tour Eiffel parce que j'ai toujours aimé la voir de près, surtout la nuit. J'essayais de me convaincre que c'était bidon, cette histoire. Qui se souciait de la carrière de la petite Zoé ? Ses parents lui avaient payé une école privée à Lille et ils devaient être les seuls à être déçus. Elle n'était pas faite pour ce métier, c'est tout. J'imagine que c'est aussi pour eux qu'elle a monté toute cette histoire, pour s'excuser. La vérité, tout le monde en conviendrait, c'est qu'elle avait envie de profiter de la vague MeToo pour faire un peu de publicité à son petit blog. Je n'ai rien dit à Joëlle, ma meuf, en rentrant. Je me suis roulé un gros deux feuilles qui m'a donné la nausée après les trois whiskys. Je commençais à me détendre et à penser à autre chose quand j'ai eu la bonne idée de taper le nom de Zoé sur Instagram, pour voir. 101 K d'abonnés. Une sensation dégueulasse s'est déployée dans ma poitrine. Que je connais bien. De la peur, pure.

Le lendemain, j'avais presque réussi à évacuer ce sinistre pressentiment mais j'ai croisé Françoise, dans les rayons du Franprix de mon quartier, qui hésitait à acheter un paquet de salade sous vide. Elle m'a expliqué en me voyant arriver « j'achète toujours de la salade mais après je ne la mange pas. Et en même temps j'aime bien avoir quelque chose de vert dans mon frigidaire. Mais au prix où elle coûte ». J'ai suggéré qu'elle coupe la poire en deux et qu'elle choisisse une salade plus banale, moins chère, mais elle ne voulait pas en entendre parler « les autres elles sont dégueulasses. Celle-là, avec des pignons de pin et du parmesan, ça m'arrive de la manger… ».

Françoise a une voix de fumeuse et l'indignation gouailleuse du syndicalisme à l'ancienne. Féministe de longue date, elle est faite d'un bois autrement consistant que les pimprenelles d'aujourd'hui – pas le genre à s'offenser d'une blague salace. Au contraire, en sa compagnie, toutes les occasions sont bonnes pour faire rigoler la galerie. Elle tient permanence au comptoir du bar d'en face de chez moi, qui ferme tard et où je m'arrête souvent m'en jeter un petit dernier. Son père était instituteur, elle connaît par cœur des pages entières de Victor Hugo qu'elle déclame volontiers dès qu'elle a deux grammes dans le sang. Elle a l'âge de ma mère et m'appelle « l'auteur » et « beau gosse » – me drague avec insistance et sans illusion, car quoi que souvent soûle elle reste lucide sur ses chances de concrétiser. Elle est pour moi l'incarnation du féminisme digne, celui d'avant la mascarade.

Au rayon des salades, il faisait un peu froid et j'étais content de la voir :

— T'as le temps pour un verre ? Un truc pénible me tombe dessus et j'aimerais savoir ce que tu en penses.

— Affirmatif. Ça te dit qu'on monte chez moi ? J'ai besoin d'aide pour changer le matelas, je peux pas le faire toute seule avec ma sciatique.

J'ai accepté, on est passés aux caisses ensemble. Je me sentais déjà revigoré. Je la voyais, bière à la main, me tapant dans le dos en traitant d'idiote mononeuronale une fille capable de me confondre avec un prédateur.

Sur le chemin et jusque dans son ascenseur étroit, je lui ai conté dans le menu détail ce que j'avais appris la veille – ce qui me permettait au passage d'ordonner mes pensées. Chez elle, des meubles énormes et sombres encombraient un salon minuscule, avec de vieux rideaux en voilage jaunis à la nicotine. À côté de la télé, un chat chinois qui porte bonheur côtoyait une statue de Karl Marx en bronze. Au mur de sa chambre une affiche d'une expo Basquiat jurait avec le vieillot du mobilier, le long des murs elle avait disposé des livres en piles. J'ignorais qu'elle lisait autant. Elle m'a laissé me débrouiller avec le changement de matelas, c'était laborieux, je ne suis pas doué pour la manutention. Elle me regardait faire, navrée de me voir autant galérer sur une tâche aussi simple. Puis elle a sorti sa tablette numérique et ses lunettes de vue – et m'a demandé de descendre le vieux matelas sur le trottoir tandis qu'elle se renseignait un peu sur Zoé. J'ai transpiré dans l'ascenseur pour traîner le truc devant sa porte, trouvant peu délicat de sa part de laisser ses encombrants comme si le trottoir était un dépotoir.

Quand je suis remonté, elle consultait son iPad avec dextérité, concentrée et sérieuse – elle m'a fait signe de m'asseoir. J'ai demandé si elle avait des bières dans le frigo, elle a répondu non, qu'elle avait du café. Je n'avais pas envie de redescendre faire des courses. J'ai attendu. Je commençais à regretter d'être venu. Je réalisais qu'on s'était rarement vus en plein jour. Elle a enfin délivré son diagnostic, se caressant le menton de l'index et du majeur, transformée par cet air de compétence que je ne lui connaissais pas :

— Je te la fais courte : tu es amoureux, tu es un chic type, ta conduite est irréprochable, tu es vraiment un mec formidable et une folle invente des histoires pour te nuire. Premier problème : c'est le baratin de tous les harceleurs violeurs prédateurs de ton milieu. Il n'y a que des innocents, chez vous. Ce qui fait qu'on a d'un côté des victimes par milliers et de l'autre des mecs sensationnels qui ne comprennent pas ce qui leur tombe dessus. Deuxième problème, et c'est le plus important : le seul truc qui déconne chez Zoé Katana, c'est qu'elle tienne un blog alors que même moi je sais que c'est ringard. Mis à part ça – zéro démence chez cette jeune femme. Elle est jeune, et les jeunes sont cons. C'est vrai. Mais vu le niveau général, c'est une flèche. Ne fais pas cette tête, Oscar, tu ne vas quand même pas te lever et partir parce que je ne te caresse pas dans le sens du poil… Je te croise depuis des années au bar. Tu es l'incarnation du mec lourd sympa. Moi, ça me fait rire. Mais de mon temps, l'autodérision était un devoir sacré pour les femmes. C'est terminé, ça. Alors tu ferais mieux de prendre les devants et de lui écrire pour t'excuser platement et demander si tu peux faire quelque chose pour te dédouaner.

— M'excuser ? De quoi ?

— À toi d'y réfléchir… par exemple d'avoir joui de ton impunité d'auteur à la mode pour torturer une employée. Alors que si t'y réfléchis bien, les gens devraient pouvoir se lever le matin pour aller travailler sans angoisser qu'Oscar Jayack pète un câble sur leurs nichons.

— Je ne t'ai jamais dit que…

— Non mais tu m'as dit que tu te défonçais beaucoup et que ta mémoire est un peu floue sur l'époque.

— Françoise, je te prenais pour une guerrière, quelqu'un de vraiment politique, pas une mère la pudeur comme l'époque en produit des milliers.

— Désolée, mon mignon, j'ai été smicarde toute ma vie, de celles à qui on répète qu'elles ont déjà de la chance d'avoir du boulot. Je sais avec exactitude ce que c'est qu'être un fusible anonyme qu'on congédie au premier problème. Quand tu me racontes ton histoire, c'est avec elle que j'empathise. Toi t'es un cadre sup de l'entertainment. Et les cadres sup, je vous ai suffisamment pratiqués pour connaître vos méthodes.

— J'hallucine que tu le prennes comme ça.

— Hallucine tout ce que tu veux, mais ton histoire, elle a un son que je reconnais à l'oreille, je l'ai écoutée mille fois, c'est la même histoire que tous les bourrés racontent : comment leur bonne femme un jour a perdu la raison et s'est mise à raconter qu'ils la battaient. Sauf que quand tu croises la bonne femme en question, des bleus plein sa gueule, tu te demandes pourquoi elle se serait fait ça toute seule. Je t'ai bien écouté, et je te le dis tout net : ce que tu racontes ne tient pas debout.

— En fait, t'as pas le choix, ma pauvre Françoise, tu t'alignes sur la meute parce qu'elles te terrorisent.

Je t'ai toujours vue téméraire et bravache, mais à jeun t'es comme les autres. Une brebis effarée.

Je me suis levé, écœuré, elle m'a remercié pour le matelas et j'ai vu de la pitié dans ses yeux quand elle m'a raccompagné à la porte, j'aurais voulu lui mettre une beigne. Je m'en voulais de m'être trompé et jeté dans la gueule du loup. Je devrais le savoir, je ne suis pas un gamin – les amis de bar il faut les voir aux heures adéquates et dans l'état adéquat. Et sur le pas de la porte, plantant ses yeux droit dans les miens, elle m'a dit :

— Arrête de boire. Arrête tout.

— Ça va, l'ancienne, c'est pas parce que ça fait deux jours que t'es à jeun qu'il faut casser les couilles à tout le quartier.

— Tu vas avoir des emmerdements. Si tu réussis à t'extirper de ton chaos de toxico, tu te donnes une chance, éventuellement, de traverser le truc en limitant les dégâts. Mais si tu continues sur ta lancée, c'est réglé comme du papier à musique : tu vas t'échouer comme un gros con à gémir sur ton sort en devenant de plus en plus pathétique.

Je suis monté dans l'ascenseur sans lui dire au revoir. Intérieurement, je la traitais de vieille folle dégueulasse. Le culot qu'elle avait, de me faire la morale, me donnait des envies de meurtre. Je suis rentré chez moi, j'ai débouché une bouteille de champagne que je gardais au frais, j'ai mis *The Big Picture* de Big L à fond dans les enceintes et deux heures après j'étais au bar avec des potes et j'ai enquillé deux nuits blanches d'affilée. Ça m'a changé les idées.

Quelques jours plus tard, je recevais un premier texto, d'un auteur de seconde catégorie qui m'assurait de son soutien. J'ai tout de suite compris que ça commençait. Je n'ai pas lu les déclarations de Katana. Je ne les ai jamais lues mais j'en ai tellement entendu parler que j'ai l'impression de les connaître par cœur. D'autres textos sont arrivés. Chaque soutien était comme un coup de poignard. Rien n'est plus salissant que la commisération de gens qui t'admiraient. Sur le coup, j'ai pensé – ça va, je m'en fous. J'ai cru que j'allais encaisser le choc. Je n'ai pas allumé mon ordinateur, j'ai lu un livre. Je n'ai pas scrollé sur mon téléphone portable. J'ai fait un tour. J'étais confiant – je me disais il va bien se passer quelque chose qui me détrônera dans les trending topics.

Un papier est paru dans *Marianne*, qui moquait la fragilité de la petite. Et c'est devenu viral – cette démence d'Internet, qui fait qu'on reposte n'importe quoi sur son compte et qu'on appelle ça « partager ». Je lance une pierre avec la foule lors de la cérémonie de lapidation et j'appelle ça « partager ». J'ai senti que la réalité dite virtuelle commençait à s'infiltrer chez moi comme de l'eau qui passerait sous les portes et s'accumulant obligerait à patauger dedans.

Je me sentais seul.

Je connais plein de gens. Je n'ai pas d'ami. Mon pote, depuis toujours – c'est l'alcool ou c'est le shit ou c'est un Lexomil. Mon pote c'est un produit, comme ils disent chez NA. J'en ai que je préfère à d'autres, selon les saisons – mais n'importe quel produit est mon pote.

Écrivain, c'est zéro pouvoir. C'est pour ça que t'en vois plein qui passent plus de temps à essayer de se faire un réseau ou d'avoir un petit boulot de chroniqueur à la télé ou à la radio qu'à écrire. Il faut être con comme je le suis pour se consacrer exclusivement à l'écriture.

Me rayer de la carte est aussi simple qu'écraser un cafard sur le mur d'une cuisine. Aujourd'hui, j'incarne le fameux mâle blanc. Toutes ces universitaires, ces filles d'avocats et de producteurs ont délaissé leur manucure pour me faire la peau sur le Net. Elles ont trouvé via Zoé une bonne combine pour oublier d'évoquer leur privilège. Ça me rend amer. Et honteux de réaliser que j'étais fier d'en être arrivé où j'en suis. Nous venons des mêmes quartiers – tu sais comme moi que nous n'étions pas destinés à nous illustrer dans la littérature.

Et Françoise m'a passé un coup de fil. Elle m'a remonté le moral, sa voix éraillée m'a réconforté « sur le coup tu te dis que tu ne t'en remettras jamais mais tout passe. Pour le meilleur et pour le pire. Ça aussi, ça passera. Pense à ton prochain livre » et en raccrochant j'étais mieux qu'avant son appel. Alors je me suis souvenu du conseil donné sur le pas de sa porte, « arrête de boire ». J'étais en descente de coke et j'étais fracassé d'angoisse. J'ai eu cette drôle d'intuition, qu'elle me voulait du bien, et je l'ai rappelée.

Trois heures plus tard, elle m'a emmené à ma première réunion NA. Et c'est devenu le seul endroit où tout le monde se fout de savoir ce qui m'arrive. Du moment que je dis « j'ai le désir d'arrêter de consommer », ils me traitent comme l'un des leurs. Je me sens paria depuis des semaines, ces intervalles me sont précieux.

J'ai arrêté l'alcool. Puis le shit. Puis la cocaïne. J'évite d'aller dans des endroits où on prend de la coke. Je ne sors pas souvent. Mais une pensée un peu magique me fait croire que si je tiens, peut-être que ça passera. Et Françoise a raison. Je ne peux pas me permettre de dire je ne sais quelle connerie un jour de grande beuverie. Pas maintenant.

REBECCA

En lisant ton mail ce matin, je me suis dit que ta Françoise ferait mieux de s'occuper de ce qui la regarde et garder ses conseils pour elle. Mais en y repensant, c'est pas si con. La corrélation entre la lourdeur des hommes et leur consommation d'alcool est sous-évaluée. Tu pourras toujours prétendre que t'as fait un effort et sous-entendre que c'est la faute à la défonce si tu harcèles les filles. Stratégiquement, c'est alambiqué, mais c'est jouable. Chapeau, Françoise.

De toute façon j'ai toujours pensé que les gens qui ne supportent pas la drogue feraient mieux de s'abstenir. J'en vois plein, c'est pas leur truc, faut arrêter.

Moi, c'est différent. Je gère tellement bien, ce serait dommage de pas le faire.

Le premier mec qui m'a fait un shoot était un gamin, comme moi. On avait dix-sept ans. Je ne l'ai jamais revu. Je savais ce que je faisais, on était prévenus qu'on risquait la perpétuité quand on touchait à l'héroïne. J'ai su tout de suite que ça changerait ma vie, que c'était ce qu'il me fallait. J'en ai pris pour vingt ans. Tu dois être au courant, j'étais connue pour ça. Je ne compte pas les amis et les maris et les amants et les agents et les réalisateurs qui se sont mis en tête de me faire arrêter. Dans les années 80, des mecs qui se faisaient frire les neurones quotidiennement à la cocaïne et vodka se permettaient de te juger sévèrement s'ils comprenaient que t'étais à la blanche. Il y avait cette hiérarchie dans la défonce. Alcool et cocaïne, c'était bien ; héroïne, il fallait arrêter tout de suite. C'était absurde. Au moins aujourd'hui les gens sont hygiénistes, ils ne supportent même pas la viande rouge et les clopes. Comme ça c'est clair, ils sont relous.

Donc on m'avait traînée à une de ces fameuses réunions Narcotiques anonymes. Je n'en garde pas un mauvais souvenir mais comme le nom l'indique, ce n'est pas fait pour moi. Je suis tout sauf anonyme. C'était il y a une vingtaine d'années. On était tous là pour l'héro. On était des crapules. À la fin de la séance, sur dix toxicos, il y en avait huit qui me sautaient dessus pour me proposer des plans came. J'ai bien rigolé mais je n'y suis jamais retournée. De toute façon, je ne vois pas pourquoi j'arrêterais la drogue alors que ça me procure autant de plaisir.

J'ai entendu dire que l'ambiance avait changé, entre-temps, que c'est plus studieux. Je connais même des gens qui sont sortis du crack à NA. Ça m'a impressionnée. L'héroïne par rapport au crack, c'était comme la littérature par rapport à Twitter – une tout autre histoire. Je dis ça parce que ça sonne. Au fond, les vrais drogués le font parce qu'ils ont envie de ressembler à rien. À l'héro ou au crack, ce qu'on cherche, c'est ne pas oublier qu'on n'est jamais que des merdes. En le devenant, on dit au monde entier – vous vous croyez meilleurs ? Vous vous leurrez. En se démontant, en se disjonctant, c'est aux autres qu'on dit qu'on les méprise. Leurs efforts pathétiques pour se tenir un peu debout. Plutôt crever que faire du yoga.

J'ai arrêté. Un jour j'en ai eu marre. Je suis tombée amoureuse d'un garçon qui n'aimait pas ça et au lieu de lui mentir, au lieu de faire comme d'habitude et de faire passer l'héroïne avant tout le reste, j'ai décroché. Ce n'était pas la première fois, mais cette fois je n'y suis pas retournée. Je me voyais, sur les photos. Pendant des années j'étais ce corps longiligne, cette attitude désinvolte, royale, indifférente. Et progressivement mon visage devenait sec, mon regard vide, mon teint livide. Ça ne m'allait plus. Et puis j'en avais marre du cirque que c'était, chaque fois que tu passes une frontière, pour être sûre qu'un dealeur m'attendrait à l'hôtel. Je suis passée par d'autres choses, et je suis arrivée ailleurs. J'ai quitté une drogue que j'avais aimée éperdument et je l'ai remplacée par des défonces que je ne kiffe pas tant que ça. C'est devenu comme un toc. Je serais incapable de te dire pourquoi je le fais. Mais je n'envisage pas d'arrêter. J'ai toujours su que j'étais faite pour les drogues.

J'ai lu sur Internet que ça faisait partie de ton personnage, picoler taper gober rouler… à la Bukowski, à la Hemingway. T'as raison, c'est le seul truc un peu viril chez toi… Écrivain, c'est difficile à concilier avec une masculinité un tant soit peu dynamique. C'est tellement proche de la broderie, votre truc. Tu vas décevoir beaucoup de monde si la prochaine fois que tu ouvres ta boutique tu annonces que tu es devenu sobre. Les gens aiment qu'on se détruise, c'est un spectacle intéressant. Il y a une légende qui veut que les artistes qui arrêtent de se défoncer perdent leur talent. Je n'y crois pas. J'ai trop d'amis qui n'ont jamais arrêté de se droguer et qui sont devenus complètement nuls. C'est juste qu'en vieillissant, on devient chiant. Si la drogue y changeait quelque chose, ça se saurait. La plupart des artistes ont trois choses à dire, une fois que c'est fait ils feraient mieux de changer d'activité.

Voir vieillir ses amis est ce que je connais de plus perturbant. Tu ne fais pas gaffe et un jour c'est une réflexion, un geste, une silhouette reconnue de loin, une façon de marcher. Tu es copine avec des vieux. Quand c'est de toi qu'il s'agit tu peux toujours apprendre à fuir les miroirs. Mais la décrépitude des proches est la preuve irréfutable que tu as perdu ce qui faisait ton monde. Ces amis t'éblouissaient par leur charme, leur intelligence, leur humour, leur curiosité. Je ne m'intéresse pas tellement aux fringues, j'aime l'argent pour le dépenser vite, je n'aime pas inviter des gens chez moi et je ne meuble pas mes maisons, je ne garde pas les livres. Ce que je suis, ce sont les gens qui m'entourent. Ce que ma vie a eu de remarquable, c'est que j'ai été entourée de personnes que j'admirais sans réserve. Ma réussite, c'était ça. Davantage que la filmographie, finalement. Ce qui me validait, faisait office chez moi de jet privé, d'hôtel particulier, la preuve de ma vie extraordinaire, c'était mes potes autour de moi. Oui partout où on allait il y avait des bouteilles vides et des seringues des pailles et des bouteilles en plastique percées. Nous n'étions pas de bons élèves. Jusqu'à ce que ça s'écroule. Il n'y a aucune justice dans cette histoire d'âge. Certains s'écroulent à cinquante ans. Des traits de caractère qu'on adorait sont devenus caricaturaux, l'insolence s'est muée en ressentiment, l'humour sent le pipi de l'incontinent, le charme est avarié. C'est très comparable à l'adolescence, finalement, mais en sordide. Rares sont ceux qui gardent la même voix, la même souplesse de raisonnement. Tu les soignes comme des pierres précieuses, tes vieux amis avec qui tu es toujours aussi bien. C'est une nouvelle élite qui se dessine. Ceux que ça rend plus sages, ou plus intéressants, ou plus tendres. Ceux-là tu les gardes avec toi comme s'ils étaient les rescapés d'un terrifiant naufrage.

Je ne connais pas de vieux toxico élégant. Il n'y a pas de Keith Richards dans mon entourage. Tous ceux que j'aime encore ont levé le pied. Sauf moi.

Par conséquent ça n'est pas une mauvaise idée, à ton âge, d'arrêter de te défoncer. Les écrivains, vous êtes connus pour être précoces quand il s'agit de faire les vieux. La littérature – je ne sais pas ce qui se passe chez vous, vous êtes tous imbaisables. Les mecs perdent leurs cheveux avant trente ans, vous avez des poils sur les doigts, vous vous habillez volontairement mal, à croire que vous avez déclaré la guerre à toute libido féminine.

La défonce est un sport extrême. Il faut avoir envie de dynamiter toutes tes identités. De genre, de classe, de religion, de race. Et toi ce que tu désires au contraire, c'est conserver le petit peu de respectabilité que tu avais réussi à amasser.

Tu me parais gonflé de l'importance de ta mission d'écrivain. Sans quoi tu n'aurais pas tant de mal à écrire. Si ça compte tant que ça, tes livres – arrête de te plaindre. Je n'ai pas le souvenir que les Camus les Genet les Zola ou les Pasolini se la soient coulée douce. Ce qui a été assez bon pour Victor Hugo doit être assez bon pour toi, quand il a publié *Notre-Dame de Paris* ça m'étonnerait que tous les salonards de l'époque se soient réunis pour le féliciter. Il en a pris plein sa gueule et il n'a pas passé l'année à se plaindre. S'il avait voulu être tranquille, il aurait écrit les lettres de ma calèche à la marquise du coin sur comment son bal était bath. Tu ne veux pas qu'on te crache dessus mais tu veux poser à l'auteur qui fout le bordel. Prends ce qui vient avec le territoire et va t'acheter une paire de couilles.

OSCAR

Ce matin sur mon téléphone, dans le fil d'actualités Yahoo, il y avait ma gueule avec écrit en gros « MeToo littérature, la fin de l'omerta » et je ne voulais pas lire l'article mais je l'ai parcouru quand même et ensuite quelques commentaires qui s'affichaient en dessous. Évidemment j'en prenais pour mon grade. Dès que j'ai l'impression de sortir de ce cauchemar – ça recommence. Je dormais un peu mieux ces temps-ci. Depuis que c'est arrivé, à la minute où je m'assoupis, une angoisse brusque me réveille. Se ramasser un pays entier dans la gueule, c'est difficile à encaisser. Mais je comprends ce que tu dis de ma faible capacité à encaisser les coups. Au fond, je suis toujours d'accord avec celui qui dit que je suis une merde. Il n'y a qu'à toi que j'en parle. Auprès de ceux qui m'entourent je prétends que je m'en fous. Je ne le dis pas non plus quand je prends la parole aux réunions NA. J'ai trop honte de ma faiblesse. Ou plus précisément, j'ai honte de réaliser que j'étais fier d'être arrivé où j'en étais. Chez moi, se réjouir de sa réussite est ce qu'il y a de plus méprisable. Pour qui je me prends. Qu'est-ce que je crois.

J'ai l'impression d'avoir roulé en Maserati pendant une dizaine d'années et je n'avais même plus conscience du plaisir que c'est de conduire un truc pareil et j'ai eu un accident. À présent, j'arrive en ville dans ma caisse toute défoncée, le radiateur qui fume et les pneus crevés et j'ai l'air d'un clochard. Je sens que les gens qui m'aiment sont gênés pour moi. C'est un sujet presque tabou entre nous. Je suis désolé de les décevoir. C'est comme si ma réalité se révélait. Ce qui était injuste, c'est quand on me félicitait.

Ta liste des grands auteurs qui en ont chié m'a fait rigoler. Je ne savais pas que tu lisais beaucoup. Je veux bien discuter des cas de Genet et de Camus, mais les autres... je ne m'identifie pas aux écrivains que tu cites. Parle-moi de Calaferte, parle-moi de Bukowski et même parle-moi de Violette Leduc ou de Marguerite Duras mais ne viens pas me parler des auteurs à qui dès la naissance on a dit tu auras de l'importance. On vient des mêmes quartiers, ne me dis pas que tu ignores à quel point je me sens vulnérable.

REBECCA

La peur de perdre sa respectabilité, ça, c'est bourgeois. Au sens péjoratif du terme. Dire qu'on est un artiste et vouloir être aimé, ça n'a pas de sens. Je suis actrice. Si personne ne m'aime, je disparais. N'empêche que je n'ai jamais privilégié l'amour du plus grand nombre à ma sincérité. Je ne suis pas un soda qu'on cherche à vendre à tous les enfants. Je ne me présente pas à une élection présidentielle, que je dois gagner en séduisant la majorité des citoyens. C'est mon courage d'être sincère que je vends. D'être précisément moi, que ça te plaise ou non. Ce qui fait qu'on m'a choisie plutôt qu'une autre pour de grands rôles, ce n'est ni ma plastique ni ma diction. C'est que j'ai le cran de ne pas ressembler à tout le monde. Je prends le risque de déplaire, ça fait partie du job. Tu ne peux pas marquer les esprits si tu crains d'être qui tu es. Ce n'est pas la situation qui te rend impuissant. C'est le flip que tes voisins de palier ne te saluent pas comme un notable. Tu peux invoquer ta naissance et parler du métier de tes parents pour te victimiser et justifier ta faiblesse. Mais on sait l'un comme l'autre que c'est une excuse. Les enfants riches sont comme toi. Tout le monde veut faire de la publicité aujourd'hui. C'est-à-dire produire des messages esthétiquement cohérents et qui s'adressent au client qui les commande. Qui se foutent de la vérité. Qui ne veulent que séduire, et jamais déranger personne. Vous voulez que votre art soit pris au sérieux mais vous ne voulez pas déplaire, ni être en danger. Ce n'est même pas que ça manque de sang dans les encriers, c'est que vous voulez porter la couronne d'épines du Christ, mais sans vous égratigner le front ni porter la croix. Plus personne n'est en faveur de la provocation. Maintenant tout le monde veut être bien vu. Tout le monde veut être un bon élève. Le fameux débilos au fond de la classe, assis à côté du radiateur, qui dit des conneries pour le plaisir de foutre le bordel, n'est plus une figure populaire. Le cancre de Prévert peut aller se rhabiller – vous ne reconnaissez que le langage de l'entreprise. Sérieux, responsable, du côté de la dignité et du plus gros chiffre. La seule provocation qu'on supporte, c'est celle qui vient du pouvoir. Mais ce n'est pas marrant quand ça vient d'en haut. Foutre le bordel, c'est rigolo quand t'es un petit rat dégueulasse.

Je viens des années 80 – on se construit toujours dans la décennie dans laquelle on a eu vingt ans – et je peux te dire que c'était la détente la plus totale, à l'époque. Dès que tu avais fomenté une théorie à la con, tu te dépêchais de monter sur une chaise pour la déclamer à voix haute et il y avait toujours quelqu'un dans l'audience pour trouver ça intéressant. C'était la logique inverse de celle des réseaux sociaux : plus c'était minoritaire, plus ça semblait important. On n'était pas à la pêche aux likes. C'était le contraire : on tenait à être haïs par les cons. Ça avait son charme, aussi. Profite de ce qui t'arrive. C'est plus intéressant que recevoir le prix du supermarché du coin.

OSCAR

Tu étais brutale, déjà, à l'époque. Tu me donnais des coups de poing dans le dos quand je venais vous déranger. C'était affreux parce que je t'adorais. Nos enfances étaient différentes de celles d'aujourd'hui. On trouvait normal d'être déçus. Nos parents étaient rarement là. Ils nous avaient eus jeunes et ils avaient leur vie à mener. Ma sœur était souvent chargée de me garder mais quand elle était au hand – je ne sais pas si tu te souviens qu'elle excellait à ce sport – je restais seul à la maison à partir du cours préparatoire et ça paraissait normal pour tout le monde.

J'ai une fille de douze ans. Si je la laissais seule un mercredi après-midi entier ma femme appellerait la police et demanderait une injonction d'éloignement pour irresponsabilité caractérisée. Ma fille prend un bus qui la dépose en bas de chez moi, quand elle en parle à ses amies on a l'impression que je la force à faire la mule avec l'Afghanistan. À son âge je faisais huit kilomètres à vélo pour aller jouer avec des potes à Tomblaine et je n'avais pas de téléphone pour rassurer mes parents, qui ne pensaient pas à s'inquiéter. Et ce n'est pas question d'être un garçon – ma sœur à l'âge de ma fille se faisait attraper en train de faire le mur. Elle allait crapahuter dans une gare désaffectée où les gamins sniffaient de la colle dans des sacs en plastique. Mes parents ne savaient pas pour la colle. Mais ils n'avaient pas appelé de psychiatre parce que la petite avait fait le mur.

J'ai sept ans d'écart avec Corinne, j'affabule un peu quand je parle de ce qui lui arrivait à douze ans, c'est plutôt sa légende que je raconte. Elle me précédait en toutes choses donc j'entendais toujours parler de ce qu'elle avait fait, avant moi. Elle est partie quand j'avais onze ans. Chaque fois que je la revoyais, elle me disait qu'elle avait peur que je sois un peu attardé. Elle s'inquiétait de savoir si on me tapait, à l'école, elle me demandait ça sur un ton qui disait – « ça me paraîtrait logique vu comment t'es con ». Quand j'étais tout petit, elle me faisait regarder *L'Exorciste* et *Scarface* et je ne sais pas si ça m'a fait du mal. J'avais peur, c'est tout. Après, elle se cachait sous mon lit pour m'attraper les pieds quand j'allais me coucher et je hurlais dans la maison vide et elle rigolait. Je n'ai pas de bons souvenirs avec elle. Je ne lui ai pas encore dit que j'avais de tes nouvelles.

Mais je regarde ma fille et ses copines – je ne suis pas sûr qu'elles aient des enfances plus heureuses que les nôtres. Au moins, les adultes savaient quoi nous dire. Faute d'être derrière nous H24 ils étaient remplis de certitudes – travaille bien à l'école t'auras un bon métier, par exemple. Ils n'en démordaient pas et on y croyait. Qu'est-ce que tu veux dire à un gamin de douze ans aujourd'hui ? Qu'est-ce que je peux dire à ma fille ? Soigne tes selfies, t'auras des followers… Ne réponds pas à tes mails après vingt-deux heures… Apprends à bien faire ta valise tu ne sais pas de combien de temps tu disposeras le jour où il faudra évacuer la ville et laisser ta maison derrière toi pour toujours ? Qu'est-ce que je sais de la vie qu'elle aura ? Plus le danger réel auquel on les expose est grand, plus la protection qu'on exerce sur eux est méticuleuse, c'est paradoxal. Cet écart a quelque chose de grotesque.

Ma fille, je ne sais pas quoi lui dire sur le monde dans lequel elle va vivre. On croise des réfugiés sous les ponts et je lui dis qu'ils avaient une vie, chez eux, et probablement un peu d'argent sans quoi ils seraient restés sur place. Je lui dis peut-être qu'un jour nous aussi on devra partir, comme ça, dans un pays inconnu. Je ne sais pas ce qu'elle peut faire de ce genre d'information. Je ne suis pas non plus très au point pour le suivi scolaire. Il faut l'aider à faire ses devoirs. Ça aussi, c'est nouveau. Elle n'ouvre pas un cahier sans la supervision d'un adulte. Je m'énerve vite. Je ne sais pas expliquer et elle n'est pas douée scolairement. Je voudrais ne pas être comme ça. Mais la colère va plus vite que moi. Je crie, elle pleure, j'ai l'impression de voir la scène de l'extérieur et je trouve ça pathétique.

J'ai arrêté de boire l'année de sa naissance. J'y repense, en ce moment. J'étais très amoureux de sa mère et elle picolait pas mal à l'époque. Comme elle avait dû tout arrêter dès l'annonce de la grossesse, j'avais déclaré, superbe : je t'accompagne. J'ai tenu dix mois. Assez longtemps pour comprendre que ce n'était pas ce que j'imaginais, la sobriété. Je voyais ça comme un régime, ou se mettre au sport, ou arrêter de fumer. Une décision vertueuse, exigeante. Mais qui n'avait pas de répercussion sur mon identité générale. Une habitude à prendre en quelque sorte. Très vite, j'ai réalisé que tu perds tout quand tu arrêtes de boire. Tu fais le deuil de la meilleure version de toi. Je n'avais pas l'alcool triste, ni bagarreur. J'avais l'alcool détendu, blagueur, content de ma connerie et de celle des autres. Ça m'était arrivé plein de fois de ne rien boire deux jours d'affilée, quand je restais à la maison. Par contre, je n'avais jamais essayé d'aller dîner chez des amis sans toucher un verre. J'ignorais à quel point j'étais pessimiste, angoissé, susceptible. Sinistre en vérité. Je suis un mec sinistre. Quand tu arrêtes, tu perds la personne que tu étais et que tu aimais tant être mais aussi les gens avec qui tu buvais, les lieux où ça se déroulait, la nuit et cette sensation unique que tout peut arriver. Sobre, tu sais à vingt heures comment ça va se passer : trois heures plus tard tu seras au lit, il y a peu de chances que quelque chose vienne changer la donne.

J'avais l'impression d'être un enfant seul sur une barque précaire voguant dans le noir sur des eaux glacées et au loin, je voyais sur la rive les gens faire la fête, serrés les uns contre les autres, riant, se rencontrant, heureux d'être en vie. Quand Clémentine est née, j'étais proche de la dépression nerveuse. J'ai tenu encore un bon mois parce que sa naissance a été un cyclone – un enchaînement de nuits blanches et de courses et de biberons, c'était comme une longue nuit au départ. On ne nous dit pas la vérité sur les enfants. On ne dit jamais ce que c'est vraiment. Par la suite, j'ai compris que c'est parce que ça s'oublie.

Le soir où je suis ressorti pour me mettre le compte, j'étais sûr que ça allait être une soirée fantastique et j'ai été déçu. L'alcool m'a fatigué et la cocaïne m'a fait grincer des dents, l'euphorie qu'elle me procurait était comme vide de sens et quoique défoncé, je me faisais quand même chier. Mais je n'ai pas lâché l'affaire. J'ai mis un point d'honneur à sortir dès que j'en avais l'occasion, et progressivement le plaisir de m'envoyer en l'air est revenu. En tout cas, j'ai repris l'habitude.

Et douze ans après, je suis de nouveau sobre. La différence, c'est qu'entretemps mon histoire d'amour avec les drogues a perdu de sa superbe. J'ai entendu dire « la machine à se défoncer est cassée ». C'est ce qui m'est arrivé. Je prends les trucs et ils me font de l'effet, mais essentiellement ils me rendent tristes et me recrachent à l'aube dans des états déplorables. La fête est finie, pour moi. Cette fête-là en tout cas.

REBECCA

En lisant l'histoire de ta sœur qui faisait le mur j'ai senti l'odeur de l'eau écarlate. J'ai revu les pochons en plastique dans lesquels on sniffait de la Pastali. Ça se vendait à l'hypermarché, on y allait à vélo. Entre deux lotissements HLM, il y avait des terrains vagues partout. On traînait dans des trains abandonnés, dans des fermes vides. On buvait au bord de la Meurthe. On était sans surveillance. On se faisait bouffer par les sangsues. On faisait du bruit quand on marchait, parce qu'on avait peur des vipères. On oscillait entre le béton et les hautes herbes.

C'est drôle, depuis qu'on s'écrit, je réalise que je n'ai pas que des mauvais souvenirs de là-bas. Je n'ai pas souvent eu le temps de me pencher sur le passé. J'avais trop à faire, dans ma vie. Déjà parce que c'est exigeant, les tournages. C'est chaque fois plusieurs mois de ta vie qui t'accaparent entièrement. Il y a des gens que ça use, qui finissent par en avoir marre de laisser leur maison et leur vie quotidienne entre parenthèses pour se soumettre à la loi d'un film. Moi j'ai toujours aimé ça. D'une certaine façon je me fous de savoir si le film sera réussi ou pas. Quand tu es actrice, c'est le voyage qui compte. Chaque tournage est un monde en soi.

Mais il n'y avait pas que le cinéma qui me prenait tout mon temps. J'étais sans cesse amoureuse. C'est étonnant aujourd'hui de passer autant de temps sans l'être. Ce qui est le plus difficile, ce n'est pas de moins séduire. C'est de moins désirer, c'est de moins s'emballer.

Certaines amours ressemblent à la drogue dure. Tu ne laisses pas tomber, même quand c'est devenu une démolition. Tu es convaincue qu'en étant loyale, courageuse et capable d'obstination, les choses redeviendront comme elles étaient au début. Quand elles étaient extraordinaires. Ton intelligence sait que c'est foutu mais tes tripes commandent, qui disent tu dois rester dans cet amour. Dans mon cas, c'était toujours des mecs qui étaient comme moi. Qui voulaient combler un vide comme un précipice et qui y croyaient dur comme fer.

Si un mec peut me dire au bout de trois semaines « désolé je ne peux pas te voir j'ai trop de boulot » – il n'y a aucune chance pour qu'un jour ce soit toxique entre nous. Toxique, c'est deux désarrois qui se rencontrent. Je parle de ce que je connais. Il y a autant de façons de rester avec un mec qui te détruit qu'il y a d'histoires. Dans mon cas, le problème c'est le désir d'intensité. Les mecs qui m'ont le mieux baisée sont toujours ceux qui m'ont fait le plus de mal. C'est le danger qui m'attire. Si je ne me sens pas menacée, je m'ennuie et je pars avec un autre. Et dans ces dynamiques, il y a le moment où la machine à tailler du diamant dans la brutalité se casse. Ne reste que ce qui est moche. Et tu es incapable de partir parce que tu ne veux pas admettre que tu t'es trompée. Encore une fois. Si tu descends de cette histoire, tu reconnais les choses telles qu'elles sont. Une succession de scènes pathétiques avec un connard qui menace de te passer par la fenêtre chaque fois que tu parles à quelqu'un d'autre.

C'est une histoire d'éducation. On m'a tant répété, quand j'étais petite, que le plus beau c'était de mourir par amour ! Il n'y avait pas destin plus tragique, pour une femme. Sauf être une mère qui souffre beaucoup. C'est toujours le malheur qu'on vénère, dans la maternité. Jamais l'épanouissement. Et la mort tragique, pour les amantes. Si tu aimes le sexe avec un homme, tu dois être prête à mourir.

On supporte très bien l'idée que les femmes soient tuées par les hommes, au seul motif qu'elles sont des femmes. Sauf si elles sont des petites filles ou des vieilles dames. Ce qui veut dire qu'on supporte très bien l'idée qu'une femme soit victime d'un homme tant qu'elle est en âge d'avoir une sexualité active. Même si elle est mariée, même si elle est maman, même si elle est bonne sœur – à partir du moment où elle est pubère et jusqu'à ses soixante-quinze ans – elle est une victime acceptable. Et je crois que c'est parce qu'elle est éventuellement sexuelle. La société comprend l'assassin. Elle le condamne, évidemment.

Mais avant tout, elle le comprend. C'est plus fort que lui. Que ce soit sa femme ou une inconnue.

Imagine qu'à la place des femmes qui sont tuées par les hommes, il s'agisse d'employés tués par leurs patrons. L'opinion publique se raidirait davantage. Tous les deux jours, la nouvelle d'un patron qui aurait tué son employé. On se dirait, ça va trop loin. On doit pouvoir aller pointer sans risquer d'être étranglé ou criblé de coups ou abattu par balles. Si tous les deux jours, un employé tuait un patron, ce serait un scandale national. Pense à la gueule des gros titres : le patron avait déposé trois plaintes et obtenu un ordre d'éloignement mais l'employé l'a attendu devant chez lui et l'a abattu à bout portant. C'est quand tu le transposes que tu réalises à quel point le féminicide est bien toléré. Les hommes peuvent te tuer. Ça flotte au-dessus de nos têtes. On le sait. C'est comme si on te recommandait de jouer à la roulette russe. Je n'ai jamais eu envie de mourir mais j'ai aimé les drogues dures, les hommes violents et la vitesse. On m'aura beaucoup plus sermonnée sur les drogues dures que sur les hommes.

On m'aura tellement mise en garde contre moi-même. Je suis heureuse de n'en avoir fait qu'à ma tête. J'étais attirée par les hommes violents, les hommes dangereux. Cet âge-là passe tellement vite. Quand je rencontre des jeunes femmes de vingt ans, j'ai envie de leur dire – profite. Dans vingt ans, plus rien n'aura ce goût d'absolu. J'ai été belle avant que ça devienne une discipline olympique. On ne se posait pas trop de questions – on plaisait beaucoup, les hommes perdaient la tête, les femmes aussi, on était contentes. Je vois les gosses arriver et elles ont une feuille de route qui frise la démence – elles se voient en pièces détachées comme si c'étaient des filles Lego – fesses nez pieds hanches intérieur cuisse qualité cheveux qualité dents grandes lèvres seins clavicules sourcils. Je voudrais les rassurer – t'es pas un dessin animé, ta séduction ce n'est pas de l'algèbre, t'inquiète et ne perds pas ton temps : profite. Amasse des souvenirs sublimes. Et de l'argent, aussi. Je n'ai pas assez pensé à l'argent. C'est mon seul regret. Pour le reste, je me suis mise en danger, j'ai été démolie. C'est mon histoire. Je n'ai jamais su aimer sans être en danger.

Et se pose aujourd'hui ce problème très nouveau pour moi – que la passion n'est plus une vitrine dans laquelle je me sers comme je veux. Rien ne m'attire rien ne brille rien ne me bouleverse plus. Je préférerais mille fois souffrir et crever d'un amour non réciproque, je préférerais être répudiée être trompée être humiliée être maltraitée je préférerais n'importe quelle blessure d'amour-propre à cet ennui.

OSCAR

Il y a quelques années, je suis tombé fou amoureux d'une chanteuse espagnole, après l'avoir vue sur scène. Jamais je n'aurais osé l'aborder si elle n'avait pas eu dix ans de plus que moi. Elle m'a envoyé paître. Elle n'était pas désemparée au point de me trouver séduisant.

Je parle d'elle parce que je repense à ce que tu m'as écrit il y a quelque temps sur les actrices qui ne sont pas dans les films. Je n'y avais jamais pensé. Je n'attends pas grand-chose du cinéma. Les femmes qui ont passé la quarantaine me plaisent. Elles me plaisent, je crois, parce qu'elles ne me rappellent rien. Ma mère ne m'a jamais idolâtré. Ni petit, ni adolescent, ni jeune homme. J'ai souvent comparé ma situation à celle de mes amis et observé que certaines mères sont amoureuses de leur fils. On fait comme si l'objectivation de l'adolescent et du jeune homme était une chose charmante. On dit même que c'est le petit garçon qui veut coucher avec sa mère. Je crois que ce sont toujours les adultes qui désirent les enfants. Mais on ne laisse aucun espace aux fils pour se plaindre. Et je crois qu'à quinze ans, quand tu réalises que ta mère n'a que toi et que tous les autres hommes l'ont maltraitée, tu flippes. Et tu ne peux pas te plaindre. Tu ne vas quand même pas retirer à ta mère le seul plaisir dont elle jouisse. Celui de t'étouffer de son grand amour forcément chaste, puisqu'il est maternel, forcément bienveillant, puisqu'il est maternel. Ils sont enfermés dans des maisons où des mères les désirent. Elles n'ont pas eu ce qu'elles voulaient, elles ne l'auront jamais. L'unique interdit, c'est le sexe en lui-même. Pour le reste, rien ne peut freiner leurs ardeurs. Et je crois que vingt ans plus tard, quand ils tombent sur des femmes qui ont l'âge qu'avait leur mère lorsqu'ils sont devenus des hommes, les fils à maman sont terrorisés. Le souvenir de cette mère à laquelle ils ne pouvaient échapper les angoisse. On ne laisse pas les pères délirer comme le font les mères. Tu ne peux pas savoir le nombre de fois où j'ai entendu des mères parler tranquillement, à table, de la taille de la bite de leur fils. J'ai une fille. Je changeais ses couches. Son corps de bébé était admirable. Mais jamais ne me serait passée par la tête lors d'un dîner en ville l'idée de parler de sa petite chatte merveilleuse. On m'aurait regardé de travers. Et même un plouc comme moi, qui n'avais jamais entendu parler de féminisme avant que ça devienne obligatoire, j'ai toujours su que le corps de ma fille ne m'appartenait pas. Que je n'ai pas le droit de le commenter en public. On ne pose aucune limite à l'angoissante voracité de ce qu'on appelle l'amour maternel. Et on laisse les gamins se démerder avec ça, on ne leur vient pas en aide. Ils sont obligés de dire qu'ils sont heureux de l'obsession maternelle, ce serait trop violent d'admettre sa peau de vieille me dégoûte son regard sur moi me rend malheureux sa tristesse de paumée me bouleverse – je ne peux pas la voir en peinture. Donc ils le disent à d'autres femmes, le moment venu.

Je n'intéressais pas beaucoup ma mère. Les gens voient ça comme un dû, l'amour maternel. Je me regarde, sur les photos de mon enfance et je la comprends. Je n'ai jamais été très aimable. Petit, j'avais cette gueule de pauvre – les oreilles décollées, le cheveu plat et gras, des petits yeux de fouine. Aucune grâce. Je ne disais pas ces mots d'enfant qui enchantent les adultes et je pleurnichais volontiers.

Quand j'étais adolescent, ma mère se plaignait que l'odeur de ma chambre contaminait toute la maison et elle ouvrait les fenêtres en grand en rentrant du boulot et rétrospectivement je ne peux pas dire quelle sale bonne femme – elle avait raison, je détestais me laver et je puais. À quinze ans, je me branlais quatre ou cinq fois par jour – je laissais traîner du papier hygiénique roulé en boule partout dans ma chambre. C'était répugnant. Je sais que je devrais me plaindre d'avoir aussi peu intéressé ma propre mère. On s'attend à ce qu'elles aient toutes ça dans le sang, quelle que soit la gueule de la progéniture. Même quand elle était là, avec moi, ma mère était ailleurs, dans sa tête. Je l'ennuyais – c'était sans hostilité. Si je sortais dans les rues en hurlant que c'était une insulte à mes droits fondamentaux, on m'écouterait. Les mères doivent aimer leurs enfants, je ne sais pas d'où on a sorti cette idée. C'est bien assez chiant de s'en occuper correctement, je ne vois pas pourquoi il faudrait les aimer, en plus.

Il n'y avait pas d'amour chez nous. Ça ne nous manquait pas. Je n'ai pas été maltraité. On ne me négligeait pas. On signait mes carnets de correspondance, je partais en colo, on appelait le médecin dès que j'avais la fièvre, on préparait des cannellonis le jour de mon anniversaire parce que c'était mon plat préféré. Et c'était pareil pour ma sœur. Il n'y avait pas de sentiment d'injustice. Notre seule envie était de partir de chez nous à la majorité, nous savions que notre vraie vie ne pouvait commencer qu'ailleurs. Sous le toit familial, nous étions une série de contraintes. Comme le travail en quelque sorte. Une suite d'obligations. Et je trouve ça moins aberrant que le cirque qu'est devenue la famille – au moins mes parents ne comptaient pas sur nous pour se sentir bien, ni pour combler je ne sais quel vide identitaire. Aujourd'hui, les gamins ont été convertis en accessoires essentiels pour la bonne image de leurs géniteurs.

REBECCA

J'hésite. Es-tu complètement con ou à moitié génial ? Souvent la frontière est mince. Ta théorie – je ne monte pas dedans parce que je la sens pleine de failles, mais j'aime bien que ce soit provocant. Maintenant qu'on a pris l'habitude de s'envoyer des kilomètres de lettres je peux te le dire – j'avais déjà trouvé rigolo qu'au milieu d'une grosse crise MeToo tu ne trouves rien de mieux à faire que m'insulter sur mon physique. T'as un côté casse-cou, pour un mec aussi délicat, qui a son charme.

Les mères, je remarque surtout qu'on a toujours quelque chose à redire sur leur façon de s'occuper des petits. Elles sont trop présentes ou pas assez, elles s'en occupent trop ou elles ne pensent qu'à elles, elles les surprotègent ou elles les abandonnent. Supercherie. Les mères, elles font ce qu'elles peuvent. Comme les pères, d'ailleurs.

À la maison, la mienne adorait mes deux frères. Ils étaient plus importants que moi à ses yeux. Elle n'a jamais prétendu le contraire. Ça lui paraissait normal.

Mais je suis formelle – ça n'avait rien d'amoureux, ni de libidineux, et jamais je ne l'ai entendue parler de la bite de mes frères. Juste, elle trouvait plus valorisant d'avoir des garçons. Et elle ne voyait aucune raison de bousculer ou contester cet état de fait. Ma mère n'a jamais été travaillée par des questions féministes, c'est le moins qu'on puisse dire. C'était une pin-up de première catégorie. Et elle était entourée de mecs qui en chiaient. Ils en chiaient quand ils travaillaient, ils en chiaient quand ils faisaient de la prison, ils en chiaient quand ils étaient au chômage – quelle que soit la logique qu'ils embrassaient, ils en chiaient et elle le savait. Et elle pensait que c'était son devoir d'alléger leur douleur. Pour elle c'était normal de m'apprendre à suivre son exemple, à coups de torgnoles s'il le fallait. Elle voulait m'habituer à l'idée que j'étais là pour m'occuper des hommes, une sorte d'hôtesse d'accueil à vie. Et mes frères avaient tendance à le tenir pour acquis. Ils voulaient imiter les caïds du quartier qui surveillaient leurs sœurs et faisaient régner la terreur. Moi je n'avais qu'une seule idée en tête : avoir des histoires avec des garçons. J'ai vite compris que la meilleure façon pour que mes frères me foutent la paix, c'était d'aller vers des mecs qui leur faisaient peur. Qu'ils soient Hells Angels, mercenaires ou boxeurs, à quinze ans je savais qu'un bon mec est un mec que mes frangins n'oseront pas faire chier.

Tu m'as accablée avec ton histoire de chanteuse. Sans vouloir être blessante – mais tu es assez âgé pour avoir compris que tu n'avais pas un physique très avantageux – c'est horrible quand tu réalises que des mecs pas terribles commencent à penser qu'ils sont en droit de tenter leur chance. C'est un des aspects les plus humiliants de l'âge. Un avion de chasse qui ne rentre pas dans ton jeu alors que tu lui fais savoir qu'il te plaît, c'est une surprise, c'est une blessure, mais on reste dans le domaine du digne. C'est un peu comme si tu te drapais dans ta dignité meurtrie – tu peux quand même faire une belle sortie. C'est affreux, comme moment, et je crois que c'est toujours une surprise pour une femme qui a été belle. Mais d'une étrange façon, tu sais que ça fait partie du jeu. Alors que le mec moyen un peu baveux et maladroit qui te cramponne en tentant sa chance, tu découvres avec effroi que ce n'est pas lui qui jauge mal la situation, c'est toi qui n'as pas encore réalisé l'ampleur de ta défaite. Ça c'est horrible. Je ne dis pas que tu baves – je ne cherche pas à être agressive ici. Juste – je compatis avec la chanteuse que tu as draguée. Qui que ce soit, même si c'est une sombre connasse – je compatis. Tant que tu es jeune, les mecs qui se lancent alors qu'ils n'ont pas une chance, il te suffit d'un coup d'œil à la ronde pour rencontrer le regard amusé des convives « il se prend pour qui ? ». Et c'est un vrai sujet de rigolade, ça mérite presque de l'admiration, tellement certains ne doutent de rien. Mais un jour, un mollusque te colle et quand tu regardes autour de toi, tout ce que tu lis dans les yeux des convives, c'est « ils feraient un beau couple » et tu serres les poings sous la table en plaquant un sourire amusé sur ce que tu ressens vraiment. Un désarroi glaçant.

ZOÉ KATANA

L'ange de la vengeance

Je ne reçois pas que des insultes et des menaces en messages privés. Je le précise parce que je constate que je commence à vous inquiéter. Vos messages de soutien sont précieux. Certaines me disent qu'elles sont devenues féministes en lisant mes publications, et ça me fait bizarre, bordel. Et ça me fait plaisir. Ça veut dire que ça vaut le coup. Certaines me demandent conseil. Comme si j'avais accès à la montagne du féminisme au sommet de laquelle je reçois les oracles des mères fondatrices. L'une d'entre vous demande, et je la sens sérieusement angoissée, comment concilier son goût pour le rap français et son féminisme ?

Qu'est-ce que j'en sais, moi ? La question n'est pas anodine. La réponse ne peut pas être simple. Mais je peux dire – écoutons Lydia Lunch, cette étoile cardinale. Elle dit « parler de "féminisme", c'est comme dire "patate". De quelle patate tu parles, pour faire quoi ? Il faut préciser : tu es féministe, avec qui ? »

Être féministe avec Audre Lorde ce n'est pas être féministe avec MacKinnon. Il faut dire « avec qui ». Moi je suis féministe avec Valerie Solanas. C'est son *Scum Manifesto* qui m'a fait basculer. J'ai laissé la honte derrière moi comme un manteau dont je n'avais plus l'usage. Cette féminité-là, docile, arrangeante, négociante, toujours coupable m'a été miraculeusement enlevée. Merci, Valerie. Je la conseille, Solanas. Avec elle, tu peux te faire l'intégrale d'Orelsan ou de la Fouine, t'es toujours à l'aise dans ton féminisme. Elle est tellement problématique que tu ne risques jamais de te finir avec les mormones. C'est exigeant, Solanas, mais pas contraignant. T'es bien dedans, c'est comme le jogging-basket du féminisme. T'es tout terrain, on te fait pas chier.

Je reçois aussi les messages d'une lesbienne radicale. Elle a vingt ans de plus que moi. Elle m'apprivoise. On finit par s'entendre. Elle me dit sors des réseaux sociaux. Protège-toi. Publie des livres, on est quand même moins angoissée en librairie que sur le Web. Elle me dit j'ai ouvert un compte Twitter pour voir ce que tu y écris et je l'ai fermé une heure après, j'avais des envies de meurtre plein la tête. Elle me dit protège-toi, sors d'Internet.

Mais je suis activiste ici, sur le Web. C'est dangereux. Je m'en fous. C'est ici que je contamine, que je réponds, que je représente, que je rencontre. Je n'ai aucune envie de finir auteure comme ce connard d'Oscar Jayack, convaincu que ce qu'il écrit a de l'importance parce que ça appartient au domaine du marché traditionnel. Il ne défend rien d'autre que son petit nom sur les étalages.

Ma copine lesbienne radicale me dit qu'elle est féministe avec Monique Wittig. Elle dit quel drame que tu sois hétérosexuelle. La bite ça ne se suce pas, ça se sectionne. Je réponds pardon mais le cul est le seul domaine où les mecs se rendent utiles. À la maison, au taf, dans la rue, à part faire chier on ne comprend jamais ce qu'ils fabriquent. Mais au pieu, on ne peut pas leur retirer ça, il y en a qui font tout ce qu'ils peuvent. J'en connais même qui ont un don pour ça.

Elle me dit c'est parce que tu ne connais pas le sexe avec des femmes. Elle me parle de William Burroughs. Qui a assassiné sa femme quand elle avait vingt-huit ans, d'une balle dans la tête. Il a dit qu'il était ivre, que c'était un accident. Elle me dit qu'il haïssait les femmes comme Solanas hait les hommes, mais en pas drôle parce qu'il est du côté des assassins bien réels, et qu'on couvre. Il ne citait pas Solanas parce qu'il savait que les mecs font disparaître le nom des femmes quand ils écrivent l'histoire, mais il reprenait son idée, à l'envers – il rêvait d'une société dans laquelle on n'aurait plus besoin des femmes pour se reproduire. Elle rigole, elle ajoute – sauf que ça c'est de la science-fiction, on ne peut toujours pas se passer du corps des femmes pour reproduire l'espèce.

Elle m'envoie une citation de lui, un extrait d'entretien, il déclare « je pense que ce que nous appelons l'amour est une fraude perpétrée par le sexe féminin et que le but des relations sexuelles entre hommes n'a rien à voir avec l'amour, qu'il s'agit plutôt d'une *reconnaissance* ». Elle me dit tout y est. L'idée d'un complot féminin. Les subalternes complotent toujours dans le dos des patrons. L'idée que nous sommes responsables de ce qu'on nous fait subir. Le coupable, c'est toujours la victime. Et l'idée qu'il n'y a pas de solidarité possible ; pas de « reconnaissance ». Nous sommes pour eux le sexe étranger, le sexe ennemi. L'inverse n'est pas vrai. Mais le problème est là – comment vivre en bonne intelligence avec quelqu'un qui refuse de vous « reconnaître » ?

OSCAR

Je veux qu'elle arrête de parler de moi. Chaque fois que Zoé Katana cite mon nom il y a un connard dans mon entourage pour me le faire savoir. C'est comme un truc abject qui me colle à la nuque. Je pense au monstre dans *Alien*. Une créature visqueuse organiquement greffée à moi et qui me suce la moelle. Je voudrais qu'elle m'oublie. Et je ne comprends pas pourquoi elle s'accroche à moi de la sorte. Je ne vois pas comment j'ai pu être le mec le plus dégueulasse de tous les mecs qu'elle a rencontrés. C'est un déplacement. Un imbécile lui aura mené la vie dure et elle s'en prend à moi.

Et le pire, pour être tout à fait sincère et je ne sais pas pourquoi mais j'ai envie de l'être avec toi – c'est que j'aimerais qu'elle m'aime bien. C'est terrible. Je me fais penser à un enfant dans la cour de récréation que la brute de l'école moleste et qui au fond donnerait tout pour en faire un copain.

Quand je suis tombé amoureux d'elle, ce n'était pas un truc d'auteur vedette à la con qui laisse traîner sa bite partout en s'étonnant que les femelles ne se battent pas pour s'empaler dessus. Je ne regardais pas lascivement toutes les meufs qui bossaient chez mon éditeur, ni les journalistes que je rencontrais, ni aucune meuf en fait. J'avais une copine, ça se passait bien avec elle, je n'avais pas besoin d'emmerdements. Je n'ai rien d'un érotomane – je sais que ce n'est pas parce que je m'obsède sur une fille que je vais lui plaire. J'ai tendance, c'est vrai, à toujours avoir un amour en tête, une idée fixe comme si j'avais besoin de la compagnie d'une romance possible. D'habitude, je garde mes fantasmes pour moi. Mais j'ai eu l'impression qu'on était faits l'un pour l'autre et qu'elle s'en rendait compte aussi. Il y a un rapport avec l'ivresse du premier roman quand il marche. Ce n'est pas par hasard que je suis tombé amoureux de la fille qui faisait l'intermédiaire entre mon livre et le monde. Zoé m'annonçait toutes les bonnes nouvelles. Elle m'appelait sans arrêt pour savoir si j'étais disponible. Elle m'attendait en taxi en bas de chez moi et me parlait de moi pendant des heures parce que c'est son travail et je me suis mélangé les pinceaux. Je suis tombé amoureux et je n'ai pas compris que sa sollicitude et cette impression que tout ce qui m'arrivait la passionnait faisaient partie du job. Je me suis monté la tête. Je ne la trouvais pas jolie ou appétissante : elle était la femme de ma vie. Je lui faisais entièrement confiance. Je n'aurais jamais imaginé tomber en disgrâce par sa faute.

Je faisais attention. À tout. J'ai conscience du privilège que c'est, d'être à ma place et de faire ce que je fais. Ne pas m'humilier sur le marché du travail. J'y pense souvent quand je me réveille. Je me dis je vais passer la journée sans voir la gueule d'une seule personne que je n'ai pas envie de croiser. C'est un luxe. Personne ne peut me virer. Même là que tout s'écroule – on ne peut pas retirer mon nom des livres et le remplacer par un mec qui n'aurait pas un MeToo sur le dos. Et j'occupe ma vie à faire quelque chose qui a un sens pour moi. On est tellement peu dans ce cas.

Je savais que cela était fragile. Nous qui ne sommes pas nés pour être privilégiés savons que c'est une bienveillance du sort. Ça peut s'arrêter. Ça vient avec des responsabilités particulières. Rien ne m'est dû. J'ai vu les huissiers chez moi quand j'avais quinze ans parce que mon père avait des dettes. Et là encore – ni le glam du voyou ni le pathos du cas social, juste la médiocrité de la classe moyenne malhabile dans sa comptabilité. Les salaires un peu justes, quelques mois de chômage en trop. À la moindre erreur, chez nous – on recommence tout de zéro. Et plus il avançait en âge et plus il lui était difficile de se refaire. Chez les salariés, il n'y a pas de réseau social. On se déclasse et c'est tout. Et le salaire de ma mère ne suffisait pas. J'ai vu le monde de mes parents s'écrouler.

Au ralenti. Je sais que mon statut est précaire et que tout peut s'arrêter. Je n'ai pas le droit à l'erreur.

Donc je faisais attention à tout. En bon prolo ébloui de sa bonne fortune. De son premier gros chèque, qui correspondait à quatre smics parce que je calculais en smics quand j'ai commencé. J'écrivais des polars. À l'époque, je les torchais en deux mois. Alors c'était la fortune. Et dès que j'ai engrangé un peu d'argent – j'ai fait attention. Les impôts. Ne rien omettre, ne pas se tromper. Ne jamais accepter aucun arrangement. Se domicilier où l'on vit. Payer les loyers à l'heure. Refuser de dîner avec des politiques. Refuser les médailles quand on vous les propose. Toujours se tenir à l'écart des mafieux en col blanc, les pires en termes de respectabilité. Se tenir aussi à l'écart des amitiés de dealers, des grands voyous, des proxénètes. Ne jamais déconner sur Internet – même si franchement au début c'était tentant d'ouvrir des comptes sous de faux noms pour se défouler. Au maximum j'ai envoyé des mails désagréables et un peu insultants, les premières années de boulot – avant d'avoir conscience que tout ce qui sortait de ma boîte mail pouvait potentiellement devenir pièce de dossier au tribunal, des blagues sans importance pouvant se transformer en bombes à retardement une fois extirpées du contexte.

J'ai surveillé ce que je disais aux terrasses des cafés et à la fermeture des restaurants – dès qu'on a vu passer les premiers films de caméra téléphone j'ai compris qu'il n'y avait que chez moi, portes fermées, que je pouvais me laisser aller à dire ce qui me faisait rigoler. J'ai surveillé mes fréquentations : antisémites, homophobes, violeurs, racistes qui n'avaient pas le lexique bourgeois pour l'être décemment, je me suis éloigné d'eux, même quand j'étais attaché aux gars.

Ma conscience de la classe moyenne me disait – tu règles toutes tes factures avec des romans et des articles – tu voyages partout dans le monde parce qu'on traduit tes livres et c'est le contribuable qui paye tes déplacements alors tiens-toi bien dans l'avion. Il fallait montrer patte blanche. Et je l'ai fait. J'étais même parano. Je fumais des tonnes d'herbe. Ça aiguise les pensées méfiantes.

Je n'avais pas pensé aux filles. Je n'avais pas pensé à policer ma vie amoureuse. Je n'avais pas imaginé qu'il fallait faire attention de ce côté-là. Je n'avais pas vu le mal. J'avais pensé à tout – sauf aux filles. Personne n'a pensé aux filles. On serrait les fesses avec le fisc, avec l'extrême droite, avec les Noirs, avec les Juifs, avec Twitter. Mais les filles ! On ne voyait pas où était le danger.

On pensait qu'elles étaient contentes. J'ai grandi dans un monde où on avait toujours l'impression qu'intéresser les hommes était ce qui pouvait leur arriver de mieux. Et franchement, elles y mettaient du leur. Quand elles passaient à la télé, elles se faisaient belles elles rigolaient à toutes les blagues des mecs, elles nous félicitaient tout le temps d'avoir autant la classe, elles aimaient les machos. Elles papillonnaient autour des plus puissants, elles étaient tendres avec les faibles, elles ne faisaient jamais aucune réflexion désagréable. C'était le bon côté de la vie, les filles. Franchement, on ne savait pas qu'elles étaient en colère.

Comment aurais-je pu me douter qu'être amoureux pourrait me coûter aussi cher ? Quand MeToo a commencé – je regardais ça de loin. Je ne m'étais pas imaginé que ça pouvait me concerner. Pas que je sois meilleur qu'un autre – mais j'ai conscience que je ne plais pas aux filles et je suis habitué. Je collectionne les vents – je n'ai jamais pensé que forcer qui que ce soit à avoir un rapport sexuel avec moi me serait agréable. Ce n'est pas mon fantasme, je n'ai aucun mérite. Moi j'aime l'idée qu'une meuf m'adore et je la kiffe et je la baise comme un dieu et genre je suis sa drogue. Ça, c'est mon fantasme. Il n'est pas plus vertueux qu'un autre mais il est légal. Hors de ma portée – je n'ai jamais eu les filles que je voulais ni ce que je voulais avec celles qui voulaient bien de moi.

Je ne l'ai pas violée, je n'ai pas levé la main sur elle, je n'ai pas essayé de l'avoir en faisant du chantage. Je n'ai pas demandé qu'on la licencie. Aujourd'hui, elle raconte partout que c'est l'éditeur qui a dû prendre cette décision parce que je menaçais de me suicider si elle ne me cédait pas et que c'était devenu ingérable. Mais c'est faux. Et toutes ces insultes sur le Net me traitant de violeur de gros dégueulasse de porc libidineux – ça restera pour toujours sur le Web. Je paye mes factures en publiant des livres, mais je n'ai pas assez d'argent pour embaucher des avocats qui nettoieraient tout ça. C'est associé à mon nom, pour toujours.

Les autres mecs savent – ils savent que je n'ai rien fait et que je suis juste la victime d'un traquenard. Ils prient pour que ça ne leur arrive pas mais ils savent que ça peut tomber sur n'importe qui. Et ils savent aussi ce que ça dit de moi. Je suis un pauvre mec qui réussit professionnellement mais avec qui les femmes ne veulent pas coucher. Je n'étais pourtant pas allé chercher la jeune actrice sur tapis rouge. Je visais à ma hauteur. Une attachée de presse, qui débutait. Je ne lui ai jamais écrit après qu'elle a quitté la boîte parce qu'on m'a demandé de ne pas le faire et comme j'avais compris que je n'avais aucune chance – qu'elle préférait changer de boîte plutôt que me croiser dans les couloirs… je n'ai pas donné suite.

J'ai perdu ma copine, dans l'histoire. Ce n'était pas facile entre nous avant que le scandale éclate, mais elle n'a pas eu envie de se taper le truc à mes côtés. Je soupçonne qu'elle avait le code de mon ordinateur et qu'elle lisait les conversations WhatsApp que j'avais dans mon téléphone en temps réel. J'ai mis du temps à le comprendre. J'effaçais scrupuleusement les messages tendancieux avant de rentrer à la maison. Mais sur mon portable, elle pouvait lire ce que j'écrivais à d'autres. Elle était d'une jalousie soupçonneuse. Elle avait été trompée par je ne sais quel mec dans sa jeunesse et se méfiait de moi. De ma version des faits. Je ne lui mentais pas tellement parce que j'ai rarement eu l'occasion de la tromper. Ça n'a rien à voir avec un choix. Il y a des filles que la médiatisation excite, il y a des lectrices affolées, il y a des meufs intéressées qui pensent que ça les aidera à se faire publier, il y a des filles convaincues que tu vas faire d'elles l'héroïne de ton prochain livre – il y a des filles que mon statut attire. Mais c'est rarement réciproque. Been there, done that. J'ai trompé la mère de ma fille quand ça a commencé à marcher pour moi et très vite ça m'a fatigué. Les filles ne se rendent pas compte de ça – comment elles peuvent être insistantes. Comment elles peuvent partir du principe que si elles en ont envie, alors tu dois dire oui. J'ai vu des meufs s'incruster chez moi et se désaper aussitôt la porte refermée. Des meufs à qui objectivement je n'avais rien demandé. Moi aussi j'ai appris qu'on ne fait pas entrer une femme qu'on ne compte pas baiser dans sa chambre d'hôtel, même si elle insiste, même si elle se faufile dans l'ascenseur. Bref, les femmes qui m'attirent sont celles qui ne veulent pas de moi. Mais ma fiancée a dû lire les messages que j'envoyais à droite et à gauche pendant cette sale période et je crois que c'est ça qui l'a décidée à partir. C'était cruel – et bizarrement, ça ne m'a pas détruit. J'avais envie d'être seul.

Maintenant je le suis. Complètement seul.

REBECCA

Arrête de faire le faible tout le temps, je te jure c'est éreintant, je n'en peux plus de te plaindre.

Tu as probablement plus déconné que ce que tu te racontes. Ta pote Françoise l'avait remarqué, t'es pas crédible en innocent. Il a bien fallu qu'il se passe quelque chose de particulier pour que cette fille en reparle dix ans plus tard. Elle n'a pas l'air idiote. Si elle avait tout inventé juste pour te faire chier, elle dirait que tu l'as violée. Que c'était affreux, qu'elle n'en dort plus la nuit. Si sa volonté était de foutre ta vie en l'air, crois-moi, elle s'y serait prise autrement. Accusé de viol, tu serais relaxé, faute de preuve, mais tu passerais une année difficile. Et ta réputation serait salement entachée.

Je ne sacralise pas la parole de la victime. Évidemment, parfois les femmes mentent. Soit qu'elles n'ont aucun scrupule, soit qu'elles pensent que c'est légitime. Mais le pourcentage d'affabulatrices reste infime, parmi les victimes, tandis que le pourcentage de violeurs parmi la population masculine devrait vous alerter sur le délabrement de vos sexualités. Et pourtant, je vous vois bien plus scandalisés à l'idée de la possibilité d'une accusation injustifiée que vous ne l'êtes de savoir qu'il y a des violeurs parmi vos amis. À partir de là, comment dire… Même en y mettant une grosse dose de mansuétude, on éprouve du mal à vous plaindre.

Tout ce féminisme m'est tombé dessus sur le tard. Longtemps, parler de féminisme avec moi, c'était un peu comme discuter capitalisme avec Bernard Arnault – je comprenais qu'on ait envie de critiquer le truc mais personnellement j'y voyais essentiellement des vertus. Quand il y a eu cette pétition sur la liberté d'importuner signée par Catherine Deneuve et Brigitte Lahaie, j'ai dit à mes nouvelles copines féministes – atterrissez, les filles. Catherine et Brigitte, bien sûr qu'elles trouvent que c'est bien organisé et qu'il ne faut rien changer. Vous avez vu les machins que c'était ? Moi, la critique du patriarcat, ça me parle parce que je suis vieille. Il y a vingt ans, tu m'aurais parlé de Monique Wittig je t'aurais répondu envoie plutôt des légionnaires, qu'on rigole.

Mais le festival de films de femmes de Créteil a organisé ma rétrospective et j'ai découvert ce public féminin enthousiaste, généreux, bien mieux renseigné sur mon parcours que la plupart des critiques et en mesure d'élaborer sur mon travail des théories éblouissantes et tout à fait inédites. Cela coïncidait avec ma première grande déception d'actrice. Oui, j'ai attendu d'avoir quarante-cinq ans pour désirer un rôle et le voir attribué à une autre. Ça n'est pas parce que ça t'arrive tard que ça fait moins de mal. Au contraire.

J'ai regardé ces filles qui s'étaient déplacées pour m'applaudir debout pendant dix minutes et j'ai réalisé que j'étais empêtrée dans des réflexes de meuf de mon âge. C'est-à-dire s'il n'y a pas d'hommes, ce n'est pas sérieux, il n'y a pas d'argent, ce n'est pas très important, on n'est pas au top. Etc. Mais les temps ont changé. C'est ce que j'ai compris au fur et à mesure que je répondais favorablement à toutes les invitations de festivals de femmes dans le monde et en province. Les filles de moins de trente ans exigent des lieux exclusivement féminins. Et ça s'accompagne d'une baisse de pimpance absolument nulle. On ne manque de rien. Donc j'ai évolué avec mon temps.

Jusque-là, le féminisme ne m'était jamais apparu comme fondamental. Que ce soit dans le cinéma ou le théâtre, il ne s'agissait pas d'une préoccupation centrale. Et j'ajouterais que dans les années 80 et 90, quand des féministes se manifestaient vis-à-vis de moi, c'était d'une façon chiante. Certaines d'entre elles étaient obnubilées par la femme-objet et moi j'étais toujours à moitié à poil sur les affiches des films dans lesquels je jouais donc parfois je m'en tapais cinq qui tractaient lors d'une première, en faisant comme si j'existais pas, contre mon objectivisation. À d'autres occasions, elles se fendaient d'articles assassins parce que j'avais tourné une scène de sexe torride et que ça pouvait déplaire, donc j'en prenais plein la gueule dans la foulée. Mais je ne peux pas dire qu'elles m'aient beaucoup dérangée vu que pendant trente ans en France, on n'entendait jamais parler d'elles.

Je ne me sentais pas concernée. Et quand MeToo a commencé, dans les milieux du cinéma, ma première réaction a été de dire partout où j'allais « ce monsieur Weinstein a toujours été un parfait gentleman avec moi ». Je ne suis pas idiote, quand on m'a invitée sur TF1 pour en parler, j'ai décliné. Mais dans le privé, j'en étais restée là : j'ai tellement vu des actrices se comporter mal, à Cannes, quand elles comprenaient qui il était et qu'elles décidaient d'obtenir le numéro de sa chambre, que je n'ai pas empathisé sur-le-champ. Zoé Katana a raison, le plus bizarre c'est l'entourage. Weinstein, pendant des décennies, c'était le roi du monde. Non seulement j'ai vu des filles se battre pour l'approcher, mais j'ai vu aussi des distributeurs envoyer des gamines au front. Et ils savaient très bien ce qu'ils faisaient. Et personne n'y trouvait rien à redire. J'ai vu des parents qui n'avaient pas eu la carrière qu'ils désiraient sacrifier leur propre fille adolescente en offrande. Et tous ces gens, quand le mec chute de son trône, tu ne les entends plus. C'est valable pour lui comme pour tous ceux qui ont eu des problèmes. Personne autour de lui ne pense à dire « en fait, monsieur, ce que vous faites relève du pénal ».

Il y a eu cette première copine. Elle m'a raconté son Weinstein. Avec elle aussi, il s'était toujours comporté comme un parfait gentleman. Et un jour, il l'a soulevée d'une seule main en la tenant par la gorge pour la coller au mur. Elle a été sauvée par un directeur de chaîne qui venait taper de la coke dans le coin où ils étaient. En revenant à sa table au dîner, elle a dit aux mecs de sa boîte ce qui venait de se passer, ils ont rigolé en parlant de la robe qu'elle portait. Elle a rigolé aussi. J'ai dit je suis désolée, elle m'a demandé si j'avais eu ce genre de surprise j'ai répondu « non, trente ans de métier et je n'ai jamais eu de problème ». Elle a dit « ça ne m'étonne pas. Tu sors avec des mecs qui font réellement peur ».

Je n'y avais pas pensé comme ça. Sincèrement j'attribuais le bon comportement de tous à ma conduite irréprochable. Mais elle a raison. Mes gars sont toujours des gangsters et nul n'a envie de se faire péter les deux genoux. Mon fameux comportement irréprochable, de surcroît, n'est pas difficile à tenir vu que je suis née bankable. Ce n'est pas comme si je me sentais en position d'infériorité dans le bureau d'un producteur. C'était toujours à eux de faire les efforts pour que je sois contente, parce qu'ils avaient vraiment envie que je signe le contrat.

Cette conversation m'a fait l'effet d'un sortilège qui se lève. J'ai des copines dans le métier, et pas seulement des comédiennes, des maquilleuses ou régisseuses ou qui sont au casting ou assistantes réal et elles ont toutes une histoire à raconter, dont on n'avait jamais parlé alors qu'on avait passé parfois des semaines ensemble. Alors j'ai changé mon fusil d'épaule. J'ai cessé de croire qu'une bonne attitude transformait la donne. Dans la foulée, j'ai réalisé que même les michetonneuses à la con que j'ai vu faire des trucs que je jugeais indignes avaient le droit de se plaindre. Et qu'elles ne le faisaient pas. Personne ne plaint les filles qui ont couché pour décrocher un rôle et qui ne l'ont pas eu. C'est injuste. Les filles qui réussissent en couchant ont des qualités particulières. On devrait les admirer. Je les avais mal jugées alors qu'elles ne faisaient que jouer le jeu, elles n'avaient pas inventé le jeu, elles auraient probablement préféré que ça se passe comme ça s'est passé pour moi. Proprement, avec un premier film à peine majeure et un succès international. Elles sont trop aimables, elles sont trop souriantes, elles n'avaient pas le choix.

J'ai vu des réalisatrices de génie minauder comme des gamines auprès de certains financiers. Elles ne sont pas forcément des idiotes, ni des michetonneuses. Elles travaillent dans le cinéma, c'est tout.

Comme le dit si bien ta copine Zoé, il y en a pour tous les goûts, dans ce mouvement ; des chiantes, des connes, des idiotes et des meufs géniales. Je recherche la compagnie de celles que je comprends et qui m'ont à la bonne. Tout le monde est content avec ça. J'ai toujours été la créature la plus individualiste qui soit, et la plus élitiste. Mais j'ai vérifié qu'individuellement je ne pouvais rien faire contre mon âge dans mon métier. Je ne pouvais pas obliger les producteurs et les chaînes de télé et les distributeurs et les exploitants de salle à me donner du travail. C'est humiliant de disparaître au seul motif que j'ai vieilli. Mais je n'ai pas honte, parce que je vois bien que je n'y suis pour rien.

Zoé Katana parle un langage que j'ai appris à écouter. Le langage des filles en colère. Il y a encore cinq ans, je n'aurais pas lu dix lignes de ses déclarations, j'aurais tout de suite pensé – elle doit être faible, il n'y a que les faibles qui se victimisent. Mais aujourd'hui, la ménopause m'a emportée ailleurs et je sais que quand tu te retrouves dans une situation de merde à laquelle tu ne peux rien changer individuellement, il faut le dire. Pour que d'autres puissent répondre – « moi aussi » et « je t'entends ».

Et toi aussi, bonhomme, je t'entends. Je vous aime bien, les garçons. Certains d'entre vous ont fait

mon bonheur. Il n'y a aucune rancune. Beaucoup d'entre vous continuent à très bien se comporter avec moi. Et pas que des mecs de mon âge. Autant ça me dérange qu'on ne me propose plus de travailler, autant ça ne m'ennuie pas que les mecs vieux ne cherchent pas à me faire la cour. Ils ne m'intéressent pas du tout.

J'aime les hommes jeunes, les avions de chasse – les mecs sûrs d'eux, bien gaulés, avec une attitude de voyou et une gaieté féroce dans le regard. Les gens moches et intelligents disent toujours aux filles comme moi, sur un ton désolé, « la beauté est éphémère ». Comme si l'intelligence et le talent l'étaient moins. Les mecs de mon âge ne sont pas seulement moches, en plus ils sont chiants. Mais ça je t'en ai déjà parlé. Tu vas croire que ça m'obsède.

Je t'entends. Je comprends. Ça vous est tombé dessus comme une sale surprise. Vous allez vous habituer…

OSCAR

Je ne me plains pas. Mais le seul moment où j'oublie ce qui m'arrive, c'est quand je vais à Narcotiques anonymes. En général, il faut que je me force. Avant d'y aller je suis convaincu que cette fois ça ne va pas marcher, que ça ne vaut pas la peine. Et je me trompe. Les anciens m'ont dit qu'il fallait faire une réunion par jour, les trois premiers mois. Quand j'ai entendu ça, j'ai pensé « jamais de la vie ». Un des trucs bien

de cette association, c'est qu'il n'y a que des cas difficiles. Donc c'est un programme conçu pour des gens qui pensent « jamais de la vie » à chaque fois qu'on leur donne un conseil. Conclusion, je fais une réunion par jour. Je retrouve un peu la sensation qu'on a dans un bar en province. On ne m'attend pas, je viens si je veux, on ne sait pas qui sera là, il y a des têtes connues, des gens chiants et qui radotent et d'autres qui te plaisent, et puis ça change, ceux qui te plaisaient te lassent et ceux que tu trouvais débiles disent un truc qui te touche et ton regard se modifie. Parfois il y a une fille qui me plaît, et je la regarde par petites lampées, en faisant très attention à ce que ce ne soit pas lourd parce que je ne voudrais surtout pas rejoindre la liste des prédateurs sexuels de NA. Ça, je crois que je ne le supporterais pas. Donc je n'essaie pas de parler avec elles à la fin des réunions. Je garde mes distances avec mes lubies romantiques.

Je suis timide quand je vais à une réunion NA à laquelle je ne suis jamais allé. Je suis timide comme quand j'étais préadolescent. Il y a quelque chose de juvénile, de fragile dans ce que je ressens et qui ne m'est pas familier. Je ne connaissais pas ma timidité. Depuis que j'ai quinze ans, si je me sens déstabilisé, je commande un whisky. Avant même de me sentir déstabilisé, en fait, je suis déjà en train de chercher ce que je vais prendre comme défonce, qui va rendre la journée plus intéressante. C'est mon remède contre l'ennui, contre la gêne, contre la honte, contre la tristesse, c'est ma façon de fêter les événements heureux, de me détendre, de chercher l'inspiration, de chasser la nostalgie. C'est le tabasco du quotidien, le truc qui donne du goût au fade. C'est ma réponse à tout, depuis toujours. Et quand une défonce devient problématique, je la remplace par une autre, ou je change les gens avec qui je la prends. Je ne me suis jamais perçu comme un mec timide, et là je découvre que je le suis. Et je ne me suis jamais perçu comme un mec peureux. Puisque j'étais capable de prendre n'importe quel produit qu'on me proposait, je croyais que j'étais un casse-cou, un kamikaze, un ouf. Force m'est d'admettre que si je me dope pas, je suis un quarantenaire qui a le cœur qui bat quand il entre dans une salle remplie d'inconnus.

Ce matin il faisait beau, j'y suis allé en marchant vers huit heures du matin et j'adore Paris à cette heure. Arrivé devant l'église de la rue Saint-Maur, un petit groupe attendait devant la porte, le mec qui avait les clefs était en retard. Certains m'ont salué, j'ai regardé mon téléphone en me demandant s'ils me reconnaissaient. C'était une drôle d'assemblée. Une devinette difficile à résoudre si on nous voit de l'extérieur – quel est le point commun ? Une fille très jeune, noire, écouteurs vissés dans les oreilles, les cheveux lisses tirés en arrière, expression fermée, col roulé beige et grosses boucles d'oreilles dorées. Une femme dans les soixante ans, les yeux très clairs, les cheveux blancs, en jogging flambant neuf. Je trouvais qu'elle ressemblait à une folle mais plus tard elle a pris la parole et elle était extrêmement articulée, la voix douce, aucun rapport avec l'idée que je m'en faisais. Un mec à belle gueule, mon âge, cheveux très courts, belles mains, menton en galoche. Je le voyais comme un mec à la coule, peut-être un pédé, mais quand il a parlé j'ai pensé que c'était juste un connard imbu de lui-même et sans aucun intérêt. Un mec arabe, la cinquantaine, gueule de malfrat, une masse, tu le vois tu te doutes qu'il a des années de prison derrière lui, et quand il a partagé c'était pas du tout la brute que j'imaginais, esprit rapide, vannes assassines, formules lapidaires, il connaît le programme comme sa poche et a délivré un exposé impeccable sur le travail des étapes. Il a fait rigoler tout le monde. Avec sa gueule d'assassin, j'ai vu que personne ne le craignait. Un mec genre gravure de mode, la vingtaine, d'une beauté qui dépasse le clivage des genres, bouleversante pour n'importe qui, en le voyant je me disais quand on a cette gueule-là on est forcément un peu coupé du monde. Il parle d'une voix basse, en tordant les mains, il en chie, il ne pense qu'à reconsommer mais il a tout perdu, il a parlé de la honte et j'avais envie d'interrompre la réunion pour lui demander mais t'es malade on peut pas ne pas s'aimer à ce point alors qu'on ressemble à un ange. Une fille bouclée, très blanche, dentition erratique, avec un drôle de pull en laine, qui ne ressemblait à rien avec ses cheveux coupés ni court ni long est devenue lumineuse, plus tard, dans la réunion. Elle parlait de sa gratitude pour le programme et du chemin parcouru, et sa douceur était contagieuse, j'avais l'impression de la voir éclairer la pièce. Un vieux monsieur, énorme, très laid, en le voyant j'ai pensé je me raconte des histoires je ne peux pas me convaincre que j'ai quelque chose à voir avec ces gens parce que ce mec ressemblait vraiment à une loque et pareil, surprise quand il ouvre la bouche et qu'il parle de son père en Algérie d'où il revient, qui boit des bières toute la journée et de son désir impossible de le sauver. Et il me bouleverse parce que je pense que moi aussi j'aurais aimé sauver mon père, pas de l'alcool mais de cette tristesse résignée et que pour moi c'est impossible.

Je me levais toutes les cinq minutes pour me resservir du café. Je ne tenais pas en place. Au début de la réunion, comme d'habitude, j'ai pensé tandis qu'on lisait les textes, toujours les mêmes textes, « voilà, cette fois ça ne marchera pas, c'est la fois de trop, c'est le moment où je réalise qu'ici non plus je n'ai pas ma place ». Le premier qui a levé la main pour prendre la parole ressemblait à un banquier d'agence, voix désagréable et il parlait très bas il fallait faire un effort pour comprendre ce qu'il racontait. Il a dit « je suis heureux d'être avec vous j'ai besoin d'une fraternité pour supporter ce que je traverse, ma fille aînée va mal, elle a été hospitalisée, elle veut se suicider et toute sa vie je l'ai évitée, j'ai esquivé les gardes aussi souvent que je l'ai pu, je pourrais dire que c'est parce que j'avais envie de me défoncer mais je crois que c'est plutôt l'inverse, je me défonçais le plus possible pour éviter de voir mes enfants et de penser à ma femme que je déteste et aujourd'hui la culpabilité est ce qui est le plus supportable, ce qui me ravage c'est de réaliser que je dois faire le deuil de notre rapport, que c'est entièrement de ma faute et qu'il est trop tard. J'ai raté ma paternité. Et j'ai besoin d'une fraternité pour dire mon regret et ma confusion, à voix haute » et sa voix s'est étranglée alors il a conclu « pouvoir le dire et être écouté et ne pas me sentir jugé est miraculeux. Je ne pense pas que je le mérite. Je viens ici pour trouver la force de faire de mon mieux, maintenant, plutôt que ressasser mes erreurs sans essayer d'arranger les choses ». J'ai réalisé que je pleurais. Ça m'a sidéré parce que mes pensées me racontaient une histoire – dans laquelle je m'en foutais et je n'étais pas à ma place – et mes tripes en racontaient une autre. Dans laquelle j'étais retourné. Je ne me souviens pas d'avoir jamais pleuré devant des gens. Je ne me souviens pas qu'on m'ait jamais interdit de pleurer, à la maison ou à l'école – alors je ne sais pas où j'ai appris à ne pas le faire. La fille à côté de moi m'a souri, elle ne me disait pas calme-toi ni laisse-toi faire ni j'ai écrit un livre est-ce que tu pourrais me présenter ton éditeur ? Elle m'a souri parce qu'elle était émue, aussi. Et ça ne m'a pas dérangé. Je me méfie de tout le monde, surtout en ce moment, je me demande toujours quelles sont les motivations sincères des gens derrière leur gentillesse. Mais ce matin-là, j'ai juste accepté la règle du jeu. Il y a de la bienveillance qui circule, ça fait partie du truc. C'est gratuit. J'ai levé la main mais nous étions trop nombreux, je n'ai pas parlé. Ça n'avait aucune importance. Chaque mot que ces étrangers prononçaient – le chômage, Tinder, le logement, le boulot, le dentiste, les voisins, le porno, le sucre, la colère – me touchait comme si je les prononçais avec eux. J'ai annoncé mon temps, à la fin, j'ai trois semaines, déjà. Ça ne m'était jamais arrivé de ne rien prendre du tout. Je n'y avais même jamais songé. Je ne pensais pas tout arrêter quand je suis venu avec Françoise à cette première réunion. Je m'étais dit – peut-être l'alcool, un moment, le temps que ça se tasse. Quelqu'un a dit « il m'a fallu des années pour comprendre que la seule façon de ne pas se droguer, c'était de ne jamais prendre de drogue » et j'ai rigolé. Mais ça s'est enfoncé dans ma tête. Et voilà où j'en suis. Je suis sincèrement heureux, en ce moment, qu'on m'applaudisse quelque part et qu'on me félicite et que ce ne soit pas une fraude. Certains d'entre eux savent ce qui m'arrive avec Katana. Ils n'en ont, réellement, rien à foutre. Ça ne les concerne pas.

REBECCA

Ta démarche me semble admirable. C'est le voyage au bout du jour, ton truc de clean. Il faut du courage pour s'y mettre. Ça m'étonnerait que Zoé et ses collègues soient très sensibles à cet effort. C'est quand même des gens qui s'expriment essentiellement sur Internet. Ils ne sont pas là pour dialoguer ou se réconcilier ou tendre la main à qui que ce soit. Internet, avant tout, c'est de la bile. Parfois, tu en vois un ou une qui s'en sert à l'ancienne, pour exprimer des idées compliquées et qui répond à des arguments. Mais en règle générale, le militantisme sur Internet, c'est le fanatisme à l'état pur : une fois que les gens sont convaincus d'être du bon côté de la morale, ils jugent décent d'égorger l'adversaire. J'étais dubitative sur ta méthode. Seulement, t'as l'air tellement content de tes nouveaux amis que je ne voudrais pas doucher ton enthousiasme. Pour une fois que tu arrêtes de te plaindre... Et puis, j'ai entendu parler de toi, entretemps. Corinne m'a appelée. Elle m'a soûlée, d'ailleurs. Tu lui avais donné mon WhatsApp elle m'a écrit j'ai répondu tout de suite – ce qui en soi est extraordinaire parce que je reçois trop de messages pour qu'il soit humainement possible de répondre à tous – et j'ai un agent – vu ce qu'il me coûte me paraît normal qu'il se charge du petit courrier. Un des trucs que j'apprécie avec toi – c'est que tu ne me demandes jamais quand on se voit. Je n'aime pas sortir de chez moi si c'est pas pour aller bosser. Je ne comprends pas l'intérêt d'être avec des gens si on ne travaille pas ensemble. Les small talks, tous ces trucs de sociabilité courante – je m'ennuie. Donc Corinne je lui réponds tout de suite, un vrai cadeau. Et je reconnais le ton qu'elle emploie avec moi, le ton des gens qui sont très impressionnés que je sois connue mais qui ne supportent pas de l'être. Une familiarité agressive – qui veut à tout prix rappeler qu'ils sont pas des fans comme les autres, qu'ils sont pas dupes, qu'ils ne s'adressent pas à moi « d'en bas ». J'ai laissé passer. Je le sais d'expérience, quand ça part comme ça, ça ne s'arrange jamais. Si elle a un problème avec la notoriété, je ne peux pas refaire le mixage du déroulé de ses émotions et lui expliquer que bon, je vais pas renoncer à qui je suis juste pour l'apaiser. Impossible de me décoller du personnage public. Je suis les deux personnes, il faut s'y faire ou il faut me foutre la paix. Et ça n'a pas manqué – « j'ai envie de te voir mais j'ai mon ego et je me méfie des comédiennes ». Je lui ai dit d'aller se faire foutre. Je ne sais pas ce qui lui est arrivé avec quelle comédienne de trentième catégorie, mais moi je suis une légende si elle ne peut pas dealer avec ça, qu'elle me foute la paix.

Et en discutant cinq minutes avec elle, j'ai capté que tu racontes n'importe quoi. Du point de vue de ton entourage, tu n'es pas un gars qui picole un peu pour jouer les romanciers rock'n'roll. T'es un cas social. Tu fais honte à tout le monde. T'es ce genre de gars qui ne supporte pas la défonce et qui s'obstine à continuer. Nous ne jouons pas dans la même catégorie. Je suis faite pour ça. Ça m'étonne que les scientifiques ne m'appellent pas pour étudier mon cas tellement ça fait des décennies que je suis dans la drogue et je m'en sors super bien. Dans mon cas, ce n'est pas la timidité que je fuis, ni la honte – tu peux m'ôter la prothèse défonce et je suis toujours aussi à l'aise partout où tu me mets. Je fuis l'ennui. Les choses sont trop lentes. Tu as vu le documentaire avec Amy Winehouse, quand elle est clean et après un concert elle est désespérée elle dit « ça n'est pas marrant sans la drogue ». Je comprends exactement ce qu'elle dit. Quand je tourne, je ne me défonce jamais, parce que ça se voit à la caméra et ça donne des plans immontables. Et aussi le tournage est le seul moment où, quoiqu'on passe des heures à attendre, il y a suffisamment d'intensité pour que je ne m'ennuie pas. Mais le reste du temps, ce n'est pas marrant sans la came. Pas pour les gens comme moi, qui sommes des drogués légionnaires, des professionnels du truc.

J'ai cherché sur Internet d'où vient ce mot : addict. « Au Moyen Âge était déclaré *addictus* et adjugé à un maître celui qui n'avait pu tenir ses engagements, tenir la parole donnée. » Adjugé à un maître, rétrogradé au niveau de la femme, ou de l'esclave, du citoyen dépendant du bon vouloir d'autrui, et mis au service de l'intérêt d'autrui, sans que son intérêt propre entre en ligne de compte. Donc être addict, ce serait toujours une façon de renoncer aux pleins pouvoirs. Bousiller ses privilèges. Et se rendre incapable de tenir ses engagements, de payer ses dettes. Je crois qu'on hérite de nos dettes au berceau, un jour on comprendra les messages de l'ADN et on réalisera que ça ne compte pas tant que ça de savoir si papa te chantait des berceuses ou s'il démontait la baraque en défonçant ta mère. Ce qui compte, c'est l'histoire dont tu hérites. Quelle parole ai-je trahie pour mériter d'être une addict ? La question est plutôt de quelle trahison j'ai hérité. Ça dépasse ma biographie au sens bourgeois du terme. Cette passion qu'ont les riches pour l'histoire de leur petite famille. C'est toujours dans un contexte historique et politique qu'on se drogue. Et c'est une façon de reconnaître qu'on a une ardoise, en même temps qu'on efface cette ardoise. Si ça se trouve, c'est la langue que je parle qui m'empêche de respirer et que je recrache en m'administrant de fortes doses de drogues. Ou l'humiliation des adultes qui m'entouraient que je conjure en disjonctant ma connaissance. Je m'absente de cette situation, je m'en extrais.

Je me rends incapable d'être bonne employée bonne épouse bonne adulte, ponctuelle, polie, fidèle. Fiable pour un système. Je suis défectueuse. Je suis difficile à exploiter. Je suis un mauvais soldat. Les bons soldats prennent la drogue qu'on leur prescrit. C'est comme la violence, la drogue. Légitime entre les mains de l'État. Délinquante aux mains de l'individu. Si je consomme la drogue que le médecin me prescrit, je deviens une toxico légitime. J'ai remarqué que les camés sont toujours ceux qui sont les plus difficiles à convaincre de prendre un traitement antidépresseur. Si l'on est dépendant aux drogues légales de la psychiatrie, si l'on ingère la drogue préconisée par le médecin, on est un bon travailleur. Un bon sujet économique. C'est ça, l'idée de fond de la défonce. Refuser ton pays. Refuser la langue que tu parles. Refuser d'être une femme honnête. Refuser l'usine où bossait ta mère. Refuser la tranchée dans laquelle ton arrière-grand-père est mort inconnu.

Le toxico est quelqu'un qui promet des choses qu'il ne fera pas. C'est dire je serai là demain et ne pas venir c'est dire j'irai chercher l'enfant à l'école et ne pas se présenter c'est dire je ferai mon travail et ne plus répondre au téléphone. Cette vérité crue enfin arrachée n'est pas forcément celle qu'on a entendue, petit, dans la relation aux parents – ce fourbi bourgeois de l'obsession parentale c'est une obsession de la psychanalyse, un effort désespéré pour affirmer que la richesse de l'aristocratie et la bourgeoisie, c'est le pouvoir de mettre en parenthèse le monde. Les murs de la chambre à coucher de l'enfant bourgeois sont si épais que n'y pénètre pas la rumeur du monde. Ni ses miasmes. Ni le bruit des bombes. Les murs de la chambre à coucher de l'enfant bourgeois sont si épais qu'il suffit que la maman chante la bonne berceuse et l'enfant est protégé du monde qui l'entoure. Bullshit. Quand on vient au commissariat en tant que toxico se faire régler son compte, c'est rarement à ses parents qu'on pense. Même s'ils ne t'aimaient pas que tu les faisais chier que tu étais un gosse en trop un gosse décevant un gosse débile un gosse moche. La vérité que tu viens chercher dans la cellule est une vérité politique.

Et comme souvent dans la révolution, tu te fais récupérer aussi sec. Les prédateurs rôdent autour de chaque émeute. Le problème n'est pas ta soumission à un produit, ni que tu deviennes l'esclave d'une seule solution. Tu te soumets à des maîtres qui restent dans l'ombre – la police, le blanchiment d'argent, le narcotrafic, les frontières, la mafia, la prison – un enchaînement catastrophique de violence inutile et de corruption. Je cherche la liberté, la consolation, la joie, l'expérience en prenant ce qui semble être une solution miracle – et je me retrouve sur le Darknet à engraisser des salopards. Et peut-être que le toxico cherche toujours ça, au bout de sa route – la punition sauvage, la correction administrée sans ménagement, la mise en cellule. L'annulation réelle de sa citoyenneté. De tout ce qui le constitue. Quand on se défonce, c'est qu'on ne veut plus entendre parler ni de soi, ni des autres. C'est oser dire la vérité – je ne m'aime pas, et je ne t'aime pas non plus. C'est toute ta lignée c'est ta langue c'est ton peuple c'est ta terre qui est dans la cellule avec toi menottée et interrogée. C'est ta lignée ta langue ton peuple ta terre qui ment obstinément ou qui se fait manipuler qu'on insulte et qu'on moque qu'on soupçonne et qu'on condamne. Et l'État qui criminalise le toxico le sait. L'État sait que les lois qui concernent les drogues sont avant tout des lois de dignité économique. Ceux à qui on la retire et ceux à qui on l'octroie. Le petit détaillant de shit est un criminel. Il rend service à la communauté, il est utile et ne fait de tort à personne. Et il sert à blanchir l'argent de l'actionnaire puissant, qui lui ne sert à rien et bousille les communautés. Aux uns les honneurs, aux autres la prison.

J'aimerais voyager dans le temps pour revenir à la décennie pendant laquelle la drogue et moi étions copines et se défoncer servait à quelque chose. J'étais comme un parent trop indulgent et inquiet avec son gamin – qui le protégerait de tout craignant qu'il soit blessé ou incapable de se débrouiller tout seul. J'imagine mon mauvais génie avec une bonne tête de brute. Une tête de vieux boxeur. Inquiétant mais charismatique – et qui me protège. Il me dit l'ennui la honte la tristesse la timidité l'angoisse la vulnérabilité – je m'en occupe. D'une minute à l'autre, comme dans un conte de fées, la réalité devient malléable. Ce génie est séduisant. Sans quoi je ne lui aurais pas consacré ma vie. Mais maintenant, je dirais plutôt que je suis comme possédée. Ça n'a plus de sens. Je le sais. Je m'ennuie aussi quand je me défonce. Je le fais quand même. La partie de moi qui veut se droguer est semblable à une région luttant pour prendre le pouvoir sur tout le pays. Elle ne lutte pas pour son autonomie, elle lutte pour l'indexation. C'est une instance dictatoriale. Mais c'est aussi mon pays. Et c'est ma guerre, de toute façon.

La drogue, c'est aussi de la dissidence pas compliquée, de la dissidence qui se fume qui se sniffe qui se shoote ou se gobe. De la dissidence à bon compte. N'importe quel imbécile peut se défoncer. Il n'y a pas besoin de courage pour recommencer. Puisque c'est plus fort que soi ; alors ça devient de la désobéissance facile. Puisque désobéir finalement, c'est toujours décider d'obéir à autre chose qu'au pouvoir en place. Obéir à son instinct, ou obéir à la justice ou obéir à son désir. La désobéissance, c'est toujours dire au père : tu n'es pas le patron. Tu n'es pas le seul patron. Ta parole n'est pas divine.

Mais bien sûr, quand on obéit à la drogue c'est à la parole du parrain qu'on obéit. À la parole du banquier qui fait du blanchiment d'argent. On devient l'employé d'un système parallèle au sommet duquel, en vérité, c'est toujours à la même masculinité qu'on se soumet. D'une pure démonstration de violence à l'autre, c'est toujours la même connerie qui finit par nous écraser.

J'ai envie de planter. J'ai envie de bifurquer j'ai envie de ne pas être fiable. Je m'ennuie toute seule j'ai l'impression d'être un gazon bien taillé dans un petit jardin de lotissement bourgeois de province. J'ai envie de détraquer les horloges. Le bon esprit me fatigue. Définitivement, plutôt crever que faire du yoga.

OSCAR

C'est notre guerre à tous. Cette histoire d'être clean n'est pas facile. Je ne me connais pas. Je perds le calme – hier quelqu'un a dit « un coup de vent et je ne sais plus où j'en suis ». Il a l'air un peu perdu mais ce truc justement typique du tox – quelque chose d'aiguisé, d'à l'affût – prêt à s'embarquer dans une aventure désastreuse ou magnifique – n'importe quoi pourvu que ça bouge.

Je me sens comme ça – un coup de vent et je ne sais plus où j'en suis. Pour quelqu'un comme moi le côté textos mails multiplication des stimuli se transforme en véritable catastrophe – je m'effiloche, je suis incapable de rester concentré, le moindre truc me pulvérise.

La veille, quand j'ai quitté le dîner auquel j'étais invité, il pleuvait des trombes et j'ai dû appeler un Uber depuis la porte cochère, un homme taciturne est arrivé rapidement dans sa grosse voiture noire. Il n'écoutait pas de musique, il ne m'a pas demandé si j'avais une station de radio préférée. Je voyais sur sa gueule qu'il était crevé et j'étais reconnaissant qu'il ne me dise rien. J'étais comme abasourdi. J'étais content de ne pas avoir bu. J'avais été soulagé que personne n'ait sorti de quoi rouler un spliff et que personne n'ait parlé d'appeler un dealer. C'est encore assez courant dans l'édition, où l'alcool est le seul produit en circulation. J'ai essayé de me féliciter d'avoir prévenu en arrivant que je ne voulais pas boire, et on ne m'a pas demandé d'explication – mais je n'étais pas content de moi, je ne sentais que la fatigue et une éreintante sensation d'étrangeté. Être sobre en rentrant chez moi.

Personne n'a parlé de mon affaire, pendant le dîner. Je me suis toujours senti comme une pièce rapportée dans ce milieu. Aucun rapport avec ce complexe du transfuge de classe dont on parle si souvent. Je ne comprends pas cette histoire des couverts à poisson. Ce désarroi de ne pas savoir dans quel verre boire ou quel couteau utiliser. Je sais qu'on ne m'invite pas pour vérifier que j'ai fait une école d'hôtellerie – et si j'ai envie de dire bon appétit je le dis, tout le monde sait que je ne suis pas fils d'ambassadeur. Je ne connais pas les codes de mon nouveau milieu – qu'est-ce que j'en ai à foutre. C'est l'un des avantages de l'ivrognerie – à table, je me rapprochais de ceux qui buvaient abondamment, ou de ceux qui allaient souvent aux toilettes : ces activités supportent mieux que toute autre le mixage de classe. J'avais l'alcool gai, et expansif, ça faisait de moi un convive apprécié. Autour de moi cependant, personne n'a jamais oublié de préciser que je suis un fils d'ouvrier. Ça fait dix ans que je publie des livres. Tu le trouveras dans tous les articles qui parlent de mes romans. Et l'information importante n'est pas « il est arrivé là où il en est à la seule force du talent » mais bien « il n'est pas du sérail, n'est-il pas exotique ? ». L'exception que j'incarne n'est tolérable qu'en ce qu'elle vient confirmer la règle : un bon privilégié n'est pas le résultat d'un parcours mais d'un lieu de naissance. Et on me demande souvent d'un air gourmand « mais vous vous êtes embourgeoisé, n'est-ce pas ? » J'ignore pourquoi le journaliste la prononce toujours sur le ton mi-triomphant mi-inquisiteur de la question piège. Comme si c'était à moi de me sentir mal d'avoir appris sur le tard à aimer le buffet du petit déjeuner des grands hôtels, le cachemire ou les fauteuils design. Comme si je devais personnellement répondre des inégalités du capitalisme, de l'ascenseur social en panne – ou qu'on me frotte le nez dans la merde en ricanant « tu vois que t'aimes ça le luxe, salope de pauvre ». Je l'aime bien, leur luxe mais j'ai toujours l'impression qu'ils ont besoin de vérifier encore et encore qu'ils font envie au reste du monde. C'est pour ça qu'ils ont besoin de créer autant de misère. Pour être sûrs qu'on les envie parce que sans l'envie du pauvre, le bonheur du riche n'est pas incomplet : il est anéanti. Je n'essaye pas de parler de ça avec eux mais ce que je préfère dans le luxe, et de loin, c'est de ne pas devoir mettre de réveil le matin. Et me recoucher pour lire toute une matinée si ça me chante. Ce qui m'intéresse dans cette vie, c'est mon chèque à chaque début d'année. Depuis que je fais ces réunions de Narcotiques, je vois que je rechigne à mettre un chiffre en face de ce que ça m'a coûté, financièrement. Je n'ai pas acheté d'appartement. Je n'ai pas acheté de voiture. Je n'ai pas ouvert un compte épargne pour les études de ma fille. Je paye tout ce que j'ai à payer. Je ne regarde pas le prix des choses dans les magasins si je les achète ou pas. C'est mon luxe. Ça me suffit. Mais je vois bien qu'un jour je vais récapituler – par an, combien en coke combien en bars combien en putes – combien ça m'a coûté la défonce. En argent – je ne parle pas de cette notion qui commence à se faire jour, que peut-être moi aussi j'ai foutu en l'air des histoires d'amour d'amitié ou de travail auxquelles je tenais et c'était parce que j'étais tout le temps défoncé. Que peut-être j'aurais de meilleurs rapports avec ma fille. Que peut-être – et je sens que ça va me coûter ça aussi – j'ai déconné avec la petite Zoé et peut-être que la vieille Françoise voyait juste. Peut-être que je n'aurais pas eu exactement le même comportement à jeun. Déjà parce que je suis timide. C'est étrange de découvrir ça sur soi à quarante ans passés. Je suis timide comme un petit puceau.

Depuis que ça barde pour moi, je les sens qui serrent les rangs. Ces derniers temps j'ai compris que je n'avais pas fourni l'effort de soumission nécessaire pour mon intégration. Si j'avais été l'un d'entre eux – ils auraient fait taire Zoé avec cette efficacité redoutable dont ils sont capables. Mais personne n'a pris son téléphone pour me protéger.

REBECCA

J'héberge une amie quelques jours. Je n'aime pas que quelqu'un soit chez moi. Elle s'impose et je laisse faire, c'est moins fatigant que de la tenir à distance. Je dors mal j'ai mal dans le haut du dos j'ai l'impression de passer la journée à tourner ma tête vers la droite puis la gauche je déteste ça et je ne suis pas d'humeur à supporter Sandrine.

On se connaît depuis qu'on a dix-sept ans, on est arrivées à Paris la même année. On s'est rencontrées aux Bains Douches, un concert de Jesus and Mary Chain… On n'était jamais allées dans cette boîte, ni l'une ni l'autre et on s'est tirées avant les rappels parce qu'on était snobs et qu'on avait jugé l'endroit has been. Trop de vieux, trop de bcbg, trop de bouffons, trop de potiches – on n'avait pas envie d'aimer. C'est sur ce pacte de mépris qu'on est devenues amies. On a taxé une plaquette de Dynintel à un pote et on a marché toute la nuit dans Paris en se racontant nos vies de filles de dix-sept ans. Sa beauté avait quelque chose de sidérant. Les pommettes hautes, les yeux d'un vert très clair et presque métallique – et de longues mains blanches aux doigts déliés – elle avait quelque chose d'extra-terrestre. Elle portait une veste blanche à épaulettes et une casquette de marin – elle était fascinée par Grace Jones. Il m'est déjà arrivé de repasser dans ces mêmes rues, de sentir la jubilation dans mes jambes, une sensation du passé intacte, et qui me met les larmes aux yeux tellement j'aimerais pouvoir revenir à cette nuit précise.

Nous étions deux créatures sublimes, des soldats perdus et ensemble, nos forces décuplaient. Notre amitié fut remarquablement longue, et heureuse. Avec tous les avantages du grand amour romantique, moins la possessivité.

Je ne saurais décrire la relation qu'on a, aujourd'hui… J'ai souvent coupé les ponts avec elle mais le lien entre nous est comme du lierre : tu peux l'arracher du mur, il repart. Sandrine sait ce qu'elle veut obtenir des autres, et c'est un bulldozer.

Elle a tendance à parler sans se soucier de la personne à qui elle s'adresse. Elle aussi me parle de la drogue, elle dit que si on a eu des raisons d'apprendre, enfant, à s'abstraire de la réalité – on continue quand on est adulte à user de stratégies, chaque fois que la réalité pique, pour s'absenter. Comme si on était un tiroir qui se referme.

Et je vois la maison de mon enfance. La brutalité des corps autour de moi, comme vivre parmi des fauves condamnés à se supporter dans un espace restreint. Ce n'était pas seulement l'appartement qui était trop petit pour contenir cinq corps, c'était l'horizon aussi, bouché par d'autres immeubles et il fallait lever les yeux pour attraper un bout de ciel… Et pourtant je crois que ce que j'ai appris à fuir enfant, ce n'était pas mes émotions. C'était le chagrin des parents. C'est autre chose que la précarité, le chagrin. Et les enfants comprennent vite que cette peine quotidienne va les engloutir, les étouffer vivants, s'ils se laissent faire. Sandrine dit qu'elle ne boit plus d'alcool et ne mange plus de sucre. Elle fume encore des clopes. Elle arrêtera plus tard. Une surexigence de soi-même. De la petite entreprise que chacun d'entre nous est devenu. Elle boit encore du café. Mais elle s'en veut. L'autre jour, elle a mangé un donut, quand elle en parle on dirait qu'elle décrit une pute au crack prête à sucer n'importe qui pour pouvoir pécho… Sa réalité mentale ressemble à Guantanamo. Personne ne pourrait supporter d'être dans sa tête. Une prison sillonnée de matons psychopathes visant les chevilles chaque fois qu'ils administrent des coups de matraque. Elle dit « je voulais être plus présente dans ma vie, plus honnête sur mes limites et mes désirs ».

Sa vie est merdique, ses désirs tout le monde s'en branle… Ce qu'elle fait, selon moi, c'est livrer l'enfant en soi à l'abuseur. Et celui-ci dit rarement « je vais démonter ta sale petite gueule » à moins d'être droit dans ses bottes de sadique assumé, il use volontiers d'arguments de thérapeute, de moralité, d'éducateur, de bon juge. L'abuseur construit le coupable afin de pouvoir exercer sur lui une série de punitions. Ce n'est pas parce qu'on est lucide qu'on est bienveillant.

J'ai l'habitude de sa présence, qui est devenue envahissante. Peut-être qu'en me défonçant, je réponds à un vœu silencieux des adultes autour de moi quand j'étais enfant, dont la vie aurait été tellement simple si je n'avais pas été là… On avait simulé la joie d'avoir enfin une fille, mais sans conviction ; fille ou pas, mon père était un voyou. L'argent qu'il gagnait, et je crois qu'il en gagnait beaucoup, il le dépensait pour sa gueule, hors de la maison. Moi j'étais la troisième, celle qui signifiait pour ma mère beaucoup d'emmerdements en plus… Si je refais correctement la chronologie, je suis l'enfant de trop, celle à partir de laquelle mon père a cessé de tromper sa femme tous azimuts pour se choisir une nouvelle légitime. Et moi dans cette débâcle, j'étais encore des nuits à pas dormir, des congés à poser, un lit à mettre quelque part, des fournitures scolaires, des repas à préparer. J'étais un problème. Mon beau-père est arrivé dans nos vies avant que je sache marcher et il s'est toujours comporté comme un père. Mais dans le fond, je le savais, ils auraient été plus heureux ensemble s'ils n'avaient pas eu ce fardeau à porter – les trois gosses de ma mère. Quand je me défonce, il est possible que je réalise le souhait parental – je ne fais pas de bruit, je m'éteins, je fais comme si je n'étais pas là. Je sais que tu comprendras – tu m'as raconté ta vie.

Sandrine est intarissable. « Sans l'option de neutraliser mon stress quotidien avec un verre de vin, je suis forcée de confronter les racines de ma détresse. » Ça fait un moment qu'elle est dans cette phase. Super chiante. Je me dis chérie ton fils est en prison tu es vieille tu es seule ton assistante sociale est une salope de première catégorie… La seule réussite dans ta vie, c'est que tu as un appartement à loyer modéré dans une banlieue pas dégueulasse, dans le Sud, on voit des arbres depuis ta fenêtre… Je l'écoute, mais de loin, « je suis forcée de confronter »… Forcée.

Dressée. Conneries de bonnes femmes, toujours impitoyables envers elles-mêmes. Sois bien dans ta tête, trouve ton confort, écoute tes émotions, va tripoter les racines de ta détresse. Même ça, il faut s'en occuper. Comme si elle t'appartenait – une plante verte dont tu aurais la responsabilité. Par-dessus le marché, il faudrait être heureuse. « Tiens, mon gosse a pris sept ans de placard, je vais en profiter pour m'interdire tout plaisir. » Se traîner devant le tribunal de sa propre conscience. Dans un mouvement vertueux qui peut-être cherche à effacer la réalité telle qu'elle est. Une tentative désespérée d'avoir le dessus sur quelque chose.

Alors que se défoncer – c'est aussi se connecter à d'autres pensées. Ouvrir des portes en soi. Laisser la poussière du dehors entrer. Soustraire son attention au marché. Et se procurer du plaisir, là où on en trouve. Sandrine insiste « l'addiction, c'est chercher du réconfort dans ce qui te détruit ». Et je réponds – à moins que ce soit rendre destructeur ce qui te réconforte. Et je sens qu'elle aimerait me mettre une baffe parce qu'elle sait que ce n'est pas ma pensée sincère – c'est juste que j'ai envie de l'emmerder. Et qu'à force de l'entendre déblatérer des conneries sur le clean, j'ai de nouvelles idées pour la contrarier…

Je ne sais pas quoi faire de cette vieille amitié qui finit par ressembler aux paquets de nœuds sur la tête des petites filles qu'on n'a pas soigneusement peignées. Un entrelacs de culpabilités d'affections de souvenirs joyeux et d'autres dégueulasses. Je ne sais plus ce que je viens vérifier dans ce miroir. Il est tellement opaque.

On a été des frangines. Cette fameuse famille que tu choisis. On est tombées dans la dope en même temps en fréquentant les mêmes gens. On se voyait tous les jours. Puis il y a eu ce pote qui m'a parlé d'un casting et je ne pensais qu'à l'argent, je savais qu'une vie incroyable m'attendait mais je ne comptais pas sur le cinéma – je ne sais pas trop sur quoi je comptais, d'ailleurs. Ça s'est fait par hasard. Tout a été bouleversé. Ça n'était pas un problème entre nous. Entre elle et moi, il y avait la came et on aimait tellement se défoncer ensemble que ça nous a gardées serrées. C'est resté ma pote, partout où j'allais. Avec son allure incroyable, personne ne la faisait se sentir mal quand je l'incrustais à une soirée ou sur un tournage.

Je n'ai pas gardé beaucoup d'amis de ma vie d'avant. Parfois les gens sortent cette théorie bidon selon laquelle tu abandonnerais les gens parce que ça te gêne qu'ils te rappellent qui tu étais avant la célébrité. Ce n'est pas ça. La notoriété est une bombe. Elle crée le vide autour de toi. Tu prends tellement de place que ça devient gênant – tu te rapproches des gens qui te ressemblent. Mais Sandrine, on retenait son nom, on s'intéressait à elle même quand j'étais dans les parages.

Un beau jour, elle s'est entichée d'un tocard qui se disait peintre et elle est partie vivre au Canada avec lui. Ils ont acheté une maison. Elle ne parlait plus que de décoration et de trucs de cuisine. Je l'ai oubliée. Elle a eu son fils. Elle me téléphonait encore et elle ne me parlait que de maternité. J'ai arrêté de répondre quand je voyais son numéro s'afficher. Son mec était un arnaqueur. Ça s'est mal terminé. Elle est rentrée avec son fils sous le bras et le père s'est volatilisé. Elle ne me manquait pas. Mais quand elle a frappé à ma porte, j'ai dit pas de problème – je partais en Italie plusieurs mois et je lui ai laissé les clefs de l'appartement. Elle est restée un an. Je travaillais beaucoup, j'ai demandé une chambre à l'hôtel même pour les tournages à Paris. Ce n'était pas un problème à l'époque… Quand je passais chez moi, tout ce qui l'intéressait c'était de coucher son fils et que j'appelle le dealeur. On rigolait encore ensemble mais c'était toujours dévalorisant, elle dénigrait systématiquement mes amis, mes films, mon milieu. Elle m'en voulait. On n'en parlait jamais.

Heureusement, elle s'est trouvé un mec à emmerder et elle est partie s'installer chez lui. Elle a vieilli, d'un coup… Elle n'a plus écouté de musique elle n'a plus regardé de documentaires elle n'a plus rencontré d'amis. Elle a sombré dans l'âge adulte qu'on craignait tant quand on était petites. Son mec est mort d'un cancer, il a fallu la tenir à bout de bras parce qu'elle ne s'en remettait pas. Elle se pointait chez moi avec de la morve plein le nez, et son fils qui était devenu son meilleur copain. Les deux, c'était le pack du désespoir. Le gamin est grand, maintenant, il vient de prendre sept ans ferme, pour un braquage sans victime ça fait lourd… mais l'argent, c'est sacré. Il est bizarrement sexy, pas finaud mais bien bâti, avec quelque chose d'animal qui ne me déplaît pas.

Il faudrait le tatouer un peu partout, pour qu'il ressemble à quelque chose. Mais les enfants des amis, il ne faut jamais y toucher. J'ai déjà essayé. Les parents le prennent très mal. De toute façon, le petit n'est pas bien terminé. Un crétin lui a dit « viens on va se faire une banque j'ai un plan » et ce con a suivi. Il est incarcéré à Villepinte. Alors Sandrine est tout le temps chez moi. Elle passe la soirée à se plaindre et à m'expliquer comment elle ne se drogue pas… Quand la nuit tombe, un éclair de joie illumine son visage, juste avant qu'elle dise « On appelle ? » Elle ajoute que c'est exceptionnel, juste pour cette fois, « j'ai besoin de me changer les idées »…

D'habitude, je lui fais ce plaisir, j'appelle le dealeur dès qu'elle le réclame. Mais hier soir – j'ai pensé à ton truc de clean. J'ai répondu – j'ai tout arrêté. Elle sait que je mens, mais elle ne peut pas me demander une analyse d'urine. Elle a été tellement déçue que j'ai failli me raviser mais je ne l'ai pas fait. J'avais envie de me défoncer, mais pas avec elle. Je n'y avais jamais pensé comme ça avant. Si ça se trouve, grâce à toi, je viens de trouver une solution à un vieux problème – je crois que la prochaine fois, elle appellera quelqu'un d'autre pour l'héberger.

OSCAR

Ça me parle, l'histoire de ta copine Sandrine. Ces derniers temps, je perds des amis comme on perd ses cheveux, par poignées. Je n'avais pas réalisé à quel point mes intimes sont tous des gens avec qui je bois, ou avec qui je tape. J'élimine le produit et on est juste gênés de se voir. Corinne m'a appelé. Elle voulait parler de toi. J'ai compris qu'elle était revenue à la charge, avec succès. Normal, elle est aussi insupportable qu'irrésistible. Je ne lui ai pas parlé de nos lettres. On a ce rapport – de méfiance.

Je t'écris du salon d'une maison réservée il y a six mois sur Internet, dans le sud de la France. Le feu dans la cheminée ne prend pas vraiment – épaisse fumée blanche, j'ai froissé trop de papier journal pour le faire démarrer. Je regarde sur Instagram des photos de ma fille en vacances à Ibiza, au bord d'une piscine. Je ne lui trouve aucun charme. Je suis désolé d'être ce père ingrat. En face de moi, une bibliothèque un peu bordélique – belle édition d'un livre de Bob Dylan, une rangée de CD, quelques monographies Taschen et de vieux magazines de déco. Au mur, une photo en couleurs de moines tibétains longeant des chutes d'eau, accrochée au-dessus d'un piano droit blanc. Je ne sais pas jouer. J'aurais aimé être un mec qui a l'oreille musicale. Je n'ai même pas le sens du rythme. Il semble que plus personne ne vienne ici depuis longtemps. La maison est comme inerte, utilisée mais pas habitée.

Il y a trop de vent pour moi, dans cette région. Mais Joëlle adore la Camargue. En posant mes valises dans l'entrée, ici, me sont revenues des images nettes du soir où, assise en tailleur sur le lit, mon ex faisait défiler sur sa tablette les maisons qu'elle avait repérées. Elle portait un sweat-shirt rose vif beaucoup trop grand pour elle, avec des flocons de neige pailletés sur le devant. Je m'étais laissé facilement convaincre parce que la baraque est jolie et que j'avais calculé que ce serait pile la fin de la promotion de mon roman, j'avais pensé « comme ça j'aurai une date butoir ». Sans quoi on peut passer neuf mois à faire des signatures en province et des salons du livre et des podcasts et des rencontres dans des écoles et tout un tas d'activités plus ou moins décentes qu'on propose aux auteurs quand ils ne se retrouvent pas au beau milieu d'un scandale à la con. Joëlle travaille pour la Fédération française de tennis de table. C'était le moment où elle pouvait poser ses vacances tranquillement. J'avais imaginé que je lirais, qu'il ferait beau, qu'on aurait de nouveau envie de baiser tout le temps parce qu'on serait détendus, pour une fois.

Je repense à l'euphorie dans laquelle on était en regardant les photos de la baraque qu'on allait louer et je me dis qu'on était d'autres gens – à qui rien de ce qui allait suivre n'était encore arrivé. Je ne m'étais pas fait défoncer publiquement. Joëlle n'avait pas montré son vrai visage – celui d'une meuf intéressée, qui veut bien se montrer au bras de l'auteur à la mode mais pas soutenir son gars quand le shitstorm lui tombe dessus. Je n'avais pas défoncé la porte de la chambre à coups de poing, elle n'avait pas fait ses valises dans la nuit en hurlant qu'elle allait chez les flics et que j'allais voir ce que j'allais voir, ma réputation de connard elle allait la soigner et je ne l'avais pas encore traitée de pute à clébards. On a gueulé si fort cette nuit-là que je n'ai plus jamais repris l'ascenseur de mon immeuble, de peur de croiser les voisins. Elle n'est pas allée chez les flics. Elle est revenue, deux semaines plus tard, récupérer ses affaires. Dans chaque histoire, je peux parler de cette scène. La séparation des objets qui ont constitué la vie commune. Je ne supporte pas cet épisode.

C'était il y a six mois. Je buvais du whisky, mon meilleur poto dealait de la coke, ma meuf parlait d'arrêter la pilule et mon éditeur était convaincu que mon roman allait cartonner, et si tu m'avais demandé comment je me sentais j'aurais répondu je suis vraiment fier d'être arrivé où j'en suis. « I can't believe we made it », ce genre de conneries.

Mais ce soir je suis seul dans un salon glacé, j'écoute *The Message* de Nas, et je n'ai rien à fumer ni à boire. Je n'ai pas loué de voiture donc même si je changeais d'avis, je ne m'imagine pas partir à pied dans l'obscurité et dans ce bled, ça m'étonnerait qu'il y ait beaucoup de bars ouverts tard le soir. Je ne sais plus où j'en suis. Et quand je sens que je perds pied, maintenant, je t'écris.

Le son est sublime, ici. J'écoute surtout du gangsta rap, souvent de vieux artistes. J'étais petit quand ça a commencé à me plaire. Et je n'ai pas évolué. Je suis un Français qui écoute de la musique américaine. Un Blanc qui écoute de la musique d'artistes noirs. Un type qui n'a jamais été dans l'illégalité et qui écoute de la musique de taulard. Je passe des journées entières à douter de ma propre écriture et j'écoute de la musique d'ego trip et de brute. Le gangsta rap est comme une performance drag. Joëlle raffolait des émissions sur les drag queens. C'est en regardant RuPaul avec elle que j'ai compris ça. Le gangsta rap, c'est la performance du pouvoir par ceux qu'il a écrasés. Une façon ludique de s'emparer d'un ensemble de signifiants dont on nous a dit qu'ils sont sacrés et qu'ils sont interdits aux pauvres, aux damnés. Et je crois que j'écoute cette musique depuis que je suis gosse parce qu'elle me dit – tout est question de performance. Quand le descendant d'esclave s'empare des attributs du maître – grosses voitures, la mansion, les belles fringues, les drogues dures, l'homophobie, la misogynie, le champagne, les bijoux provocants – il ne dit pas gloire aux vainqueurs. Il dit « ça n'est que ça » et « je peux le faire aussi bien que toi ». Il ne dénonce pas le pouvoir, il le rend obsolète en s'emparant de ses fétiches. Qu'il s'agisse des Noirs aux États-Unis ou du lumpenprolétariat européen – c'est la même histoire qui se joue quand les enfants se mettent au rap. Ce n'est jamais celui qui fouette l'esclave qu'on retrouve cinq générations plus tard, à se demander que faire de sa honte. C'est celui qu'on enchaîne qui porte la honte. Comme un tatouage, une marque au front. Une tache indélébile, dont on ne sait quoi faire. C'est toujours le mal qu'on nous a fait qu'on essaye de se pardonner.

Je me souviens obsessionnellement de la soirée pendant laquelle on a fait les réservations. J'ai envie d'écrire à Joëlle qu'elle a bien choisi, que la maison a le même charme que sur les photos. Je me demande si elle regrette, je me demande si ça la rend triste. Ces dernières semaines, j'ai cru que je prenais plutôt bien la rupture. Mais c'est parce que j'étais convaincu que ça n'était pas pour de vrai. Qu'on se reverrait, qu'on recommencerait. Maintenant que je suis ici, seul dans cette maison, je réalise à quel point je tenais à elle, à l'histoire qu'on avait ensemble, aux projets communs. Je fais toujours la même chose – je ne sens la beauté des choses que dans le rétroviseur, quand la nostalgie les réétalonne. Je n'avais pas imaginé que tout se déliterait aussi facilement. C'est comme si le cadre de ma vie était fait d'un tissu léger et qu'il avait suffi de tirer sur un fil pour que tout s'affaisse, sans un bruit.

La nuit je ne dors pas. J'ai salement envie de boire. Je colle mon front contre la vitre et j'attends que mon regard s'habitue et distingue la forme des arbres. Je suis déshabitué du noir, je vis en ville depuis toujours. Ça fait longtemps que je n'ai pas été seul. Quand je vivais avec Joëlle, je lui en voulais de ne jamais me laisser tranquille. J'étais incapable de lui dire – j'ai besoin d'espace. Je voulais le faire, je n'en parlais pas, et je lui en voulais de mon silence. Je lui en voulais parce qu'elle invitait des amis à dîner et ça me dérangeait dans ma concentration. Ou bien ses parents venaient la voir et ça me dérangeait dans ma concentration. Ou bien elle regardait une série tous les soirs et je la regardais avec elle, et ça me dérangeait dans ma concentration. Mais je ne parvenais pas à dire – je pars quelques jours. Parce que je sais qu'à chaque fois que j'ai dit ça à une petite amie – c'est que je la trompais. J'avais comme des remords a posteriori – des remords d'autres histoires, collés à cette nouvelle histoire. Un magma débilitant, dans une chronologie embrouillée. Eh bien, Joëlle n'est plus là pour déranger ma concentration.

REBECCA

Je n'ai jamais été quittée. Trompée, maltraitée, tout ce que tu voudras. Mais pas quittée. Je suis une ninja de l'amour, ce que j'aime c'est les débuts d'histoire. Les mecs n'ont pas le temps de se lasser, je suis déjà avec un autre. Il y a quelques mois, j'ai lu dans les yeux d'un ancien amant une forme d'indifférence. Ça ne m'était jamais arrivé. Je suis cette fille qu'on n'oublie pas. Mais être quittée, je ne sais pas ce que ça fait.

J'ai rencontré une réalisatrice, chez elle, tout à l'heure. Son appartement sur l'avenue de Clichy est une sorte de palais – il occupe un étage entier sous les toits et s'organise autour d'une terrasse qui est un véritable jardin. Elle m'explique qu'elle vit là depuis vingt ans. Je n'ai jamais réussi à m'intéresser à des histoires de tapis ou de meubles – et je n'ai jamais pensé à m'occuper d'une plante. Mais j'aime, chez les autres, cette volonté de créer un espace à leur image.

Je regarde cette femme et je la trouve vieille, beaucoup plus vieille que moi. Elle a dix ans de moins. Je ne me rentre pas l'âge que j'ai dans la tête. Quand elle me demande ce que je veux boire je réponds « comme vous » et elle déclare, pleine d'espoir « il est un peu tôt pour ouvrir une bouteille de vin ». Je pense à toi. Je n'ai jamais aimé boire alors ce n'est pas nouveau pour moi mais c'est vrai – ne pas boire c'est passer son temps à décevoir les gens qui vous rencontrent. Refuser l'étreinte chaleureuse qu'ils proposent. Détourner la tête au moment du baiser. C'est un rejet. Là-dessus nos caractères divergent – tu cherches l'approbation des autres et tu les détestes quand ils ne te la donnent pas parce que tu as l'impression que ta survie en dépend. Moi, sans coquetterie aucune – je leur pisse à la raie. C'est la différence entre l'alcool et l'héroïne, nos produits de choix respectifs. J'ai gardé de ma jeunesse à la blanche un grand mépris envers les gens qui usent de drogues légales, alcool ou somnifères, autant que pour ceux qui aiment les drogues douces. Comme les chats doivent un peu mépriser les chiens quand ils les regardent chercher la caresse humaine.

La réalisatrice aurait aimé que je réponde – « il est bientôt midi, et si on ouvrait une bouteille ». Ça aurait été une façon tellement simple de lui dire – soyons amies, prenons du bon temps ensemble. Je ne suis pas son amie. Si on travaillait ensemble, ce qui me paraît improbable après cette rencontre, je pourrais la respecter en tant que réalisatrice. Elle a la réputation de savoir ce qu'elle veut. Je peux me soumettre à son imaginaire pour quelques semaines. Mais je ne suis pas là pour la distraire de son angoisse en picolant avec elle. Je me fous de ses problèmes, de ses délires, de son humour.

Presque toutes les femmes de mon âge qui ne sont pas aux drogues dures sont des alcooliques. Longtemps ça a été à ça que j'ai repéré les filles qui avaient d'autres manies. Elles refusaient le verre de vin qu'on proposait à dix-huit heures, sans se crisper, tranquillement. Neuf fois sur dix – une femme qui refusait un verre d'alcool à l'heure de l'apéritif, elle prenait autre chose. Plus jeunes, ça pouvait être un régime. Mais à partir de trente-cinq ans, c'était signe d'une addiction à des produits moins licites.

La réalisatrice me parle de son projet et pendant que je l'écoute, je pense que le cinéma est en crise avec moi – ne me désire pas, ne sait pas quoi faire de mon âge et de ma corpulence, ni de mon caractère – mais que moi aussi je suis en crise avec le cinéma. J'ai changé d'angle et d'éclairage sur cette industrie à qui je dois tout et qui m'aura tant donné – et j'en suis la première surprise. J'ai connu des ruptures amoureuses de ce genre. Des ententes extraordinaires, hors du commun, des alliances sublimes et un jour tu te rends compte – il ne reste rien de magique. Ça a été vrai. Ça ne l'est plus. J'ai connu aussi des amitiés particulières, qui duraient des décennies et pareil – un jour, laissant la personne, tu t'avoues – je m'ennuie, je me sens seule avec toi, tu as perdu tout ton éclat, cette amitié est dissoute. C'est ce qui m'arrive avec le cinéma et jusqu'à ce rendez-vous, je n'avais pas pris la mesure de mon désamour pour lui. Je suis actrice

– je n'ai jamais eu besoin de simuler l'enthousiasme pour un projet. Je l'écoutais parler et je me disais je suis là parce que j'ai besoin de travailler. La réalisatrice a évoqué mon poids presque tout de suite. C'est ce qui a déclenché mon accès de lucidité. Elle m'a dit dès le début de la conversation qu'il faudrait que je perde une dizaine de kilos pour le rôle. Je l'ai remerciée pour sa franchise, du tac au tac, et j'ai assuré que ça ne posait pas de problème. Un peu comme si je l'avais attendue, elle et son rôle à la con, pour y penser. Je dis rôle à la con parce que c'est un personnage de maman et je m'étais juré de ne jamais jouer ce genre de truc. Elle m'a parlé des acteurs à qui elle pense pour jouer mes fils et ça m'a soûlée. J'ai envie de tourner avec eux, elle et moi avons des goûts compatibles pour les garçons jeunes, mais jouer leur maman, quel gâchis. Je n'ai pas lu le scénario avant de la voir. Mais on m'a prévenue. Il y a des scènes dans lesquelles je cuisine. Je ne fais pas du cinéma pour qu'on me filme en train de faire la vaisselle. Je ne vais quand même pas regarder comment les bonnes femmes préparent un gâteau, je m'en fous.

Sur le poids, elle m'a demandé d'un petit ton complice si j'avais un régime particulier en tête – comme si elle s'y connaissait alors qu'elle a facile vingt kilos de trop sur le squelette. J'ai dit je me ferai vomir. J'ai ajouté malheureusement je suis trop vieille pour repiquer à l'héroïne. Elle a ri – elle paraissait à la fois choquée et enchantée de ma réponse. J'ai dit la seule différence entre moi et une autre, c'est que j'en parle – mais je ne suis pas la seule à me promener avec une brosse à dents partout où je vais. Elle a pris un air entendu, « pour l'haleine ». Mais ce n'est pas pour l'haleine, c'est pour les acides qui attaquent les dents ; j'ai compris qu'elle n'avait aucune idée de la manière dont on garde un poids d'actrice. Et je m'en suis voulu aussitôt de ne pas lui avoir répondu « et toi grosse pute ? » quand elle m'a demandé de perdre du poids. Si tu comptes me planter devant une table à repasser avec des garçons super baisables avec qui je ne couche pas dans ton film, qu'est-ce qu'on en a à foutre de ma silhouette ? C'est ça la honte, c'est répondre aimablement à quelqu'un qui mérite une claque dans sa gueule. Et je ne l'ai pas fait par gentillesse, en me disant la pauvre elle est jeune et elle est déjà moche ça ne doit pas être facile d'avancer dans la vie avec ses jambes courtes et ses gros genoux, ses cheveux épais et sa peau grasse, avec son nez trop court dont on voit les narines et ces yeux de médiocre. J'ai répondu aimablement parce que j'ai besoin de travailler et que je sais que je ne peux plus me permettre d'être brutalement sincère. Je lui en ai voulu de la position dans laquelle je me trouve, alors qu'elle n'est coupable de rien. Il y a dix ans, j'aurais refusé de la rencontrer et la question ne se serait pas posée.

Et à ce moment précis, j'ai pensé que tout le cinéma se résumait dans cette scène – ce qu'elle fait en me parlant régime, c'est affirmer sa soumission à un ordre qui ne lui est même pas favorable.

Je ne lui ai pas dit – je ne sais pas ce que je fous là, je connais les réalisateurs comme toi et vous me fatiguez. Qui voudraient filmer de moi autre chose que ce que j'ai déjà donné. Va voir quelqu'un qui te convient, va voir quelqu'un qui a ce que tu veux. Ne viens pas me chercher pour me forcer à autre chose que ce que je suis. Ça pourrait être gai – elle pourrait me dire je vais refaire *Ben-Hur* et Ben-Hur ce sera toi on ne t'a jamais vue dans un rôle pareil. Mais ce n'est pas le cas. Ce qu'elle veut, c'est que je la laisse filmer la détresse de l'âge mûr. Pas dans sa vérité – elle ne veut pas mon corps tel qu'il est ni s'introduire chez moi quand je fais ma pipe à crack. Elle veut une semi-vérité – ce qu'elle peut supporter de ce qu'elle appelle la vérité. Elle veut me casser les couilles, exercer un pouvoir factice sur moi. À la fin, tout ce qu'elle veut, c'est être sûre qu'elle ne paiera pas de maquilleur et de coiffeur pour moi, et qu'elle pourra bâcler les lumières. C'est ça, quand elle parle de filmer la chair et de ne pas craindre les rides. Elle me dit que je serai moche dans un film chiant et elle aimerait que je lui dise que je trouve ça radical.

Autant dire que je me contrefoutais de la décevoir. Mais j'ai pensé à toi. Ma tranquillité vient aussi du fait que ma réputation de mauvais sujet me précède pour le meilleur et pour le pire et je n'ai rien à prouver. Toute la profession sait que je me défonce. On ne me demande pas d'entrer dans les détails de ma consommation. J'ai cette aura – et ça leur plaît. C'est mon côté rock star, je me mets en danger à leur place. Et me regardant faire, c'est un peu comme s'ils désobéissaient aussi, par procuration.

OSCAR

C'est absurde de te demander d'incarner une femme quelconque. C'est comme aller chercher un tigre pour interpréter un hamster. Et contrairement à ce que tu dis, ça n'a aucun rapport avec la défonce. Au pays du spectateur, tu es la louve royale – avec ou sans dopant. Ça ne me surprend pas qu'aucun gars t'ait jamais quittée. Je ne suis pas bien, depuis quelques jours. C'est ma sœur qui m'a embrouillé les idées.

« Si tu penses que t'es guéri, va faire un tour dans ta famille. » Je ressasse cet adage entendu chez NA. Les demandes de consolation et de protection au sein de ma cellule familiale ressemblent aux dessins d'escaliers impossibles – d'architectures envoûtantes aux perspectives qui n'existent pas et cependant se dessinent très bien. Elles emmènent l'œil et le perdent – elles emmêlent le cerveau. Début de semaine, j'ai rappelé Corinne qui m'avait encore laissé un message. Ça s'est bien passé pendant dix minutes et je me félicitais de ce que nos rapports s'améliorent. On a un peu parlé de notre mère qui est euphorique en ce moment, j'ai dit « peut-être qu'elle a rencontré quelqu'un », elle passe sa vie sur Facebook et on sait que c'est un peu le Tinder du troisième âge. Ma sœur a décrété qu'une femme hétérosexuelle de soixante-dix ans a peu de chances de s'éclater avec un mec. Elle se la jouait désinvolte – sur le mode je ne suis pas du genre à fantasmer sur les VIP, mais j'ai compris qu'elle était obsédée à l'idée de rétablir un bon rapport avec toi. Ça m'a un peu heurté – c'est pour ça qu'elle était aimable. Je lui ai dit que je n'avais pas touché à l'alcool depuis plus d'un mois et elle n'en a pas profité pour présager que j'allais replonger. Ça commençait bien mais c'est toujours le même cas de figure – la conversation glisse sur une peau de banane et tout fout le camp. Mis en confiance, je lui ai expliqué que je me sens à la fois violemment seul dans cette maison étrangère et vide, sujet à de vagues attaques d'angoisse quand la nuit tombe et que je me demande ce que je fous là, et en même temps ça me fait un bien profond cette sobriété, ce dépouillement. Ça me permet de confronter les événements. J'ai rigolé en remarquant que le pire, dans ce qui m'arrivait, c'est quand je lis des déclarations censées me défendre et qui émanent de demeurés si néfastes que je préférerais qu'ils ne s'occupent pas de mon cas. J'ai senti Corinne étrangement lointaine. J'avais l'impression de l'avoir perdue, à l'autre bout du fil. Alors elle a dit « c'est dégueulasse ce que Zoé Katana prend dans la gueule », j'ai répondu « ce qui est dégueulasse c'est de me dire ça à moi ». Et là, une intuition, littéralement une fulgurance. J'ai su. J'ai demandé « Tu la connais ? » et à la voix j'ai perçu qu'elle se raidissait « ça fait trente ans que je suis féministe. Ça ne vient pas de me prendre comme une envie de pisser. Je lui ai écrit, oui. Quand j'ai vu la violence des attaques dont elle faisait l'objet, j'ai pensé qu'elle avait besoin de tous les soutiens qu'elle pouvait trouver. *Tu n'es pas seule*. C'est ce qu'on a de plus important à se dire, entre nous ».

Avec Narcotiques anonymes, je réfléchis beaucoup à ma colère. À la façon que j'ai de m'emporter, de péter un plomb quand la situation me résiste ou que je me sens attaqué. Tout foutre en l'air comme un refus de toute complexité. Et j'ai envie de mettre moins de drame dans ma vie, de moins monter dans les tours. De rétablir mes relations avec les autres.

Mais quand Corinne m'a dit ça, j'ai lâché toute cette affaire de rétablissement. Je me suis senti tellement trahi et con d'avoir imaginé que je pouvais lui faire confiance ! J'ai hurlé dans la baraque, profitant de ce que je n'allais déranger personne vu que mon voisin le plus proche est à cinq cents mètres. Je l'ai traitée de conne abjecte. Aussitôt, on ne s'écoutait plus, on hurlait chacun de notre côté. Je l'ai vaguement entendue me traiter de mec de merde surpris qu'on l'agresse quand il se comporte comme un connard de privilégié imbibé d'alcool et que mon ex lui avait raconté que je l'avais violentée et ça m'a rendu fou parce que putain, qu'est-ce qu'elles ont, toutes mes meufs, à s'entendre aussi bien avec Corinne ? J'ai raccroché. J'ai passé la nuit à énumérer tous les arguments que j'avais à lui opposer.

J'ai coupé mon téléphone. Puis j'ai coupé Internet, tout simplement, dans la maison. Je veux la paix. Ça me fait du bien. Ne pas commencer la journée par un déluge d'informations atroces. Ça me fait un bien fou. Détox. Être addict, c'est un défaut d'imagination. Quand on commence à arrêter un truc on se met à vouloir arrêter d'autres choses. Une addiction à la détox, en quelque sorte… Ça me permettra de me concentrer sur mon nouveau livre. Je pense que je vais raconter mon histoire, telle que je la vis. J'ai envie d'écrire de l'autofiction depuis longtemps. J'en ai assez, des polars. C'est trop difficile, imaginer une histoire qui n'a pas existé. J'ai envie de parler de ce qui m'arrive.

Il y a dans le couloir plusieurs livres de Céline, en édition de poche. Ils n'ont pas été volés. Si ça se trouve, cette maison n'est jamais louée et c'est son abandon que je ressens si violemment. Je n'aime pas Céline. Sa prose est beauf, poussive, cabotine, épate-bourgeois au possible.

Adolescent, j'ai lu les premières pages du *Voyage*, sans me préoccuper de savoir s'il s'agissait d'un auteur important du siècle et les premières pages ont produit une impression de stupeur – ensuite j'ai trouvé que ça se barrait en couilles et je ne l'ai jamais terminé. Quelques années plus tard, introduit dans le cénacle littéraire, j'ai découvert que Céline, c'était indépassable. Un styliste hors norme. Un inventeur de génie.

Les auteurs, ce n'est pas comme le foot – l'équipe de France, quoi que tu penses des joueurs, il y a des raisons objectives à leur sélection. On n'a jamais vu une patate totale porter le maillot bleu. La littérature, c'est autre chose. Pour être un grand auteur, il suffit que trois fils à papa se pâment en hurlant au génie. Et je méprise les céliniens. Quand ils évoquent son style inégalable, c'est toujours la soumission au pouvoir qu'ils célèbrent – quand ce pouvoir est d'extrême droite. Le goût de la soumission, c'est un truc de facho. Céline singeait le langage prolétaire en vue d'obtenir un Goncourt, c'est-à-dire qu'il offrait aux salonards le prolo tel qu'ils l'imaginent. Veule, épais, incontinent, antisémite, incapable de bien baiser. Par la suite, j'ai lu ses pamphlets antijuifs et j'ai compris que le milieu parisien lui est reconnaissant de ça, aussi – l'apparence de la subversion pour servir la soupe au pouvoir. Voilà qui les excite. Il leur a permis, en de difficiles décennies de politiquement correct, d'entonner la complainte des censurés. Tant il est vrai que pendant un moment, il était mal vu d'être un gros bâtard raciste de merde. J'aime Calaferte et je méprise Céline. Je ne crois pas que tous les artistes aient vocation à être respectables. Mais certains sont repêchés malgré leur mauvaise conduite. Alors que Calaferte a été censuré, et c'est tout. On l'a oublié. Ils n'ont pas eu le droit au même traitement. L'un écrivait pour les prolétaires, depuis le prolétariat. L'autre était un galocheur de puissants, frustré dans sa révérence par un contrecoup historique qu'il avait mal évalué. Je méprise Céline. Je devrais en parler, dans un livre. Je manque d'ennemis, en ce moment.

REBECCA

Camarade,

Es-tu resté dans ta maison à la campagne ? Es-tu revenu à Paris ? J'ai l'impression que tu vas bientôt pouvoir scroller tranquille sur ton téléphone sans risquer de tomber sur des commentaires de haineux qui te concernent… Je t'écris d'un train presque vide.

Je suis partie à Barcelone quelques jours pour une rétrospective de mes films et tout a été annulé. Du jour au lendemain, la ville a fermé. Mon agent m'a pris un billet de train pour rentrer, il disait qu'à l'aéroport c'était la panique. Le trajet dure six heures. J'ai vu des gens qui portaient des gants en plastique, d'autres des masques. Je reviens avec des bouteilles du tabac et du gel hydroalcoolique plein mon sac parce qu'à Paris il paraît qu'on n'en trouve pas et en l'espace d'une semaine, j'ai l'impression que les gens ne pensent plus qu'à ça. On dit qu'à Paris aussi tout va fermer mais ça me paraît exagéré. J'ai du mal à imaginer que les équipes vont arrêter des tournages ou que mon agent va baisser le rideau. La vie continuera plus ou moins comme avant. À Barcelone j'ai vu les Ramblas vides pour la première fois depuis dix ans. J'avais oublié que c'est une très belle avenue. J'ai compris que peut-être les choses n'allaient pas se dérouler comme je le crois. Au téléphone un pote journaliste me dit qu'ils vont fermer les arrondissements de Paris, il a un petit rire angoissé. Je lui dis t'inquiète on passera les barrages. Ça me paraît quand même compliqué de nous empêcher de sortir de nos rues. Mais je ne déteste pas cette ambiance étrange. Les gens comme moi, pas exactement adaptés, les situations limites nous paraissent bizarrement rassurantes. Les changements de cadre, de perspective, ça a quelque chose d'excitant.

Et dans ce bordel, je pense à toi, mon ami le crétin. Et je me dis que tu dois être soulagé. Ce fameux coronavirus risque d'éclipser ton MeToo...

OSCAR

Hier, la voisine qui fait le ménage une fois par semaine dans la maison a frappé à ma porte tard dans la soirée. Elle m'a dit que je devais partir. Je n'ai pas tout de suite compris de quoi elle parlait. Elle est polonaise, elle doit avoir mon âge. Son français est approximatif – je lui ai expliqué qu'il me restait quinze jours de location. Et j'ai compris, à son expression, que quelque chose m'échappait. Alors j'ai rallumé mon téléphone et j'ai constaté l'ampleur du désastre. Mon répondeur saturé, des WhatsApp par dizaines, de plus en plus affolés – et ton mail. J'ai rassuré la femme de ménage – dans ce français bizarre que j'ai tendance à employer quand je m'adresse à quelqu'un qui ne parle pas ma langue, et qui je crois est complètement incompréhensible. Je mets des mots dans le désordre à côté de verbes que je ne conjugue pas – mais elle a compris que j'allais faire mes valises.

La dernière fois que je m'étais connecté à Internet, on parlait de ce virus... Je m'étais justement dit que j'étais tranquille, dans ce bled, que je ne risquais pas grand-chose. Mais le pays confiné, quelle accélération ! Les propriétaires de la maison y débarquent tout à l'heure, ils veulent profiter du jardin. Je me demande combien de temps ça va durer, cette affaire. J'ai dû faire mes valises en catastrophe, heureux qu'un taxi vienne me chercher. On a parlé comme si on se connaissait depuis longtemps, l'événement est si stupéfiant qu'on a tous quelque chose en commun. La gare était vide, mais les trains partaient. On était une trentaine dans ce Nîmes-Paris. On se souriait, comme si on était tous fatigués. Les gens se parlaient. Celle qui a emmené les enfants chez leur père parce qu'elle travaille à l'hôpital et ne pourra les faire garder, celui qui était allé chez ses parents et a réalisé qu'il ne les supporterait pas et préfère rentrer, celle qui rejoint son amant et n'a pas donné d'explication à son mec en le quittant. Et moi – qui avais coupé Internet dans ma maison de location. Je faisais rire les gens avec mon histoire. Je la racontais volontiers, je la racontais de mieux en mieux. J'exagérais la scène avec la Polonaise, mon incrédulité en rallumant mon téléphone.

Je n'ai pas fait rire ma fille Clémentine, que j'ai appelée du train. Elle m'a dit « on s'inquiétait » et j'ai compris qu'elle ne croyait pas mon histoire et qu'elle tenait à ce que je sache qu'elle s'en foutait. J'ai insisté – j'ai cherché à savoir ce qu'elle imaginait et elle m'a répondu, calmement – qu'en « vrai » j'étais tellement défoncé que je n'avais même pas compris ce qui se passait. J'étais piqué au vif. J'ai dit « je n'ai rien bu depuis un mois et arrête de me parler comme si j'étais un alcoolique, tu exagères ». Elle m'a répondu « oui, oui, papa », sur un ton las. J'étais furieux en raccrochant. C'est sa mère qui lui bourre le crâne. Je ne vois pas pourquoi ma fille penserait que je me défonce au point de ne pas entendre ce qui se dit à la radio. Je ne vois pas pourquoi elle me soupçonnerait de lui mentir, s'il n'y avait la méfiance de sa mère, derrière. Ça m'a traversé l'esprit d'aller boire directement en rentrant, pour lui apprendre.

Mais je me suis vu, à Narcotiques anonymes – en train de dire j'ai rechuté parce que ma fille m'a mal parlé. Et j'ai réalisé – je ne m'en étais pas aperçu – que ça compte de pouvoir dire aux autres « je n'ai pas consommé ». Et qu'ils applaudissent. J'étais convaincu que ce rituel collectif était un peu débile. Mais ça compte. Et aussi j'ai pensé à un mec qui disait, il n'y a pas longtemps, « j'esquive autant que je peux la garde de mes enfants » et je l'ai jugé en l'entendant, je me suis dit que c'était vraiment un truc de pauvre mec. Et en même temps, j'ai réalisé qu'il disait quelque chose que j'étais incapable de m'avouer. Je n'ai pas pris Clémentine depuis plus d'un mois. Je me trouve toujours de bonnes excuses pour zapper mon tour de garde. Et j'en veux à ma femme quand elle me le reproche. Si elle n'était pas partie, on n'en serait pas là. Mais j'ai peur de prendre ma fille – on ne sait jamais quoi faire, ensemble.

Paris était désert, comme tu le sais. Je n'ai pas de meilleure image que celle dont tout le monde parle sur Internet – un décor de film apocalyptique. Bizarrement poétique. Très onirique. Plus stupéfiant qu'angoissant. Dans le hall de mon immeuble, ça sentait l'alcool ménager. Il y a un silence chez moi que je ne connais pas. Sauf le bruit des enfants des autres, qui jouent dans l'escalier.

REBECCA

Ce qui me fascine le plus, c'est la rapidité avec laquelle on change, la plasticité de nos réalités. C'était impensable, et c'est devenu normal. Une fille que je connais est une grande héritière. Elle est partie sur son île. Elle m'a invitée à la rejoindre. On a fait un Face Time elle était assise devant une corbeille de fruits exotiques, avec des palmiers autour d'elle. Je lui ai dit que c'était mon idée de l'enfer, son coin de paradis. Ça l'a fait rire, mais j'ai vu qu'elle flippait de ce virus. Son papa était un magnat de la pharmaceutique.

Depuis, je lis les réactions outrées de mes contemporains au motif que deux auteurs sont partis dans leurs maisons de vacances alors que d'autres Français vivent dans de petits appartements. Comme si, en cas de problème, deux heures de route faisaient une grande différence. Et je me dis – c'est étrange cette manie de ne jamais haïr trop haut. Juste ton voisin, celui que tu pourrais être. Mais pas ceux qui sont vraiment à l'abri.

J'ai éteint la radio et la télé. Ça ne sert à rien. Cette apocalypse n'est même pas spectaculaire. Et à mon tour j'évite Internet. Quand je parcours les réseaux sociaux, j'ai l'impression de devenir une poule. Ou une vieille dame inquiète qui ne supporterait pas qu'on dérange un peu sa couverture de place. Je n'aime pas ce que ça fait de moi. Cette hypersensibilité débile, cette façon de traquer ce que disent mes amis que je trouve déplacée, ou stupide. J'écoute Wagner, à plein volume. Les voisins n'osent pas se plaindre. Quand même, c'est moi.

Mon agent est passé remplir mes placards avant de quitter Paris. Des heures d'embouteillage, un véritable exode. Je n'ai plus de carte bleue depuis des mois. Alors il est venu et il a pillé l'épicerie en bas de chez moi. J'ai un stock de Coca-Cola et de soupes chinoises qui me permettra de tenir un siège. Mon agent dit que les journalistes ont obtenu un laissez-passer les autorisant à circuler pour trois mois. Je n'arrive pas à croire qu'on va rester enfermés si longtemps. Il m'a laissé une liasse de billets en partant. On se serait cru dans une scène des *Affranchis*. Je descends acheter des trucs tous les jours, davantage par curiosité qu'autre chose. Moi qui déteste marcher, je fais des promenades interminables. Surtout la nuit. Je n'avais jamais vu ça. Un décor de film de la taille d'une ville. Il n'y a pas d'adolescents dans les rues. J'aurais cru qu'ils s'échapperaient et qu'ils en profiteraient pour faire un tas de conneries. Les dealeurs ont emprunté des chiens, pour se promener, ils livrent à domicile. Quelle admirable capacité d'adaptation ! On devrait les promouvoir à la tête des services publics, tout marcherait beaucoup mieux. Il faut quand même commander avant le soir, ils arrêtent de livrer à 19 heures. Mais on peut leur acheter des masques. L'idée d'acheter de la drogue à des heures de bureau me déprime.

J'ai tout de suite pensé à proposer à mon dealeur de s'installer chez moi. Je n'ai pas le budget mais on a une excellente relation : depuis le temps qu'on se connaît, il m'aurait consenti un crédit. Et je ne l'ai pas fait. Ça me rend un peu fébrile. Mais tu m'agaces avec ton cirque de « je suis clean », je le prends comme un défi. Je suis assez compétitive, dans l'ensemble. Dommage que je n'aime pas le sport, j'ai un caractère de championne.

OSCAR

Sur mon WhatsApp, des gens que je connais à peine – qui sont de Narcotiques anonymes – font circuler des liens de réunions qui se tiennent sur Zoom. J'en ai fait une le soir de mon arrivée. C'est le bordel, personne ne sait comment ça marche, Zoom. Sur mon écran j'ai regardé les fenêtres s'animer.

Il y avait le type dans son bar vide, la dame âgée dans un bureau blanc, la gamine dans sa chambre de foyer, le mec couché dans son lit et cadré n'importe comment, le lascar dans un jardin à la campagne, le Sénégalais devant sa table de cuisine, la jolie blonde sur un transat, un acteur connu dans son salon avec plein de livres derrière lui. Ça m'a ému. Chacun notre tour on a parlé de ce que le confinement implique dans nos vies. Il y avait de la peur, des colères et du soulagement pour d'autres. Ça m'a fait penser à ce que tu disais. Quand on a l'habitude d'être bord cadre, on se sent plutôt à l'aise quand le cadre explose. Je crois que j'étais en train de perdre pied et cette toile humaine me contient. J'ai réalisé que pour moi, le confinement facilitait les choses. Je ne vais pas devoir ne pas boire à un dîner, ni faire semblant de ne pas remarquer les allers et retours aux chiottes des uns et des autres, ni chercher quoi commander dans un bar qui ne soit pas de l'alcool, ni décliner une invitation en backstage après un concert. La tentation m'est évitée. Et aussi j'étais plein de gratitude parce que c'est comme les dealers – tu peux compter sur ces gens. En moins d'une semaine, ils ont inventé une autre façon de faire les réunions.

Alors tous les jours, j'allume mon ordinateur et je me connecte à eux. J'ai appelé un romancier qui est dans le programme aussi parce que je voulais un parrain – dans ce marasme, je veux commencer à écrire les étapes. Il m'a orienté sur quelqu'un d'autre, qui a accepté d'être mon parrain pendant le confinement et m'a envoyé des photos de son cahier d'étapes. Je n'ai jamais vu un truc pareil. Je suis encore traumatisé par la cabale organisée contre moi et je me dis – je n'ai jamais eu un tel soutien. C'est l'antithèse d'Instagram, ce truc. Un endroit où des hommes et des femmes se rassemblent pour parler de leurs faiblesses, de leurs impuissances, de leurs chagrins – et qui promettent de s'entraider sans chercher à se dominer et qui le font. Il y a une solidarité masculine dans la vie, mais elle a toujours un prix. Tu dois montrer que tu es un bonhomme, que tu te tiens bien, que tu y arrives. Tu es un dur, tu es un baiseur, tu gagnes du fric, tu as une belle caisse, tu as une belle meuf. Il y a une solidarité masculine – mais il n'y a pas de fraternité. À NA, tous les jours, je vais en réunion et tous les jours je montre ma faiblesse et je ne vois pas un demi-sourire. Je dis j'ai peur d'être seul. Je suis dans la merde et je pactise avec tous ceux et toutes celles qui me détestent et je trébuche tous les jours sur mes propres pensées. Et je n'en vois pas un qui me décroche une vanne après ça.

Mon parrain est un gars un peu fou, on dirait qu'il a été propulsé directement de l'âge de pierre à nos jours mais il a vingt ans de clean et connaît tout de la fraternité. Il m'a parlé de réunions sauvages qui s'organisent malgré le couvre-feu et j'ai refusé de m'y rendre. J'ai passé toute la maison à l'eau de Javel. Je nettoie la poignée de ma porte si je sors acheter du lait. Je découvre que j'appartiens au groupe de gens qui flippent du virus.

Mais j'écris cette première étape. Il s'agit d'un long inventaire de ma relation avec ce qu'ils appellent « les produits ». Je craignais que ça me donne envie de me défoncer. Je commence toutes mes journées par une réunion – et ça marche, visiblement de façon subliminale et je n'ai pas d'explication mais j'oublie de penser à la drogue, alors que putain j'aurai pensé à ça tous les jours de ma vie jusqu'alors.

REBECCA

Je m'identifie trop comme une Viking pour flipper de ce virus. Je me dis qu'avec tout ce que j'ai pris dans ma vie, mon corps doit être une usine à s'autoguérir de première catégorie. Et ce n'est pas comme si on voyait les cadavres s'entasser dans les rues. Mais je saisis la peur des autres, et je la respecte. Tout le monde n'a pas quinze ans d'héro et vingt de crack dans le système. Le facteur n'a pas de masque. C'est mon copain, le facteur, c'est un cinéphile. Il n'aime pas le cinéma français. Sauf les films dans lesquels je joue, qu'il trouve tous formidables. Il n'a pas de masque et je vois qu'il flippe parce qu'il ne veut plus entrer dans ma cuisine et qu'il a un sourire désolé. Il m'a dit que les bureaux de poste restaient ouverts et les guichetiers non plus n'ont pas de masque. La police n'a pas de masque. Tu les vois déambuler dans les rues vides. À quatre dans une voiture. Sans protection. Tous ces corps de smicards livrés à la maladie – sans que personne soit capable de dire comment elle se propage. Ces corps méprisés. Ça m'humilie. Je ne me suis pas sentie proche du peuple depuis mes quinze ans mais aujourd'hui, ça m'humilie. C'est difficile à expliquer. C'est l'idée qu'on se faisait du pays qui s'écroule. J'ignorais que j'aimais mon pays – comme quand tu parles de ta meuf à qui tu tiens maintenant qu'elle est partie. Maintenant que la France dans laquelle j'ai grandi a disparu, je réalise que je l'aimais.

OSCAR

Quand on nous a dit « on confine » et que je suis revenu à Paris, je m'attendais à tout sauf à ça. Je vis ma meilleure vie. Par ma fenêtre, je vois les voisins d'en face, un couple a sorti des chaises sur le balcon et ils bronzent, tout l'après-midi. Le soir, après les applaudissements de vingt heures, un mec joue du saxo et tout le monde reste à sa fenêtre, pour l'écouter et applaudir. Hier soir, il a joué *Despacito* et j'ai dansé, tout seul.

Je suis plus serein que jamais. Je ne sais pas ce qui est imputable au silence, au fait de sentir l'odeur des arbres sur l'avenue pour la première fois depuis que je vis ici, ou à mon organisme qui a passé le cap du choc du clean et qui commence à récupérer.

Je passe des heures sur TikTok. Le confinement donne du génie aux créateurs de la plateforme. Ça fait déjà quelque temps que je connais l'application, mais je n'étais jamais tombé dedans.

Un week-end que j'avais ma fille, j'ai entendu un barnum insensé dans sa chambre avec son cousin alors que je venais de lui demander gentiment de ne pas faire de bruit parce que j'avais un call avec les States. Je déteste qu'on me parle anglais au téléphone – ne pas voir le visage de mon interlocuteur provoque chez moi une demi-surdité absurde. Après que j'ai raccroché j'ai ouvert la porte de sa chambre en hurlant, faisant exprès de ne pas frapper pour signifier si tu ne me respectes pas pourquoi je le ferais et aussi avec son cousin je me doutais que je n'allais pas les trouver en train de faire un truc bizarre – de toute façon vu les bruits qu'ils faisaient il y avait peu de chances pour que ce soit autre chose qu'une grosse connerie de gosses – et je les ai découverts comme ça, ils avaient enfilé des K-way fermés jusqu'au menton, capuches remontées et bien accrochées et lui sautait sur le lit les bras le long du corps tandis qu'elle s'était mise au premier plan face caméra pour sauter de la même façon. Je suis entré en gueulant et j'ai capté qu'ils comprenaient en temps réel que ça ferait une super chute pour leur TikTok – ils ont échangé un regard faussement épouvanté d'une admirable coordination et Clémentine a arrêté l'enregistrement, s'est excusée et ils sont partis en fou rire et plus je menaçais plus ils riaient.

J'étais jaloux. J'aurais été capable de balancer son téléphone dans les chiottes pour qu'elle arrête de rire. Ce n'était pas la première fois que ça arrivait. J'ai quitté sa chambre en la traitant de conne parce que j'avais envie de chialer. Ou de tout défoncer. J'étais jaloux d'être exclu de leur génération jaloux de leur fou rire jaloux de leur danse jaloux qu'ils me parlent d'une appli dont je n'ai jamais entendu parler jaloux de leur connerie de leur entente. J'étais jaloux de ne plus être à leur place. J'étais jaloux de leur jeunesse. Et pour une fois, j'étais lucide. Je ne me mentais pas sur ce que je ressentais. Ça me soûlait d'être le vieux ça me soûlait d'être le père ça me soûlait de ne pas pouvoir enfiler un K-way mettre une capuche et sauter les bras collés le long du corps devant la caméra en me trouvant génial. Et je ne pouvais même pas me raconter moi aussi quand j'étais jeune qu'est-ce que j'ai rigolé parce qu'à l'âge qu'elle a j'étais terrorisé, convaincu d'être un cloporte et qu'il ne m'arriverait jamais rien de bien et j'avais toujours l'impression de devoir insister pour traîner avec des copains. Je dissimule soigneusement ma jalousie envers ma propre fille. Même à voix basse, j'ai du mal à l'admettre. Je préfère dire que je la plains ou que je m'inquiète de sa bêtise, de ses pauvres réussites scolaires. Je dis que c'est horrible cette jeunesse bossue prématurément à force d'être penchée sur son écran. Mais ce mois-ci je regarde TikTok, et je me dis le plus simplement du monde : je suis souvent jaloux de sa jeunesse. Et de la façon qu'elle a de la vivre.

ZOÉ KATANA

Je suis copine avec une actrice. Une star de cinéma. On se parle beaucoup sur Internet. Elle prend des nouvelles de ma santé. Je n'ai jamais prétendu que je m'en foutais d'approcher des gens connus. Je suis facilement fan, et je ne m'en excuse pas. Je m'exalte pour des people que je n'approcherai jamais, j'en fais des amis imaginaires, j'ai avec eux des conversations dans ma tête. Et ça m'aide à vivre, et je sais que c'est un truc de midinette, et je m'en bats la chatte. Je suis copine avec une actrice de cinéma et je reçois d'elle, le matin, des petits messages bienveillants. Et ça me plaît beaucoup. C'est tout.

Je sors rarement de chez moi je ne vois pas grand monde mais j'ai réussi à choper ce virus de merde. J'ai eu peur. J'avais une fièvre abominable et des douleurs aiguës dans tous les membres. Quelque chose en moi déconnait, qui dépassait la mauvaise grippe. J'appelais les urgences et on me disait de prendre ma température et d'attendre parce que je n'étais pas assez mal en point pour être hospitalisée. Je ne pouvais demander à personne de venir s'occuper de moi et j'avais peur que mon état empire et de ne pas être capable d'appeler au secours. Une migraine tenace me donnait envie de vomir. C'était glauque. Et au cinquième jour, mon amie lesbienne radicale a donné mon numéro à Rebecca Latté. Non, je ne délire pas. La fièvre est retombée depuis des jours. J'ai bien dit : Rebecca Latté. La troisième de la Sainte Trinité : Béatrice Dalle, Lydia Lunch, Rebecca Latté. Celles vers qui on se tourne quand on se demande comment survivre en étant hétérosexuelle. (Hannah Arendt étant la quatrième sur ma liste, mais Hannah Arendt je n'ai pas de photo d'elle accrochée au-dessus de mon lit. Les trois autres, si.) Autant dire que quand j'ai reçu ce message : « J'habite à côté, est-ce que tu veux que je laisse des courses devant ta porte ? », j'ai eu l'impression d'être visitée par la grâce. Je l'ai relu des dizaines de fois. J'ai répondu oui, et je me suis assise devant ma fenêtre et la fièvre n'avait pas baissé mais elle me préoccupait moins. Je l'ai vue. Elle a cherché le code de ma porte sur son téléphone et je me suis précipitée pour la voir arriver par l'œilleton. Elle a regardé les noms sur les sonnettes et j'ai crié « c'est ici. Je ne peux pas ouvrir mais c'est la porte à gauche ». Elle a dit salut Zoé et j'ai ri. Ça faisait longtemps que je n'avais pas ri. J'ai expliqué « c'est bizarre de penser que vous connaissez mon nom » et elle n'avait pas l'air d'avoir peur que la maladie passe sous la porte parce qu'elle s'est adossée contre le mur, je la voyais de profil. Elle a allumé une clope, ça m'a étonnée « vous fumez dans le couloir ? » et elle a tourné son visage vers moi, en souriant « ça protège du virus. J'ai lu des articles à ce sujet ».

Le temps qu'elle fume cette cigarette, on s'est parlé à travers la porte. Je reconnaissais sa voix mais je la trouvais plus grave, en vrai, plus impressionnante.

— Ça fait une semaine que je n'ai pas parlé à quelqu'un.

— C'est le concept. Il paraît que ça se transmet par les petits crachats dégueulasses qu'on projette quand on se parle.

Elle s'est assise par terre, contre le mur, la tête en arrière. Pareil que dans un film. Elle a un rire qui réconforte, un rire qui dépasse la situation, qui la renverse.

— Ça me fait du bien de parler avec vous. Ça me rassure.

— Tu sais qui est Corinne, la fille qui m'a donné ton numéro ?

— Je suis au courant, oui. Je ne voulais pas entendre parler d'elle, au départ. Elle m'a eue à l'usure – tant mieux – comme ça vous êtes là. Elle m'a dit qu'elle vous connaissait de quand vous étiez adolescentes.

— De quand on était gamines, même. Elle t'a dit que je connais Oscar ?

— Non.

— On s'écrit lui et moi. Je préfère que tu le saches.

— Vous vous entendez bien avec lui ?

— C'est un connard, je sais. Mais c'est mon pote. J'ai plein de copains connards. Je crois que ça s'explique par le fait que je suis assez connasse, moi-même.

— C'est pas grave. Tant qu'on ne parle pas de lui.

Jayack m'a assez pourri la vie comme ça, je ne vais pas renoncer à rencontrer Rebecca Latté au motif qu'elle lui trouve un peu d'intérêt.

Je l'ai entendue descendre les escaliers et j'ai ouvert la porte. Il y avait des fruits et du pain et du lait et des chips et des fraises Tagada. Toutes ces choses qu'elle avait achetées pour moi. Je suis retournée me coucher et j'ai sombré dans un sommeil profond.

REBECCA

Je ne te ferai pas l'insulte de te faire perdre ton temps à m'excuser. Je ne m'attendais pas à ce qu'elle écrive un truc pareil. C'est le problème, avec les petits. Tu ne peux pas leur porter un croissant sans qu'ils en parlent sur Internet… Pour une fois que je voulais faire preuve d'un peu de tact. Comme quoi, quand ce n'est pas son truc, faut pas se forcer.

Corinne, comme tu l'avais prévu, est revenue à la charge. Plus souple, plus marrante. On est quand même enfermés H24 et elle me drague vaguement, un peu à l'ancienne, elle n'a pas froid aux yeux, ça ne prête pas à conséquence, je laisse faire. On se téléphone, un peu. Elle m'a parlé de Zoé, j'ai fait remarquer que ça n'était pas très loyal vis-à-vis de toi, Corinne a rétorqué qu'en sa qualité de féministe historique (qui est connue essentiellement dans son quartier, mais n'oublions pas que c'est déjà ça) elle se sentait tenue de signifier son soutien au moins symbolique à la jeune internaute, harcelée par toutes les forces du mal en exercice sur le Web et Dieu sait qu'elles sont nombreuses. Bref, j'ai demandé à Corinne d'éviter de m'en parler, elle m'a dit aucun problème. J'ai souvent été attirée par ce genre de profil… les gens qui te disent pas de problème et font exactement le contraire de ce que tu leur demandes. Voilà comment, en début de confinement… tu connais la suite. Je me suis dit je ne vais quand même pas laisser cette gamine malade sans lui rendre visite. Je suis un bien non rival, un peu comme le soleil. Ce n'est pas parce que je lui apporte trois citrons et du gingembre que toi tu profites moins de mon rayonnement. J'avais l'impression de jouer Lady Diana en allant chez elle. Un truc entre la princesse et l'infirmière.

En rentrant chez moi, j'ai lu plusieurs de ses articles. Il y a ce décalage entre la petite fille qui me parlait derrière sa porte et la semi-Walkyrie en feu qui harangue l'Internet féministe et j'aime bien cette dichotomie. Je sais qu'on ne peut pas te demander d'y être sensible, mais c'est vrai qu'elle en prend pour son grade. Moi qui ne supporte pas qu'un crétin dans ton genre dise que je suis moche in real life, je ne sais pas comment je réagirais si j'étais à sa place. Personne n'est fait pour ce pilori. Et elle aussi, la trempe qu'elle encaisse chaque fois qu'elle ouvre sa gueule augmente son capital sympathie. Alors le lendemain, j'ai envoyé un texto mignon pour demander de ses nouvelles.

Je te connais assez pour savoir que tu es capable d'en faire un drame. Ce serait dommage, vu le plaisir que tu as à m'écrire et à me lire.

OSCAR

Je voudrais pouvoir te dégueuler hors de ma vie. Ça fait des semaines qu'on s'écrit et tu es devenue la personne la plus proche de moi. Et tu complotes dans mon dos avec ma sœur, tu me racontes sur un ton badin que tu la laisses te draguer, et tu vas voir la fille qui a foutu ma vie en l'air et tu me donnes de ses nouvelles en me disant – elle va très mal mais je m'occupe d'elle. Je vais réagir comme un mec qui se sent trahi. Et tu as raison, ça me manquera, et ça me fait une peine pas racontable, tu vas dire que je me plains tout le temps mais je ne suis pas là pour donner le change.

Merci pour tout. Et bye.

REBECCA

Quand j'ai reçu ton mot, j'ai pensé pas de problème, va te faire enculer. Seulement je me suis habituée à tes lettres. Vu comment j'ai du temps libre, en ce moment, je préfère t'écrire plutôt que de me faire chier. Puisque tu aimes tant la franchise, je vais t'en donner un peu : ça m'a touchée que tu dises que je suis la personne la plus proche de toi en ce moment et ça m'a fait réaliser que la réciproque était vraie. Faut pas se mentir, on est en train de devenir salement copains.

Je t'écoute sur Zoom, aux réunions du matin. J'ai compris que tu commençais ta journée comme ça. J'ai dû en écouter quelques-unes avant de repérer celles auxquelles tu assistes. Tu mets rarement ta caméra, mais ton prénom te trahit. Et désormais, je reconnais ta voix, parmi les autres, quand tu te présentes ou quand tu fais une lecture. Ne va pas imaginer que je t'espionne. J'ai parfaitement le droit d'assister à ces réunions. D'autant que je n'ai toujours pas appelé mon ami dealeur. Je mériterais vos applaudissements. Mais je m'inscris sous un pseudo et ne mets jamais ma caméra en route. Je n'ai pas envie qu'un demeuré s'amuse à copier l'écran pour se foutre de ma gueule sur YouTube.

Je comprends que tu te sois braqué parce que je suis allée voir Zoé. De toutes les meufs de Paris, j'ai choisi celle que ça te débecterait le plus de m'imaginer rencontrer. Je pourrais te dire « mais elle n'a rien fait, c'est elle la victime », je pourrais te dire « ta sœur m'a manipulée c'est elle qui a construit ce bordel, parce que ça l'angoisse qu'on soit potes ». Ou je pourrais te dire d'aller te faire foutre, que moi ni on me quitte ni on se fâche avec moi et c'est pas toi qui vas faire exception. Mais je vais plutôt te dire – je sais, j'ai déconné. J'ai pas été bonne copine sur ce coup.

Tu t'es braqué et le soir même j'ai appelé un pote qui a du matos, il est passé me chercher en moto et je suis restée deux jours chez lui. Son studio est devenu une crack house de luxe, il n'y a que des VIP là-dedans. Ça ne m'a pas plu. Ça fait un moment que ça ne me plaît plus. Mais c'est difficile de ne pas le faire.

Maintenant, ça suffit, ça va faire dix jours que tu me boudes. J'ai décrété, unilatéralement, notre réconciliation.

Ça m'intéresse, ce truc des réunions. Et je ne peux en parler qu'avec toi. Premièrement, c'est vrai que ça change vachement l'ambiance du confinement, cette connexion avec la France. Profonde ou pas, la France, d'ailleurs – il y a de tout, dans ce bordel. Ce qui est logique, tu me diras, vu que tout le monde se drogue... par contre, sans vouloir obséder sur le sujet, je n'ai pas vu des masses de people. J'en ai repéré deux, pour être exacte. L'aspect religieux me rebute. Je n'apprécie pas tellement qu'on me parle de Dieu au petit déj. Mais je reviens tous les jours, donc c'est une critique de femme séduite par le bordel.

Déjà j'ai remarqué une véritable croyance qu'il existe quelque chose comme des gens qui ne seraient pas malades. Dans une société comme la nôtre, ça me paraît compliqué de penser qu'il y a des sujets sains. Dans leur immense majorité, les gens sont complètement trépanés. Tous. Et j'ai remarqué que les dépendants assimilent presque systématiquement la partie d'eux-mêmes qui se défonce à la partie destroy. Quand je vous écoute, je vois les deux lascars de Pinocchio, Grand Coquin et Gédéon – les dépendants de NA, on dirait qu'ils fuient de mauvais conseillers qui veulent les manipuler pour leur nuire alors qu'ils sont d'innocents petits pantins mignons. Je ne suis pas trop d'accord avec ça. À un moment donné, te droguer est quelque chose que tu fais en dépit du bon sens, soit. Ça joue contre toi et tu continues de le faire, c'est évident. Mais quand tu commences, ça vise autant à te protéger qu'à te mettre en danger. C'est une stratégie qui a marché. Sans quoi, on n'est pas débiles, on ne serait pas tombés dedans.

Dans l'ensemble, ce que je préfère dans les réunions, c'est que ça marche tellement bien si tu les transposes en grilles de lecture du monde tel qu'il est. Le monde, si tu l'envisages comme un consommateur de crack, ça fonctionne. Quelqu'un à qui tu dirais « peut-être qu'il faudrait penser à poser la pipe et essayer autre chose » et qui répondrait « mais ça va pas la tête ; c'est dans ma nature de me défoncer dans des parkings ». Si tu remplaces crack par « rémunération des actionnaires », ça marche. Tout le monde sait que cette économie nous conduit à la catastrophe. Et on peut se dire que les gens aux manettes répondent exactement comme des tox frénétiques : « Je n'irai pas en réhab, plutôt crever. »

Je fais la maligne, là. Je tourne autour du pot parce que ça me fait bizarre d'adhérer au truc. Je n'ai jamais adhéré à rien. Surtout pas à un programme. A priori, rien que le mot rétablissement me donne envie de sauter par la fenêtre. Je t'écris parce qu'il s'est passé un truc pendant une réunion. Je regardais tout ça de loin, intéressée mais à distance ; et cette fille a parlé. Je me suis identifiée à elle parce qu'elle était vraiment jolie. Et étonnamment photogénique sans quoi, pas maquillée face caméra comme elle était, elle n'aurait pas rayonné à ce point. Elle a dit le mot crack. Normalement, on ne nomme pas le produit, je sais. Mais elle l'a fait. Une des choses appréciables de la fraternité, c'est que c'est un rassemblement de gens habitués à faire précisément ce qu'on leur demande de ne pas faire. Donc elle a dit le mot crack, dès le début. Elle a dit je fumais du crack avec ma petite fille à côté et je croyais que j'assurais et que j'étais pas dépendante parce que je n'avais pas de manque entre les prises. J'ai pensé à toi qui me racontais que tu chialais comme une madeleine à chaque réunion. Je n'ai pas pleuré. Mais j'ai senti que quelque chose se fissurait. J'ai compris ce qu'ils entendent, tous, par « s'identifier ». Je regardais les tableaux accrochés au mur derrière elle, je ne parvenais pas à voir ce qu'ils représentaient.

Moi non plus, je ne ressens pas de manque entre les prises. Si je m'arrête plusieurs jours, comme en ce moment, ça ne me dérange pas plus que ça. Et comme elle, je me raconte que je ne suis pas dépendante, parce que je ne prends pas toujours les mêmes drogues. J'alterne. C'est selon les saisons, les gens, les villes, l'occasion. Je consomme ce qu'il y a et j'en déduis que je gère. Mais je mens quand je dis, le cœur sur la main, que jamais je ne me défonce sur un tournage. Dans ma caravane, si j'estime que j'ai le temps et que c'est gentiment proposé, je me fous de savoir que je vais foutre les prises en l'air et qu'au montage le réalisateur va galérer mais qu'il s'arrangera et qu'il n'osera jamais m'en parler. Cette fille qui osait prononcer le mot « crack » était aussi jolie que moi. Sa sincérité m'a retourné le cerveau. Nous, les belles, ne devons rien à personne. Surtout pas la vérité. Qu'elle choisisse de la dire aussi simplement m'a sidérée. Et chaque mot qu'elle prononçait pour raconter la manière dont elle se mentait quand elle est arrivée à NA, j'avais l'impression que c'était pour moi qu'elle les disait.

J'allume mon ordinateur tous les jours, pour te stalker. Mais en vrai, j'écoute aussi des réunions auxquelles tu n'assistes pas. Je les entends dire « l'obsession de consommer m'a été enlevée » et à la fois ça m'énerve, je trouve ça puéril et gnangnan. Et à la fois ça me fait envie.

Ça me fait flipper, aussi. Je me demande où ça va s'arrêter, ma connerie. Déjà, je suis devenue féministe. Après je me suis sentie proche du petit peuple qui doit bosser pendant le confinement. Et maintenant j'écoute des gens raconter comment ils s'y prennent pour rester clean. À ce rythme-là, dans six mois, je m'achète des baskets et me mets au jogging. Ça fait peur, mon public va être déçu si je continue comme ça. Mais je ne suis pas là pour amuser la galerie. J'ai envie de survivre. Et je ne sais pas si je suis capable de le faire. Ce que vous faites. C'est ça qui me fait le plus peur, je crois. Risquer de ne pas y arriver.

OSCAR

J'avoue, je suis content que tu m'écrives. J'ai envisagé de rechuter à cause de toi – de ton infidélité, de ta non-fiabilité, je me disais elle a fait avec moi comme si elle était mon amie et un socle et elle n'avait aucune espèce d'affection pour moi. J'étais prêt à faire comme j'ai toujours fait – me coucher sur le flanc des journées entières à me morfondre de ce que rien n'est facile pour moi et personne ne me soutient comme le mérite un être humain, etc.

Et puis ça a été un enchaînement de petits satori. Je n'aime pas Kérouac, non plus. Connard d'Américain qui s'encanaille et s'étourdit de son propre génie. Mais c'est quand même à lui que j'ai emprunté le mot quand ça m'est arrivé. Des petits satori. Je suis sauvé par ces putains de réunions quotidiennes et l'écriture de cette première étape. Il paraît que c'est le nuage rose des premiers mois du clean. Un classique.

Et puis tu m'as écrit. Je voulais te répondre dès la première fois, mais j'étais encore trop vexé. Le plaisir que ça me fait, t'imaginer aux réunions, c'est difficile à dire. Il y a ce truc bizarre, à NA – cet enthousiasme pour le clean des autres. Des gens que tu ne connais même pas et tu souhaites que ça marche, pour eux aussi, comme si ta vie en dépendait. Je n'ai pas compris comment ça s'était passé, pour moi. Je sais juste que je ne pensais qu'à ça, que ça définissait tout ce que j'étais, les gens qui m'attiraient, que c'était ma façon d'être au monde. Et que c'est sorti de moi. Et j'ignorais pouvoir me sentir aussi solide. Aussi calme.

Me faire autant confiance. Comment j'ai envie que ça t'arrive…

« Pour appartenir, il suffit d'avoir le désir d'arrêter de consommer. » C'est du génie, cette formule. Pour une fois, je ne me demande pas si je mens ou si je trafique ou si je mérite. J'appartiens à ce groupe. Puisqu'il suffit d'avoir le désir d'arrêter de consommer pour y être légitime. Personne ne cherche à rajouter d'autres prérequis – il faut une carte bleue ou avoir fait son régime ou une bonne orthographe ou être né ici ou prouver que tu es un vrai mec – c'est un groupe dans lequel « il suffit ». Je n'ai jamais vu autant de gens sincèrement désireux de changer de stratégie pour faire en sorte que ça aille mieux. Ils sont loin d'y parvenir, dans l'ensemble. Mais ce n'est pas le problème. C'est la tension qui compte, la tension vers le bien. Je ne vois pas où j'ai déjà connu ça, ailleurs. Et je suis tellement content d'imaginer que tu es une de ces petites cases noires, le matin, avec nous.

Ma fille ne va pas bien. Je suis désemparé. En ce moment elle est chez moi. Léonore avait besoin de respirer. Clémentine est malheureuse et c'est la première fois que je comprends que ce n'est pas contre moi. Ce n'est pas pour que je me sente mal ou me reprocher quelque chose. C'est une personne – elle n'est pas un satellite annexe à ma vie. J'aurais pu y penser plus tôt mais c'est comme si je n'avais pas eu le temps, jusque-là. J'évitais de penser à elle. Trop de culpabilité.

Entre nous, ça se passe mieux que ce à quoi je m'attendais. On joue à Othello, elle me met des raclées extravagantes pourtant je joue sans aucune condescendance, je donne tout ce que j'ai mais je m'embrouille, je ne comprends pas ce qui se passe – elle me retourne. Je vois que ça l'enchante alors on joue à Othello. Au fond, ça me blesse de me sentir aussi con et aussi d'être témoin de sa jubilation, on ne peut pas dire que ça me rapproche d'elle. J'ai envie de lui dire : mais tu t'es vue quand tu gagnes comment tu es mesquine et pathétique ? Mais j'encaisse en fermant ma gueule. On joue à Othello en écoutant la musique qu'elle aime et on s'est un peu rapprochés. Billie Eilish m'est rentrée dedans. Puis je me suis laissé faire par Lana Del Rey. Je n'ai pas dit ce que je pensais des paroles – my pussy tastes like pepsi cola –, j'ai fait comme si on ne comprenait pas l'anglais mais en mon for intérieur, je me suis dit ok quelqu'un a pensé à du texte. J'aime bien cette idée. My pussy tastes like pepsi cola. J'ai essayé de lui faire écouter PNL et j'ai vu dans ses yeux qu'elle était horrifiée que son père écoute un groupe de jeunes mais j'ai mis le disque quand même. On a changé de jeu à ma demande, on a sorti la boîte de Triominos parce qu'au moins on est à égalité, et à son tour elle s'est laissé faire avec PNL. J'ai réalisé qu'elle n'écoutait pas de musique faite par des garçons. Ce n'est pas une posture ni une décision chez elle. Il semblerait que PNL soit suffisamment féminin dans la dépression pour que ça passe. On est allés jusqu'à Bad

Bunny – pareil, elle a commencé par être horrifiée et puis c'est passé.

À vingt heures, elle ouvre les fenêtres et elle applaudit avec les autres. Avant qu'elle arrive, j'étais contre – c'est dégueulasse de faire ça alors que personne ne prêtait attention aux revendications des infirmières avant la catastrophe et que plus personne ne sera solidaire quand ce sera terminé. Mais Clémentine se lève dès qu'elle entend un applaudissement et je vois que ça lui fait plaisir alors je me mets à côté d'elle. J'ai été surpris de mon émotion – comme cueilli. Il fait sombre à vingt heures et on ne voit pas qui nous entoure et j'ai réalisé que ça n'a rien à voir avec l'hôpital. C'est nous qui nous applaudissons dans le noir pour conjurer la peur. J'étais content de ne pas avoir dit à Clémentine que c'était des conneries.

On regarde des séries le soir parce que comme ça on n'a pas à se demander de quoi on pourrait parler, on dîne devant. Ce n'est pas idéal. Je sais que quand Léonore va la récupérer et que Clémentine va lui dire on s'est fait quatre épisodes de *Pretty Little Liars* par soir, sa mère va gueuler. Surtout que côté école, je lui apprends surtout à faire le minimum.

J'essaye de parler avec elle, par moments, mais c'est difficile. Mon parrain me dit qu'il faut être patient – qu'avant que ton gosse oublie que t'as été toxico et qu'il fallait se méfier de toi, il faut du temps.

Je ne suis pas un père de publicité. Mais Clémentine n'est pas la gamine dont on rêve, non plus. Elle est dure. À Narcotiques, peut-être que tu l'as déjà vue. Il y a cette fille – elle met sa caméra et elle a une gueule de rebeu, les cheveux tirés en arrière au point que ça fait mal pour elle. Elle prend toujours la parole pour dire quelque chose de négatif. Elle me fait penser à ma fille. Elle écoute tout le monde parler – et elle intervient pour dire « tout ça c'est du bullshit je vous trouve tous cons et malhonnêtes j'ai envie de crever et vous me soûlez ».

Et j'aime bien cette fille. Du coup, par ricochet, je me dis que je devrais aimer ma fille aussi pour ce truc qu'elle a d'être systématiquement négative. Sur la défensive.

Sauf que Clémentine je voudrais tellement que l'attention que je lui porte suffise à la faire se sentir bien – j'ai envie de l'emplâtrer quand je la vois faire la gueule j'ai envie de lui dire mais tu me prends pour quoi ? Un parent de compagnie ? Nos rapports s'arrangent, mais je voudrais que ça aille plus vite. Je voudrais qu'elle m'aime à la folie et qu'elle me dise je suis heureuse qu'on joue à des jeux de société et que tu sois clean et qu'on regarde des séries après avoir applaudi. Mais elle se laisse faire plus qu'autre chose. Je vois que tout ce qui l'intéresse, c'est ce qui se passe dans son téléphone et elle n'a pas envie de me raconter ce qui se passe, dans son téléphone.

J'ai eu ce déclic. Je t'en ai vraiment voulu d'aller voir Zoé. Et de dire que ma sœur te drague et que tu te laisses faire. Et puis j'ai eu ce déclic. Tu ne fais pas ça pour m'emmerder. Ni pour m'humilier ni pour me faire souffrir. Il y a des choses qui ne se font pas par rapport à moi – même si elles me sont désagréables, elles ne sont pas faites contre moi.

REBECCA

Après, si tu veux mon avis, fais attention… trop d'exaltation tue l'exaltation et ça pourrait te rendre un peu con, toute cette bienveillance. Et sinon je ne comprendrai jamais votre truc de faire des gosses. On dirait que personne ne pense jamais à se demander, avant de procréer, s'il fera un bon parent ou si ça va être la galère. Les mecs, encore, vous êtes au service minimum… mais même ça, ça vous pose des problèmes.

Hier, un ami m'a prêté son vélo électrique, lui a pris son fixie. Son projet consiste à sortir tous les jours à vingt heures et se faire applaudir « comme s'il gagnait le Tour de France ». En temps normal, tu me proposes de faire du vélo, je t'éclate. Mais je n'en peux plus d'être enfermée, je crois que je dirais oui à un footing. J'ai pensé à toi, je me suis dit que peut-être on passerait sous vos fenêtres. Les gens m'ont reconnue, on a fait un triomphe. J'ai toujours aimé Paris, en ce moment j'ai l'impression de la découvrir sous un nouveau jour. On sait qu'il y a quelque chose de triste là-dedans, de l'ordre de l'adieu à une époque.

À République, la police dégageait la place occupée par des migrants. On a pédalé dans l'autre sens. Les policiers m'adorent, ils veulent toujours faire des selfies. J'ai cru que la soirée était gâchée mais vers le cimetière du Père-Lachaise un gamin s'est mis à faire de la trottinette sur une roue à mes côtés. Il devait avoir douze ou treize ans mais il était grand, quand il a vu que ça me faisait sourire de le voir faire sa connerie sur une roue il nous a accompagnés un long moment et on a longé le cimetière. J'adore ce quartier et j'ai pensé c'est un super plan de film. Ce que je vivais, c'était un moment de cinéma. Un moment de grâce absolue.

Et aujourd'hui je me prends la tête. Je sais qu'il se passe dans le monde des choses importantes, et que je devrais être en train de m'indigner parce qu'on détruit l'hôpital, ou l'école, ou la culture. Ou parce que Trump dégueule de la merde H24, la Russie enferme les homosexuels, la Chine profite de la crise pour écraser la résistance à Hong Kong, ici c'est la chasse aux migrants à ciel ouvert, on dit que les flics gazent leurs couvertures pour les rendre inutilisables. Mais la vraie raison pour laquelle aujourd'hui je me sens super mal, ce qui m'a vraiment retourné le ventre et démoli le moral, c'est que ce matin j'ai retrouvé un pantalon que je mettais il y a trois mois. Et je ne rentre pas dedans.

Ça, je te préviens, tu en parles à qui que ce soit, je te tue. Au sens premier du terme. Je suis tellement furieuse que ça me touche, je préférerais finir ma vie en prison plutôt que l'assumer publiquement. Ça fait des années que j'ai passé un accord tacite avec moi-même, quand je sors de la douche je ne regarde pas le miroir. Quand je passe devant une vitrine, je ne me regarde pas. Quand on prend des photos de moi, je regarde vite fait. Toute ma vie, chaque fois que je me voyais, ce que je voyais me plaisait. Et c'est ça aussi que je regrette de la drogue, à l'époque où entre elle et moi ça marchait bien. Les gens prétendent que c'est annexe. Les filles, nous aimons l'héroïne aussi parce que c'est un produit qui nous donne cette silhouette parfaite. Et plus tu en prends, et plus tu es belle. Jusqu'à ce que tu ne ressembles plus à rien mais les premières années, c'est ça que tu cherches. La cocaïne, si tu la prends tous les jours, aussi. Et les amphétamines quand nous étions petites. Nous aimions ces drogues aussi parce qu'elles rendaient minces. Je n'ai pas compris ce qui s'est passé. Pendant quelques années j'ai pris pas mal de codéine, peut-être que ça ne m'a pas réussi, sur le plan métabolique. Ou c'est l'âge. Ou cette obsession que j'ai développée pour les gaufres et la chantilly. Je m'en fous. Je ne veux pas être grosse et je le suis.

Je ne me réveille pas en pensant « je suis grosse » – je connais des filles dont c'est la première pensée chaque matin « sale grosse vache tu sais que bouffer ». Ce n'est pas mon genre. Puisque je n'y crois pas vraiment. Je ne m'identifie pas avec celle que je suis. Je crois que j'attends que mon vrai moi revienne tout seul. Un peu plus vieille, certes. Pas opérée, car je ne trouve pas que ce soit très réussi pour les autres. Mais mince. J'ai toujours été mince avec des gros seins ça me paraît insensé que les choses aient changé, d'un seul coup. Même les moches ne veulent pas être grosses. Ça m'a toujours paru fou d'ailleurs.

J'ai rencontré plein de filles banales qui te disaient, très sérieusement « non merci je suis au régime ». Je les regardais en pensant si je te ressemblais je mangerais des frites à tous les repas. Tant qu'à faire... Faire attention à sa ligne, c'est presque une chasteté pour les femmes. Un signe de soumission extrêmement important. Et moi je m'en foutais, je me défonçais tellement que je ne grossissais jamais. J'ai changé et je n'ai pas envie d'en entendre parler. Mais ce matin, je me suis pesée. Chez la voisine du dessus. En fermant la porte pour qu'elle ne sache pas ce que je faisais dans sa salle de bains. Je suis toujours en faveur du blasphème. Mais grossir, pour une actrice, c'est impardonnable.

Et le fait que ça me touche autant m'humilie. J'aime me sentir au-dessus des lois communes. Et cette obsession est tellement commune. La tristesse que je ressens est si banale. J'essaye de me raisonner : je me dis que de toute façon, je vieillis. Si je n'étais pas grosse, je serais quand même vieille. Autant manger des frites et ne pas se prendre la tête. Je voudrais être invincible. Comme un mec. Est-ce que Robert De Niro a les larmes aux yeux quand il grimpe sur sa balance ? Je ne crois pas. Est-ce que Tony Soprano se demande s'il est trop gros avant d'être le mec le plus sexy de sa génération ? Je ne pense pas.

Encore une fois, minou : tu parles de ce que je viens de te dire à qui que ce soit, et tu es un homme mort. Ce n'est pas parce qu'on s'est rabibochés que tous les coups sont permis.

OSCAR

T'es belle comme une Italienne. Je sais que ça ne va pas suffire à te rassurer. Mais putain t'as encore de la marge avant d'être une fille banale.

Tu vas me dire que ce n'est pas comparable mais je crois que ça l'est : je connais la honte du corps dans lequel on se trouve. La différence principale n'est pas que tu sois une femme et moi un homme. La différence c'est que je ne me suis jamais regardé dans un miroir en me disant – ok ça roule. Je suis gringalet. Je ne suis pas mince. Je ne suis pas un mec élégant, une liane, un type un peu fin. Je suis maigre. De cette maigreur d'enfant de pauvre. De laquelle tu ne t'extirpes pas. J'ai les épaules étroites, mes bras sont frêles, ma peau très blanche, je n'ai jamais vu un abdo se dessiner au-dessus de la ligne du caleçon, on voit mes os – pas mes muscles. J'ai toujours été triste d'être moi.

Snoop Dogg m'a sauvé la vie. Il est plus grand que moi – et bien sûr il est noir, et américain, et millionnaire – et il a écrit des albums qui ont changé le game à tout jamais – mais c'était la première fois que je voyais un mec gaulé comme moi. Vraiment maigre. Et qui n'était pas ridicule. Snoop est drôle, mais ce n'est pas un comique. Il a le swag. J'étais sidéré quand j'ai vu à quoi il ressemblait pour la première fois. Un mec tout keus, comme moi, mais pas vilain.

Tu me diras – oui mais les mecs vous pouvez vous définir autrement que par votre physique. Et tu me diras – oui mais toi tu as toujours été moche donc tu n'as pas idée de ce que c'est de perdre un peu son look quand on a été spectaculaire. Et c'est vrai, je n'ai pas la moindre idée de ce que ça peut être, impressionner les gens par sa beauté quand on entre dans une pièce. Qu'ils aient envie de parler avec toi juste pour ta belle gueule.

L'histoire que j'ai vécue avec Zoé, je l'ai vécue avec plein d'autres filles. Ça m'a même surpris qu'il n'y en ait pas d'autres qui se manifestent. La liste des filles que j'ai aimées et que je n'ai pas eues est interminable. Heureusement, je ne me suis pas toujours déclaré. Leur désintérêt était souvent trop manifeste. Ce qui m'a le plus détruit, au fond, dans ces accusations, ce n'était pas qu'on dise « quelle masculinité toxique, quelle horreur ! il a insisté alors que cette jeune femme disait non ». C'est qu'on dise – aucune femme ne veut de lui. Il n'y a rien de séduisant en lui. Parce qu'il n'y a rien de masculin en lui. Les femmes le sentent, à l'instinct. Elles ne veulent pas de lui. C'est un cloporte.

Cette histoire avec Zoé, c'est celle qui me pète à la gueule. Mais je l'ai vécue dix fois, vingt fois. Celle dans laquelle je suis convaincu qu'une fille est faite pour moi, que je chéris le moindre de ses gestes, que j'aime tout ce qu'elle représente, que je suis sûr que nous pourrions partager tout de nos vies et de nos impressions. Et elle ne veut pas de moi. N'importe quel crétin l'attire. Même des pas très beaux. Mais pas moi. C'est comme si elles sentaient que je suis défectueux.

Je préfère claironner à qui veut l'entendre que si Zoé Katana s'est acharnée comme ça contre moi, c'est qu'elle cherchait de la publicité. Mais moi je sais qu'elle m'a rejeté, comme tant d'autres avant elle, et après elle, m'ont rejeté. Le succès m'a rendu un peu moins dégoûtant à leurs yeux. Mais celles que je veux ne sont jamais celles que j'intéresse.

REBECCA

Je n'ai jamais dit que le physique était moins important pour les garçons que pour les filles. Jamais. Toute mon empathie pour ta situation déplorable. Mais je n'ai plus envie de parler de ça. Sérieux, merci pour ta réponse, c'était adorable. Mais je ne veux plus entendre parler du mystère des vêtements qui rétrécissent dans des tiroirs. C'est au-delà de mes forces de revenir sur ce sujet. Je préfère affirmer que je m'en fous et que j'ai des choses plus importantes en tête.

Et je vais mieux. Je suis souvent chez la voisine en ce moment. Ça me dépayse de monter deux étages. Son mec est parti se confiner ailleurs. Ils s'engueulaient trop. Je suis bien placée pour le savoir, mes fenêtres sont ouvertes et j'entendais tout ce qu'ils se disaient. J'avais l'impression de vivre dans une série américaine psychologisante. Des engueulades interminables, hyper chiantes.

Quand tu la croises dans l'escalier la voisine est une belle plante, sophistiquée, rien ne dépasse, toujours impeccable, très classique. C'est une surprise car son appartement, qui fait quatre fois la superficie du mien, est un chaos indescriptible. Leur femme de ménage a refusé de continuer à travailler, son mari est vieux et elle craint le virus. Le couple s'est très mal adapté à cette absence. Et pourtant, on ne peut pas me reprocher d'être hygiéniste.

La première heure, on est bien ensemble. Elle n'est pas trop triste. Elle dit que cette histoire était terminée depuis longtemps. Qu'ils ne baisent plus depuis des années. Qu'il fallait que ça arrive et qu'elle a envie d'être seule. Elle a surtout envie de picoler tranquille.

Elle est bien élevée, sans rigidité, quand elle bouge elle a l'élégance d'une danseuse étoile, on a l'impression qu'une lumière la suit et qu'une mélodie qu'elle serait seule à entendre régit chacun de ses gestes. J'ai vu des photos d'elle quand elle avait vingt ans, elle ressemblait à Audrey Hepburn. Elle a une quarantaine d'années et je l'observe tandis qu'on parle, elle est à la fois une femme qui aurait trop souffert et une adolescente turbulente, les deux facettes cohabitant sans conflit apparent, mais on cherche où elle se situe, entre ces deux pôles. On a beaucoup de choses à se dire, c'est facile entre nous. Elle ouvre une première bouteille. Je n'aime pas boire. Je pose ma main sur mon verre sans que ça me coûte, elle me prépare un autre café. Je ne saurais dire à quel moment ça bascule – mais brusquement j'ai une autre femme en face de moi. La bourrée. Elle ne change pas graduellement, elle est comme une actrice qui changerait de répertoire, d'une minute à l'autre. Ses gestes ne sont pas approximatifs, elle ne tangue pas quand elle se lève, son regard ne part pas dans le vide. C'est le même corps, le même visage, mais la personnalité qui l'habite change drastiquement. Dès qu'elle shifte, je prends mon tabac et je redescends. Autant j'aime la fille du début d'après-midi, autant la bourrée me fatigue à répéter en boucle les mêmes horreurs.

Elle dit que les femmes sont stigmatisées quand elles boivent. On a peur qu'elles soient trop sincères. Ou qu'elles deviennent sexuelles. Je sais qu'elle a raison. Mais c'est aussi ce qu'il y a en elle de lâche, de laid, de frustré qui se met brutalement à poil et qui donne envie de fuir.

Je me demande si je vais chez elle pour vérifier cette transformation. Pour me féliciter de ne rien prendre depuis le début du confinement.

OSCAR

Je ne connais personne à Paris qui dise le bruit des voitures me manque l'odeur des voitures me manque attendre cinq minutes que les voitures passent pour traverser me manque. Au contraire, j'ai l'impression d'avoir entendu au moins une fois par jour c'est extraordinaire ce calme ça fait du bien et pour la première fois depuis que je vis ici j'ai senti l'odeur du printemps dans la ville.

Pour le reste, c'est chacun sa façon. Il y a ceux qui pètent un câble ceux qui boivent plus que de coutume ceux qui ont découvert leur propre maison ceux qui veulent se séparer ceux qui ont appris énormément de choses en faisant l'école à leurs enfants ceux qui ont écrit de gros livres ceux qui ont perdu le sommeil et ceux qui l'ont retrouvé ceux qui se sont blessés en faisant trop de sport et d'autres qui ont vu toutes les séries coréennes disponibles sur les plateformes.

Mais je ne connais personne qui regrette la vie de corps humains se frayant un passage parmi les voitures.

Je regarde sur Internet et prends la première statistique, celle de l'OMS. Chaque année les accidents de la route font environ 1,3 million de morts. Et entre 20 et 50 millions de blessés.

Un million trois cent mille. Il faut quatorze ans pour que les voitures fassent autant de morts que 14-18. Le corona n'a qu'à bien se tenir. Serait-on arrivés, sans confinement, à un million trois cent mille morts sur la planète ?

On ne peut pas dire que ce million trois cent mille morts annuel – qui sont aussi bien des jeunes gens que des sportifs que des ouvriers que des enfants que des femmes que des routiers que des chauffeurs de bus que des acteurs que des vieillards – passe inaperçu parce qu'il s'agit de corps pauvres.

Quand j'avais vingt ans, il y avait ce truc avec les voitures. Les road trips, une fascination pour les grosses américaines, mais aussi pour certaines vieilles bagnoles françaises – il y avait un engouement populaire. On faisait dix heures de route sans se poser de question. On aimait rouler. On aime la voiture plus que la vie humaine. C'est une question d'industrie. D'économie du pétrole. De gestion des routes. D'actionnaires puissants qui n'ont pas envie que ça change ; mais on continue de croire qu'il y a quelque chose de rationnel dans nos comportements. Ils peuvent être expliqués par l'avidité d'un pourcentage de gens qui ont intérêt à ce que ce soit comme ça. Mais je crois qu'on prend la voiture pour une divinité. Nous sommes sidérés par nos technologies. Ce n'est pas rationnel. Ce n'est pas plus rationnel que sacrifier des enfants en haut d'une pyramide tous les ans pour faire plaisir aux dieux ou calmer leur fureur. C'est infiniment plus meurtrier, c'est moins assumé, mais ce n'est pas plus rationnel.

Nous croyons en des divinités féroces que nous ne nommons pas. On nomme le libéralisme, on en étudie les rouages – la cruauté tragique de la confiscation du travail de tous au profit de quelques-uns. Le saccage de la planète pour fabriquer des choses laides et inutiles.

Mais au fond, nous croyons que sans la technologie, nos corps sont nuls. Nous croyons en la nullité de notre espèce en face de certaines machines que nous avons déifiées. Le virus, c'est insupportable qu'il tue parce que ce n'est pas une machine que nous avons fabriquée.

Et nous savons tous que nous ne reviendrons pas à la raison après ce confinement. Parce que nous croyons en ces dieux machines. Dieu du téléphone Dieu du réseau Dieu du nucléaire Dieu de l'avion

– tous ces dieux qui nous font sentir nuls. Qui valent qu'on meure pour eux. Nous ne sommes pas des êtres améliorés par les machines. Nous sommes dévorés. Sidérés par la puissance de nos créations. Ce ne sont pas plus les machines qui sont en cause que le Dieu de la Bible qui voulait qu'on tranche la gorge d'un fils pour prouver qu'on était croyant. La seule façon que nous connaissions pour dire à une puissance supérieure que nous la respectons, c'est de mourir pour elle. Nous ne supportons pas de mourir pour un pauvre virus. Mais la voiture, ça, c'est une belle mort !

REBECCA

Et moi je ne connais personne de la génération de mes grands-parents qui ait jamais dit « c'était mieux avant il fallait marcher une journée pour aller dans le patelin d'à côté ». Tu me rappelles les blédards des années 80 qui ne juraient que par Debord. Ça se voyait que c'était tous des bourges. Chez moi, personne ne s'est jamais amusé à raconter que c'était mieux avant la télé, quand tout le monde avait froid, faim et qu'on se faisait chier.

Ce n'est pas parce que j'ai fait du vélo cinq minutes qu'il faut croire que je vais monter dans ton délire de vive la ville sans voiture. On est bien, on est calme. Mais vivement que ça recommence, quand même. Surtout pour la nourriture. Je ne fais pas à manger. Je regarde ces gens que ça passionne avec respect mais ça ne me concerne pas. Le monsieur de l'épicerie en bas m'apporte des plats que sa femme fait. Il a eu pitié de moi. J'envisage de faire comme ces stars qui ouvrent un compte Instagram et se filment dans la pièce la plus minable de leur maison pour dire au peuple qu'ils sont confinés, comme tout le monde. Sauf que moi, tout ce que j'ai à dire c'est : j'ai faim. Que quelqu'un me prépare quelque chose.

Dans ma rue les gens ressortent. Petit groupe de quatre garçons du quartier sur un trottoir, l'un porte le masque, un autre l'a descendu sur le cou, les deux autres n'en portent pas. Ils rigolent.

Je me suis mis le compte avant-hier. J'ai craqué. Une vieille connaissance, je me suis dit « juste une fois ». C'était bien. Mais la fête est finie, je le sens – et j'ai repris les réunions Zoom, tout de suite. J'ai pris la parole pour la première fois. Sans la caméra. J'avais le cœur qui battait. À la réunion des pédés du vendredi. Ils sont tous beaux. On dirait une boîte de chocolats – je les mets en mosaïque et j'admire. Je constate que la combinaison Chemsex Tinder a fait des ravages : ils sont nombreux, et ils sont jeunes pour déclarer un problème avec la drogue. Je me découvre une âme de pédé. Ils sont capables de passer d'une histoire de défonce infernale avec douche de sperme et fist fuck à des délires de Sissi impératrice, crinoline et valses de Strauss – sans transition, sans heurt, sans se sentir obligés de choisir entre les deux propositions. Je me sens tout à fait représentée. Ça m'a fait du bien de participer.

Je n'ai jamais autant réfléchi à ce que c'est la drogue. Quand je me défonce, je me récompense comme me récompensait ma mère, de façon incohérente et angoissante. Comme le ferait quelqu'un qui ne sait pas prendre de plaisir, quelqu'un qui ne sait pas comment se protéger, quelqu'un qui ne sait pas faire la différence entre se sentir bien et pécher par orgueil. Quelqu'un qui ne sait pas quoi faire du chagrin et de la colère et qui est convaincu qu'il faut éteindre tout ça comme on éteindrait un début d'incendie. Elle était la fille d'une femme déprimée. Ma mère nous récompensait pour rien, à l'aveugle – pour combler le vide. Elle adorait consommer – me donner des choses sucrées. Elle était cette fille conçue au sortir de la guerre. Je viens de là, de cette atrocité banale. Cette succession de terreurs de privations de séparations. Ses parents ont vécu trois guerres et entre chacune ce qu'on leur demandait c'était le dur labeur la confiance en l'État et la dignité. Il est étonnant que tout repose sur ce paradoxe – qu'on attribue aux femmes la fragilité la douceur la délicatesse alors qu'elles accouchent en s'ouvrant le bassin en deux et qu'elles survivent aux guerres laissées seules dans des villes bombardées. Je pense toujours à ma grand-mère comme ça. Mettre son père et ses oncles dans un train pour la première guerre. Mettre son mari et ses frères dans un train pour la deuxième guerre. Mettre son fils dans un train pour celle d'Algérie et savoir d'expérience, à chaque fois, que la personne qui monte dans le train ne reviendra jamais. Quand bien même elle reviendrait – tout aura changé entretemps. Ma mère est née dans cette absurdité – bien sûr qu'elle récompensait n'importe comment. Bien sûr qu'elle cherchait à combler un vide affolant, et bien sûr qu'à treize ans je voulais l'alcool et l'héroïne les amphétamines l'eau écarlate les acides et le shit. Je voulais n'importe quel produit qui me permettrait de foutre le camp.

J'écoute les féministes qui se demandent comment le patriarcat a pu durer aussi longtemps. Elles disent que c'est la peur du viol, c'est une théorie des années 70 aujourd'hui très controversée mais que les féministes chrétiennes de droite continuent de privilégier. D'autres évoquent la peur de la séparation, de la rupture – on veut tellement s'identifier aux rôles qu'on nous assigne qu'on finit par les préférer à la vérité, quand bien même on serait incapables de les incarner. Elles cherchent des explications compliquées. Je ne comprends pas qu'elles fassent comme si les guerres étaient quelque chose de si naturel que ça ne vaille pas le coup de les prendre au sérieux. D'un côté elles t'expliquent que si on t'a tripotée quand tu avais treize ans ta vie sera à jamais marquée par la honte. Mais de l'autre, on enquille guerre sur guerre et elles ne voient pas quel rapport elles pourraient faire avec le patriarcat dans ce qu'il a de pathologique. Je comprends que c'est plus ambitieux de se dire – les guerres font trop de dégâts, on doit fermer les usines d'armes – que de dire je vais discuter avec mon mari je veux qu'il fasse la vaisselle. Mais c'est la guerre, au milieu de tout. Je veux bien accuser les hommes – dire que c'est la seule façon qu'ils ont trouvée d'engendrer dans le sang. Les théories ça ne coûte rien de les construire, je peux t'en délivrer une – ils sont si frustrés de ne pas enfanter qu'ils se sont goupillé un truc où ça gicle de la merde et du sang comme un accouchement. Pour accoucher de rien. Nations vaincues et nations triomphantes. On est bien avancés, avec ça. Mais à la fin, ce que je constate, c'est que les féministes que j'écoute croient qu'elles vont réfléchir encore longtemps sans se poser la question de la guerre. Elles sont comme moi filles de femmes qui ont préparé les valises de leurs frères leurs maris et leurs fils et les ont conduits à la gare. C'est sûr que quand ils reviennent, ceux qui reviennent, elles n'avaient pas la tête à leur demander des salaires égaux. Quand on voit comme on est sonnés par le Covid, on se dit imagine la ville bombardée, éventrée. La guerre, le trauma est trop profond – ça soude les humains comme on soude les os éparpillés après une fracture mal soignée – tout s'est collé, ça ne respire plus. On est entre Allemands, entre protestants, entre juifs, entre Algériens, entre pédés, entre Afghans, entre Vietnamiens, entre gitans, entre opposants – ni homme ni femme ni rien qui reste debout autre que – nous ne sommes pas les autres. C'est ça, la guerre – dire nous ne sommes pas les autres.

Je me suis défoncée avec des princes avec des sdf avec des Noirs avec des putes avec des ministres avec des ambassadeurs avec des philosophes avec des peintres avec des réfugiés tunisiens des actrices. Je suis les autres. Et je crois que tous – c'est les guerres qu'on nous a transmises qu'on cherche à évacuer. Ça se loge dans les os, les guerres qu'ont vécues les plus vieux. Ça se transmet beaucoup mieux qu'une langue ou un héritage, cette peur-là.

Je crois ça – je me suis défoncée toute ma vie et ça n'a rien à voir avec ce qui se passait chez moi, petite, ou ce qui s'est passé dans ma vie, plus grande. C'est la guerre que je soigne en moi. C'est le parent en moi qui cherche à me protéger. Cet adulte désemparé qui me lancerait des gilets de sauvetage en toutes occasions, alors qu'on est sur la terre ferme et que je n'ai pas l'usage d'un gilet de sauvetage. Mais je conjure une angoisse qui n'est pas la mienne, et qui remonte à loin. On se drogue pour des raisons politiques. C'est un dialogue avec les ancêtres. On se drogue pour oublier les guerres qu'ils ont traversées, dont ils sont revenus, ou pas, la faim des femmes laissées dans les villes, l'angoisse de ce piège dont on ne peut s'extirper. Ou alors on se drogue pour se rappeler la guerre, le chaos et l'intensité et qu'on reste vivant et que c'est un miracle quotidien. Mais c'est toujours à la guerre qu'on pense. C'est pour ça que pendant ce confinement, beaucoup de gens vont commencer à se droguer – ils se diront c'est parce que j'ai peur d'être tout seul ou j'ai perdu mon travail ou ils inventeront ce qu'ils voudront. L'angoisse que ça soulève en nous, c'est le souvenir des années de guerre.

Et moi, qui fais toujours le contraire de ce que les autres font sinon je ne me sens pas à l'aise, j'admets, dans le silence absurde de cette ville endormie, que je suis arrivée au bout de ce truc. J'écoute les gens sur Zoom parler des efforts qu'ils font pour ne pas consommer et pour la première fois de ma vie, je ne trouve pas ça complètement con.

OSCAR

Je fais une réunion, tous les jours, puis je prends une heure pour écrire cette première étape. Je réalise que j'ai protégé mon rapport à la came au détriment de tout le reste. Depuis que je suis dans le programme, je me raconte que je ne viens que parce que j'ai besoin qu'on me protège du scandale avec Zoé Katana. Que je ne suis pas un toxico comme les autres.

Je me mens. Je n'ai pas seulement menti à ma meuf pour faire ce que je voulais et qu'elle me foute la paix sans mettre le nez dans mes affaires privées. Le nez, c'était moi qui le mettais dans la coke. Dans la chambre de bonne. Chez nous, par une porte de la cuisine, on peut accéder à l'étage des chambres de bonnes et quand par hasard le gardien m'a prévenu de ce qu'une de ces chambres se libérait, je l'ai réservée sans réfléchir – l'intelligence en moi qui voulait pouvoir se défoncer tranquille savait très bien ce qu'elle préparait. J'ai dit que c'était pour entreposer des livres et des manuscrits, j'ai aménagé la chambre sommairement puis j'ai décrété que je ne pouvais pas écrire tranquillement avec la gosse de Joëlle tout le temps dans mes pattes, et comme on ne pouvait décemment pas demander à une gosse de six ans de rester dans sa chambre enfermée toute la journée, le mieux pour moi c'était de monter dans cette chambre de bonne quand je voulais travailler. D'habitude, les écrivains qui prennent un bureau pour écrire l'utilisent comme garçonnière – pour recevoir leurs maîtresses tranquillement. Moi c'était pour me défoncer sans que ma meuf me voie. Ma vraie maîtresse, c'était la coke. Et je n'y ai jamais pensé comme ça.

La toxicomanie c'est toujours une histoire de foi, vouloir vérifier l'impossibilité du miracle : vouloir recommencer la même chose et que cette fois ça marche. N'importe quoi pourvu qu'il y ait des hauts et des bas. C'est le manque de quelque chose et être prêt à forcer, à faire violence, c'est exiger que ça se passe quand même.

On veut pouvoir forcer les choses à coïncider avec ce qu'on croit en attendre, être en droit de désirer. D'exiger. La toxicomanie, c'est toujours une exigence mal placée. Déplacée. C'est vouloir imposer sa volonté. On croit que c'est un problème de dévaluation de soi-même. Mais ce n'est pas envers soi qu'on est le plus agressif. C'est la réussite des autres qu'on dévalorise. Leurs tentatives de nous sortir de là. Leur contentement idiot d'être ce qu'ils sont. D'avoir accumulé ce qu'ils ont. C'est une déclaration de guerre, qui dit – je suis une merde ? Regardez-vous – moi au moins je ne fais pas semblant.

ZOÉ KATANA

Les copines féministes, je vous lis quand vous parlez du cinéma – vous ne voulez pas arrêter de jouer les Marie Kondo du septième art en dénonçant trois réalisateurs violeurs qu'il faut à tout prix éviter ? Nous croyons qu'il serait plus efficace de brûler l'édifice. Et quand un violeur est outé, plutôt que l'envoyer devant les tribunaux – exigeons plutôt une thérapie de groupe. Que chaque personne qui a vu et n'a rien dit, que chaque personne qui se souvient mais n'a pas parlé, puisse s'exprimer, s'excuser, s'amender. Et surtout, changer de métier le plus vite possible. On nous parle d'« usine à rêves », et nous retenons le mot « rêve », quand c'est le mot « usine » qui compte. Une usine à produire de la nuit compacte. Le cinéma est incapable d'empathie. Paradoxal, quand on se targue de capter l'émotion par le gros plan.

Ayant désormais une amie grande actrice, j'ai regardé les films dans lesquels elle a joué. Et l'ai trouvée sublime. Qu'elle n'ait jamais reçu de prix d'interprétation m'est apparu comme une consécration de son œuvre, la preuve de sa génialité.

Puisque j'avais récupéré des codes pour regarder des films, j'ai décidé de continuer. Et j'ai compris pourquoi je ne vais jamais au cinéma. Cette fausse bonne conscience à 360 degrés artificiellement reproduite et toujours annexée aux desiderata du un pour cent des plus riches. Le cinéma est conçu pour rassurer les grandes fortunes qui le financent. Il est l'art de produire la réalité qu'ils veulent créer.

Comment se définit un maître ? Il décide ce qui existe. Qui entre dans le cadre et à quelles conditions et qui reste dehors, du côté des machines des accessoires et des petites gens. Le cinéma vient satisfaire ses maîtres. C'est une chaîne d'humiliations. Chacun vérifie son pouvoir à son niveau. Pour se venger. Votre industrie ne donne pas le change, messieurs. Vos films sentent le malheur et l'obéissance et la propagande sinistre.

Lorsque je travaillais dans l'édition, souvent j'ai vu vendre des droits d'adaptation, et j'ai compris ce que c'était qu'un film. Un projet soumis à des dizaines d'approbations successives. Et devine quoi – toutes ces approbations sont délivrées par des hommes blancs pétés de thunes. Et tous ces hommes blancs pétés de thunes sont des fils de pute à ciel ouvert. Les pires beaufs incultes dégueulasses, les plus idiots, les héritiers tarés et les complexés imbéciles. Tout ça donne son feu vert à chaque étape du programme. Imaginons qu'il y ait une bonne idée dans ce bordel, ils la repèrent et veillent à ce qu'elle soit transformée en connerie sinistre.

Et nous, public – mangeons ce qu'ils nous ont préparé. Le spectacle de notre exclusion. Âges, corps, classes, races – ils sélectionnent et on l'intègre comme modèle, par les yeux, par les oreilles. On mange notre propre honte de ne pas y être. Le grand écran, c'est cet endroit où tu n'es pas représentée. Nous sommes le hors-champ.

Une société névrosée a des réflexes névrotiques, pas des réflexes sains. Alors le cinéma, ça n'a pas bafouillé longtemps avant de devenir ce que c'est : cow-boys, superhéros, soldats, guerriers, séducteurs pétés de thunes. Et des petites meufs à la con qui ne sont que des compléments d'objet – jamais des verbes. Elles ne font pas avancer l'action, elles ne parlent pas entre elles d'autre chose que des héros masculins, elles ont peu de lignes de dialogue de toute façon et elles ont toujours moins de trente ans parce qu'elles sont là uniquement pour valoriser le héros blanc puissant meurtrier. Ne me dis pas que ce mec-là s'est contenté d'humilier les gonzesses. Tu sais pourquoi les mecs se taisent ? Parce que s'ils parlent de leurs réelles conditions de travail, on va ressortir les photos où ils se pavanent dans des festivals avec des gros sourires et on va leur demander « pourquoi tu rigoles, sur la photo ? Pourquoi tu souris après avoir été humilié ? » S'ils disent la vérité de leur condition, ils vont passer pour ce qu'ils sont – des pauvres mecs traités comme des merdes. Bien payés pour ça. Mais traités comme des merdes.

Au féminisme des années 70, le cinéma a opposé une réponse idéologique d'une violence implacable. Tu veux une sexualité, bouffonne ? Je vais t'en donner à toutes les heures de la journée. Chaque fois que tu ne seras pas représentée en train de faire la vaisselle, tu le seras en train de jouer sur ton potentiel érotique. Tu ne seras là que pour ça. Tu veux t'habiller court ? Je vais t'exhiber avec hargne, tu vas voir si tu la ramènes autant après le traitement que je vais t'infliger. Au plus proche de la biche, bébé, celle dont s'occupe le chasseur dans le dessin animé : tu seras frêle tu seras seule tu auras peur et tu n'auras que ton agilité pour fuir.

C'est toujours une définition du féminin, le cinéma. Qui procède par exclusion du champ. Sont prohibées à l'écran : les grosses, les vieilles et les trop intelligentes. Sont tolérées, une fois par décennie, dans un seul film : une non blanche, ou une femme qui est forte et se bat bien, ou une femme qui a de l'humour.

À partir des années 80, l'industrie du cinéma s'est chargée d'articuler la réponse la plus répressive et efficace aux mouvements d'émancipation. Elle disait : les filles c'est fait pour être désirées et forcées, les Noirs c'est fait pour faire le ménage et danser, les gros c'est fait pour rigoler, les révolutionnaires c'est fait pour être assassinés, les pauvres sont faits pour avoir faim et être plaints mais sauvés par un riche gentil, les aliens sont là pour être tués, etc.

La forme du message c'est la séduction, le langage de la publicité. Ça ne s'adresse pas à ton intelligence.

C'est un message qui va directement à l'inconscient : vive les riches, vive les puissants et vive la guerre.

Ce que j'ai à dire au cinéma c'est : moi et ma sexualité d'opprimée nous foutons de savoir que le banquet avait plus fière allure quand on se taisait. Je ne suis pas un parasite : je suis le plat principal. Je suis celle que l'industrie du cinéma définit comme une proie valable : jeune, mince, sans pouvoir. Celle avec qui vous ne voulez pas vous éclater, celle contre qui vous voulez prendre du plaisir. Toujours contre. Si moi aussi je m'éclate, ça vous pose un problème. Si je consens je suis une pute, c'est gênant. Si je prends plaisir on sent moins la domination, c'est gênant, ça gâche le plaisir. Au moins, qu'on soit sûr que je me sentirai mal le lendemain, qu'on puisse pavoiser tandis que je me cache. Ce qu'on célèbre, c'est toujours le même plaisir – le vôtre. Celui d'avilir, de tuer, de réduire en cendres. Votre pulsion guerrière de merde.

Il faut mettre du sexe dans le corps des femmes en s'assurant que ce n'est pas leur truc. Qu'elles n'y échapperont pas, mais que ce n'est pas pour elles. « Elles », dans cette narration, restent bloquées à l'entrée de l'humanité, sur la porte, refoulées par les videurs. Même pas des objets. Car aux objets, on ne reproche pas l'usage qu'on en fait.

C'est une fête qui passe par nos corps mais à laquelle nous ne devons jamais participer de plein droit. On danse sur nous. Pas avec nous. Nous ne sommes jamais des partenaires. Toujours des proies ou des victimes.

Dans un système de domination par la violence, il n'y a pas de plaisir là où personne ne pleure. Tout désir doit être associé à de la destruction, sans quoi il n'est pas masculin. Si tu jouis quand je te baise, et que tu ne te sens pas comme une merde le lendemain, je ne t'ai pas baisée comme un homme. Ou alors c'est que je te possède, je t'épouse et t'engrosse et t'enferme dans ton rôle. Il faut que ça détruise. Ça vaut pour l'hétérosexualité – ça vaut pour tout. S'il n'y a pas de ruines après les jouissances, il n'y a pas de masculinité.

Le cinéma c'est la grosse voix autoritaire de l'homme riche, du Blanc puissant convaincu que son arrogance peut tenir lieu d'évidence. Ce qu'il a à dire sur tous les tons, c'est vive les armes et à mort les femmes qui ne sont pas retranchées dans leurs foyers. Ce qu'on a pu en voir cavaler en chialant, des femmes, ce qu'on a pu en voir armés et délirants de colère, des hommes. Les unes en proies et les autres en prédateurs psychopates. Quel beau programme.

OSCAR

Aussitôt autorisés à sortir de chez nous, j'ai quitté Paris. Je suis dans les Vosges. Je fais la tournée des bars avec mon cousin. Dans un village de 900 habitants qui compte onze débits de boissons. Mes cousins en tiennent trois. Je ne les ai pas vus depuis longtemps. On a enterré mon oncle pendant le confinement. Ça n'avait aucun rapport avec le Covid, mais personne n'a pu lui dire au revoir. Je suis venu voir sa tombe.

Je suis étonné du bon accueil qu'on me fait, et d'être aussi content de retrouver ma famille. Je commande des cafés. Je ne pense pas trop à l'alcool qui se consomme autour de moi. Les femmes boivent beaucoup. Je pense à ce que tu m'as écrit – les femmes de ton âge sont toutes alcooliques. Elles sont celles qui boivent le plus, en silence, discrètement – elles vident des bouteilles de champagne comme si c'était du Perrier. Et je repère ceux qui savent – ceux qui n'insistent pas quand je dis « non merci, pas d'alcool ». Mes cousins ont tous fait au moins une réhab. Ils captent. Et ne font aucun commentaire. Pendant le dîner, ma tante insiste « là où il n'y a pas de vin il n'y a pas d'amour ». C'est comme si je l'insultais en loucedé, en ne remplissant pas mon verre. Mais pendant ces trois jours à Neufchâteau, je traîne dans les bars et je suis détendu. À dix-sept heures, j'écoute un gars déjà beurré parler d'hélicoptères, de trucs assez sophistiqués comme si c'était une AG de pilotes de ligne – l'un est au pastis, l'autre au petit blanc. Au fond de la salle, quelques joueurs de cartes, la soixantaine, sifflent des bières et des ballons de rouge. Et à dix-huit heures, un couple – elle a des béquilles, des cheveux longs et frisés qui sont entre le blanc et le jaune et lui a un look de chasseur trappeur déjanté, comme s'il sortait d'une forêt canadienne. Un bar d'habitués, manque le flipper et tout serait comme quand j'étais petit et que c'était le frère de ma tante qui tenait cet endroit.

Je filme beaucoup avec mon téléphone, il y a le son, je m'entends rigoler comme un con ; je rigole comme mon père rigolait – pour camoufler de la gêne et me donner contenance. Je déteste mon rire, comme je déteste ma voix. Une brune plutôt fraîche, la vingtaine, leggings noirs et chemisier ample rouge, s'approche de ma table. Quand elle se penche pour me parler, je devine la bretelle de son soutien-gorge noir. La chaudasse intello de l'étape. Je me méfie. Je ne veux pas d'ennuis. Elle me dit il paraît que tu fréquentes Rebecca Latté ? Puis elle me parle de tes films sur le ton d'une critique de France Culture. L'alcool me manque, à ce moment-là. Il rendait les conversations supportables. Elle évoque le dernier texte de Zoé Katana, avec lequel elle n'est pas d'accord, d'ailleurs en général elle n'aime pas « ce » féminisme. Elle dit tout ça sur un ton très supérieur. Je sors mon téléphone comme s'il venait de vibrer et m'excuse en me levant « je dois répondre ». Une fois dehors, j'ai envie de la claquer. Pourquoi se sent-elle autorisée à me parler ? Et à me parler de Katana ? Je l'ai lu, son texte.

Je ne t'ai jamais parlé de cinéma, depuis des mois qu'on s'écrit je ne t'ai jamais dit – je suis écrivain ; j'ai appris à me méfier de ton industrie. Les écrivains, dès que nous avons un peu de succès, le cinéma nous tourne autour comme une jolie fille qui nous ferait l'aumône d'avoir un peu de désir. Chaque fois qu'un

Je serais favorable à une propagande de même type concernant l'industrie du cinéma : ce n'est pas pour tout le monde. Il faut être dure. C'est comme l'héroïne : si tu m'avais prévenue, j'y serais allée quand même. Mais de la même façon que je suis allée au cimetière à répétition dire adieu à des gens qui n'avaient pas trente ans et qui avaient fait une OD – j'ai vu des dizaines de jeunes meufs détruites par le cinéma. Sauf que si à seize ans tu es choisie pour un rôle, personne ne te recommande de bien réfléchir avant de risquer ta peau.

Dans les réunions Zoom, pendant le confinement, j'ai parfois reconnu des visages d'anciens copains de défonce, de dealeurs repentis, de michetonneuses croisées en soirées. Je ne me suis jamais signalée à eux. Je me méfiais. J'avais honte d'être là et pas envie que ça se sache. Mais un jour, j'ai vu s'afficher la bonne gueule de Redouane. On a une longue histoire, ensemble. Partenaires de crime. Que des bons souvenirs avec lui. C'est pas du menu fretin, Redouane, c'est du lourd, un pedigree de grand artiste de la drogue dure. Il faisait des go-fast sans jamais se faire serrer. Malin, rapide, vicieux, sexy, étonnamment cultivé pour un délinquant de son acabit. Un vrai prince de la nuit. On s'était perdus de vue lors d'un de ses séjours en zonzon, mais jamais fâchés. J'avais son numéro, il n'avait pas changé, je l'ai appelé, direct. Il m'a dit j'ai deux ans de clean princesse, bienvenue dans la fraternité. On a parlé deux heures. Et j'ai su. Si ça peut marcher pour lui, c'est un endroit pour moi aussi. Je l'ai accompagné avant-hier à une réunion physique. J'ai repensé à ton truc de timidité avant d'y aller. J'avais plus le trac que si je faisais l'Olympia en solo alors que je ne sais pas chanter. Avec ma gueule d'actrice que tout le monde a reconnue. Je me suis sauvée avant la fin... Tu m'avais prévenue et c'est vrai : l'admirable, dans cette association de cas sociaux et de caractériels, c'est que personne ne t'emmerde. Donc j'ai décidé que j'allais faire des réunions en gardant mes lunettes noires, et arriver toujours un peu en retard, et partir un peu en avance. Anonyme mon cul, je suis une légende, les gars. Et ça passe.

Je me laisse faire. J'ai hésité à y aller mais la réunion se déroulait au bout de ma rue, à côté de l'église. Je l'ai pris comme un signe. J'ai réalisé que je pensais toujours que se droguer fait de toi quelqu'un de plus intéressant. Que tu arrêtes ne change rien. C'est comme ministre, tu gardes le titre à vie. Un mec ni jeune ni vieux ni beau ni moche un mec complètement invisible a longuement parlé de sa conso de crack et je le regardais en me disant « c'est drôle, pourtant tu ne ressembles à rien du tout ». Comme si j'étais restée à quatorze ans d'âge mental, convaincue que la défonce est une preuve de vie intérieure, d'intensité. Ce n'est pas faux, en même temps. Ce mec, qui visiblement est codeur, et gagne bien sa vie – tu peux faire un film sur sa biographie. T'enlèves le crack, je doute qu'il y ait quoi que ce soit à raconter. La drogue, c'est mon pays en guerre – on y souffre, c'est détruit, mais il se passe quelque chose.

À part ça, je pète la forme en version clean. Depuis que j'ai treize ans, je ne suis jamais restée aussi longtemps sans rien prendre. Ça me surprend. C'est beaucoup plus agréable que ce à quoi je m'attendais. C'est un sport de jeune, la défonce. J'aurais dû y penser il y a longtemps. Je suis moins pessimiste, moins angoissée. C'est étonnant, toute cette fraîcheur. Ce que je croyais être des béquilles s'était converti en étiolement de mes forces.

Je vais quitter Paris pour l'été. Je vais à Barcelone. Je déteste le soleil mais j'adore cette ville. Je prends le train, je flippe à l'idée de porter le masque six heures d'affilée.

OSCAR

J'ai peur de m'éloigner du programme. Je n'ai plus envie d'aller en réunion, ni d'écrire les étapes. Tout cela m'a enchanté, mais je ne perçois plus que l'artificialité du truc. J'arrive au bout de mes capacités de bonne volonté. C'est aussi la sixième étape. Ça commence par l'inventaire de tes défauts. Je me sens comme un hypocondriaque qui consulterait le DSM. J'en ai marre de la sincérité. J'ai juste envie d'être un gros con. D'avoir mauvais esprit. De détester les gens. De les mépriser. De prétendre qu'ils sont la cause de tous mes problèmes. J'ai en tête ces mots entendus lors d'une réunion – « une rechute, ça se construit ». Certaines catastrophes ont leur architecture.

C'est ironique que ça se produise au moment où tu entres dans le programme. J'ai envie de me réjouir pour toi. Mais l'euphorie s'est dissipée. Je me sens juste seul, et accablé. Peut-être triste de ne pas avoir été celui qui t'acompagnait pour ta première réunion. Convaincu que tu ne veux surtout pas qu'on te voie avec moi. Et tu aurais raison. J'ai envie de baisser les bras. Une fille de NA est venue me dire qu'elle lisait mes livres. Avant. Qu'elle aimait vachement ce que j'écrivais. Avant. C'est-à-dire avant de savoir qui je suis vraiment. Un harceleur et un salaud. J'ai souri et j'ai dit je m'en fous, je ne suis pas venu parler de littérature. Mais ça m'a démoli. J'ai envie d'être aimé. Je n'écris pas pour me faire cracher dessus. Bizarrement je pense à Zoé. Elle en prend pour son grade, sur Internet. Nous sommes deux punching-balls, offerts à des publics différents. À ceci près qu'elle aime les gens qui la défendent. Elle s'adresse à celles qui la comprennent et qui la reconnaissent. Moi j'ai eu honte, après que la fille m'a parlé, du soutien des deux mecs avec qui j'étais. Je n'en voulais pas, de cette solidarité masculine. Je voudrais juste – ne pas être qui je suis.

REBECCA

T'es relou, copain : je me prends en main et toi tu t'effondres. On n'est pas synchrones, sur le coup. Écris sur ce qui t'arrive. Ce sera plus utile qu'aller boire un coup.

Je suis comédienne. Mon ego, c'est mon fonds de commerce... Être désirée par le réalisateur, validée par le producteur, épater le critique, attraper la lumière dans un plan, défendre chaque ligne de dialogue, mobiliser des équipes pour faire une seule photo, gérer les scandales... Je ne suis pas payée pour être humble. Ni pour douter de ma valeur. Un acteur, que ce soit à la scène ou sur un plateau de tournage, c'est quelqu'un qui impose son rythme à la narration. Le temps de ton ego, en quelque sorte. Je ne mens pas là-dessus, je ne joue pas les modestes. Et ça ne me gêne pas de voir que les autres font pareil. Tu penses trop à ta notoriété, et pas assez à soigner ton ego. Ta réputation, ton œuvre, l'offense faite à ton nom... Tu vis comme une institutrice de village dans les années 50. Et les ragots des voisins et que dira-t-on à l'église dimanche et serai-je invitée à la grand fête de la paroisse ? Mais biquet, c'est le troisième millénaire, on n'en est plus là. Tu écris des livres ? Pense au prochain. Oublie l'idée d'être le Dr. Dre de la littérature, tu es déjà trop vieux. T'as qu'à modéliser sur Casanova. Voilà. Il a écrit son œuvre majeure tellement tard qu'il est mort sans savoir qu'on en parlerait dans des siècles. C'est votre avantage, les écrivains. Vieillir n'est pas forcément un défaut. Admettons que demain, tu accouches d'un tube – que tu sois comme Pharrell quand il a fait *Happy*. Génial. Argent, opportunités, reconnaissance, grosse importance de ta personne. Quand ça arrive, c'est agréable, on se réveille et on se dit – quelle belle journée, quelle chance, quelle aventure.

Je sais de quoi je parle. Et ça te glisse entre les doigts, comme le reste. Rien ne se grave dans le marbre. La notoriété, on nous a présenté ça comme un must. Et nous comme des moutons on s'est tous rassemblés en disant « j'en veux un morceau, je veux qu'on valide ce que je suis par la notoriété ». Je peux me targuer d'en avoir une grosse, de notoriété. Je suis légitime à donner mon avis… c'est comparable à la 3-MMC. C'est-à-dire une drogue dure qui n'a aucune spiritualité. Une montée rapide, puissante, mobilisant toutes ces cellules, propulsion vers le haut. C'est l'extase consumériste, elle est aussi imparable que vide. Puis le crash. Il ne reste rien. Que les nerfs fracassés, perte d'orientation, irritabilité extrême, détresse. Et une seule obsession : recommencer.

OSCAR

C'est juste – la reconnaissance fonctionne sur moi et en moi comme la drogue. C'est la même évidence, à la première prise – la première fois que j'ai réalisé qu'un roman allait devenir un succès – faire exister un autre moi, permettre quelque chose de moi que je suis incapable de projeter à sec – c'était une révélation joyeuse. Peut-être un peu plus inquiète que l'alcool – l'alcool venait avec l'idée de « il suffira de boire » et je grandissais dans un pays dans lequel l'alcool était partout, alors que la reconnaissance il allait falloir aller la chercher, la trouver, l'entretenir – c'était une flamme plus compliquée mais ça avait levé en moi aussitôt une armée résolue. J'allais le faire. En tout cas je voulais m'en convaincre – et je n'étais pas ce jeune bourgeois qui pense que tout lui est dû, qu'il n'a aucun effort à faire aucun prix à payer. Dans la mesure de mes moyens, j'ai mené cette guerre. Et pendant des décennies, la machine à se droguer produisait de bons résultats et la machine à accumuler la notoriété fonctionnait elle aussi. Puis ça s'est mis à tourner à vide. Ça n'était jamais assez – écrire pour plaire écrire pour être reconnu pour inventer une version de moi plus intense désinhibée plus masculine – moins pathétique. J'ai la même réaction, quand je lis le livre de Moby, *Then it fell apart*. Je comprends qu'il faut renoncer. Et je me fais penser à cet ami qui vient d'être opéré du cœur à qui son cardiologue dit il faut tout arrêter – l'alcool et les drogues dures, et qui dit, les cardiologues disent tous ça, ils ne comprennent pas, je travaille la nuit, ils ne comprennent pas, c'est ma seule soupape de sécurité, mon seul plaisir évidemment, je ne peux pas complètement tout arrêter, je ne peux pas vivre sans, c'est ce qui me fait du bien – c'est une question de justice c'est l'enfant qui hurle je n'ai que ça il me manque tout sauf ça pourquoi et comment m'en priver. Et j'écoute cet ami et je pense tu ne gères pas, tu le sais, si tu gérais, sortant du bloc opératoire tu n'aurais pas ce réflexe d'appeler le dealer et de sortir les bouteilles d'alcool fort. Si tu gérais, tu saurais que tu as en toi tant de capacités pour t'amuser autrement, pour être vivant d'une autre façon. Tu ne gères pas et je lui dis – si tu as envie d'en parler, on ne sait jamais, tu sais que tu peux toujours m'appeler. Et d'une certaine façon je sais qu'en lui disant ça – je romps notre pacte. Je suis pareil avec la reconnaissance – quelqu'un en moi dit je ne peux pas tout à fait renoncer. Je n'ai que ça pour prouver que j'ai le droit d'exister.

REBECCA

Ou bien c'est un raisonnement débile. Un raisonnement de lâche, c'est-à-dire un faux raisonnement… alignement machinal d'arguments qu'on retourne pour les emboîter et les forcer à coïncider avec l'idée qu'on se fait de ce qui est pur et juste.

La reconnaissance sociale n'est pas quelque chose de juste. C'est la création d'une disparité trop grande. Il ne s'agit plus d'être connu dans son village ou dans son milieu, je n'ai aucune idée de ce qu'était la reconnaissance de l'artisan chaudronnier au début du XIXe siècle, peut-être que ça avait un sens vertueux à l'époque… quelque chose comme tu fournis un effort et tu as du talent et si tu fais ton travail de la façon la plus morale possible tu recevras comme récompense le respect et l'affection de ceux qui t'entourent. Je n'en sais rien. Ce que je connais, c'est le XXe siècle – la médiatisation. La mise en lumière d'un individu choisi par un milieu qui lui décerne le droit d'être plus important que ceux qui le regardent : le spectateur devant l'écran géant impuissant à changer quoi que ce soit à ce qui est joué devant lui, son statut absolument passif. Le film se déroule comme il est prévu qu'il se déroule, comme l'émission de télé se déroulait et toi dans ton salon tu pouvais faire ce que tu voulais devant l'écran… ça n'avait aucun impact. Avec Internet, on a l'impression que la donne change, qu'on peut intervenir. On comprend vite que la façon la plus efficace pour intervenir, c'est l'insulte.

Nous étions des humains plus grands que nature, reproductibles à l'infini, des statues vivantes éclairées maquillées pour être sublimées, on mettait dans nos bouches des paroles impeccables et on sélectionnait nos gestes et nous étions éternels. Ça, c'était le cinéma. Je crois qu'aujourd'hui, on revient comme dans un cycle à l'idée de l'actrice et l'acteur méprisés, un peu putes, de petite vertu, au talent toujours dénigrable, accessible.

C'est le musicien qui a fait des stars ce qu'elles sont devenues à la fin du XXe siècle. Possibilité de reproduction mécanique de ce contact spirituel qu'est la musique.

La reconnaissance fait bon ménage avec la drogue dure… Chercher le réconfort dans la reconnaissance, c'est chercher le réconfort dans ce qui te détruit. Tu te vends. Je ne me suis jamais prostituée, au sens où je n'ai jamais rien fait sans désir, sans désir sincère. Mais je n'ai jamais eu aucune raison de le faire. Je n'ai jamais eu aucune raison de plier mon désir, de le forcer à coïncider avec quoi que ce soit. La notoriété te vole à toi-même. C'est un privilège. Aucun privilège ne s'exerce sans son prix, généralement exorbitant.

OSCAR

Une dépression brutale. Je me sens amputé de quelque chose qui n'a jamais existé. J'ai perdu une tranquillité que je fantasme. Je t'écoute et décide d'écrire sur l'alcool. Ça m'angoisse. De toute façon, je ne peux pas le faire sous forme d'autofiction, comme je l'avais prévu. Puisque je ne peux pas parler de NA à la première personne. J'ai envie de boire. Quand je le dis à voix haute, ça passe aussitôt. Cinq minutes. Puis ça revient. Une voix me dit juste un verre, ça fait longtemps maintenant, tu as changé, tu n'es pas comme les autres, ils sont des absolutistes de la sobriété, ils ne savent pas boire comme toi tu sais le faire. Cette voix est un joueur d'échecs qui aurait dix coups d'avance sur ma conscience. Elle est patiente, fine stratège, elle me connaît par cœur. Elle est ce qu'il y a de plus élaboré en moi.

Je vois des amis de Nancy et je leur demande des nouvelles de cette fille dont je sais qu'elle essaye d'arrêter de boire, elle m'en a parlé souvent, elle a l'alcool triste. Ils me disent « sa psy lui a demandé si elle pensait qu'elle s'était assez punie, et lui a conseillé de reprendre, mais en se modérant ». Une part de moi se scandalise de ce qu'on puisse se dire thérapeute et croire que c'est une question de volonté, qu'il suffit de penser à modérer sa consommation pour ne plus être une alcoolique. Et la part de moi qui veut boire s'empare de cette phrase. « En se modérant. » Je monte à ce cocotier et le secoue avec vigueur. Et si j'en étais capable ? Aurais-je arrêté de boire pour me punir ? Aurais-je pactisé en traître avec la vague de haine qui s'abattait sur moi et cru que je méritais une bonne correction ? Tu es un sale mec, un dégoûtant – tu ne prendras plus de plaisir. À rien.

Avec modération. Boire comme les autres. Juste un verre, de temps en temps. Sentir qu'on est un peu pompette, se dire demain j'ai du boulot, lever le pied comme font les sobres, avec désinvolture pour dire une fois pour toutes : j'ai assez bu. Je m'arrête là.

Comme font les sobres ou comme font les branleurs. Les amateurs. Je n'ai pas envie de devenir un putain d'œnologue. Je n'ai aucune envie de boire avec modération.

La vie m'envoie des signes. Il est tout le temps question de boire. Je retrouve un ami scénariste avec qui j'ai écrit il y a longtemps un long métrage qui ne s'est jamais tourné. Nous avions travaillé pour un jeune producteur séduisant et cultivé mais complètement timbré, qui discutait âprement chaque contrat alors qu'il ne payait pas un centime.

Le scénariste et moi sommes restés en bons termes, je le croise par hasard et on entre dans un café, on se met au comptoir. On discute. On commande café sur café. Comme des mecs qui boivent. Ça me revient. Une photo noir et blanc accrochée chez lui, il est jeune, avec des amis, il fait trente kilos de plus, il est méconnaissable, avec son air de brute enthousiaste. Il a arrêté, remarquablement jeune. Notre façon d'enquiller les cafés, nous sommes deux anciens alcooliques. Des veufs inconsolables, et qui gardons les gestes, à blanc, de nos fêtes disparues.

Parfois ça me retombe dessus. J'ai envie de céder, juste histoire que cette tension cesse. Que ce soit fait, bordel. Succomber. Rien que le mot est joli. Tomber à la renverse. Perdre connaissance. Tomber par terre, glisser le long du bar, se vautrer dans le caniveau, vomir. Perdre. Ce qu'on aime en buvant c'est ce qu'on aime en fumant c'est ce qu'on aime dans la passion amoureuse c'est ce qu'on aime dans des boulots bien payés qui rendent malheureux – c'est aimer ce qui est plus fort que soi.

Un autre jour, encore. Je vais déjeuner en ville – entre auteurs, il s'agit de décerner un petit prix littéraire dont personne n'a jamais entendu parler.

Chacun y va de son avis définitif – les gens font semblant. Ils font semblant d'adorer la littérature et de savoir de quoi ils parlent. On finit par donner le prix à n'importe qui – personne n'écoute personne pendant les délibérés, chacun d'entre nous a son idée du truc – qui vote pour un ami, qui vote pour son éditeur, qui vote pour un livre qui lui a plu, qui vote contre un auteur qui lui a déplu.

Pendant le déjeuner qui suit les délibérations, la discussion roule sur Styron que je n'ai jamais lu. Il est question de traduction, du *Choix de Sophie* qui est ou pas un bon livre, alors que les premiers, tout le monde est d'accord, sont formidables. Et puis l'alcool « il a arrêté de boire du jour au lendemain, il a fait une dépression de vingt ans, ensuite il est mort. Mais il n'a jamais repiqué au truc ».

En revenant chez moi, je m'arrête à la librairie. J'achète *Face aux ténèbres*, le court récit qu'il fait de sa dépression. Je pensais qu'il y serait question d'alcool. Ce qu'il a à dire sur le sujet tient en quelques lignes. « La tempête qui s'abattit sur moi en décembre 1985 et me conduisit à l'hôpital, se manifesta tout d'abord au mois de juin précédent, comme un nuage à peine plus gros qu'une coupe à vin. Et le nuage – les symptômes manifestes – était en rapport avec l'alcool, une substance dont je n'avais cessé d'abuser depuis quarante ans. À l'instar de tant d'autres écrivains américains, dont le penchant pour l'alcool est devenu légendaire au point d'engendrer un flot d'études et de livres, j'avais eu recours à l'alcool comme à la voie magique qui mène à l'imaginaire et à l'euphorie, et à l'exaltation de l'imagination. À quoi bon me repentir ou m'excuser d'avoir eu recours à cette substance lénitive et souvent sublime qui toujours contribua grandement à mon œuvre ; bien que jamais je n'aie écrit une seule ligne sous son empire, j'en usais de façon différente – souvent conjointement avec la musique – comme d'un moyen pour permettre à mon esprit de concevoir des visions auxquelles le cerveau non dopé par l'alcool ne saurait avoir accès. L'alcool fut toujours un associé inestimable et privilégié par mon intellect, sans compter qu'il était un ami dont chaque jour je recherchais les secours – et qu'aussi je recherchais, je le vois maintenant, comme un moyen de calmer l'anxiété et la peur naissante que j'avais si longtemps dissimulées quelque part dans les oubliettes de mon esprit. Le problème, au début de cet été-là, c'était que je me retrouvais trahi. Cela me frappa tout à fait inopinément, quasiment du jour au lendemain : je ne pouvais plus boire. C'était comme si mon corps s'était révolté pour protester, en même temps que mon esprit, et avait conspiré pour rejeter ce bain quotidien de mon âme après lui avoir si longtemps fait fête, qui sait, avoir peut-être même fini par en éprouver le besoin. »

Et j'en déduis que j'ai peut-être voulu arrêter de boire trop tôt. Si j'avais attendu que mon corps dise stop, je n'aurais pas donné tant d'importance à ce phénomène. J'ai envie de boire comme j'ai envie de passer un portail sur un monde entier. Mais Styron écrit d'une époque révolue, où on ne réclamait aux hommes aucun compte sur leur comportement. Je renonce à recommencer à boire. Momentanément.

REBECCA

On me prête à Barcelone un appartement tout en longueur, où le soleil ne pénètre pas. Je suis contente d'être sortie de Paris. Je croise tous les jours dans le Raval le même jeune mec noir assez beau – cheveux longs, lunettes noires délabrées, en short et pieds nus – inexplicablement élégant. Son vélo n'a pas de pneus, la chaîne pend à côté du dérailleur et il n'y a pas de selle, il s'assied directement sur le cadran. Ça fait deux mois que je le vois rouler avec le même vélo dans le même état et chaque fois il me faut un peu de temps pour réaliser que rien ne va dans le tableau.

Il est tellement hiératique et sûr de lui qu'il faut un temps pour que ça monte à la conscience – il manque des pièces essentielles à ce vélo et à son usager.

À la plage, un gamin brun se promenait avec un énorme sac noir Gucci – comme s'il sortait du magasin. De loin il avait l'air d'un jeune bourge lambda – et puis je l'ai vu sortir un carton pour dormir à l'ombre et je l'ai mieux regardé. C'était un gosse – il avait quinze ans, maximum, et en fait c'était un jeune sdf, avec un vieux bermuda orange trop large pour lui. J'ai mis du temps à penser qu'il traînait là, sur cette plage gay, à la recherche d'un client potentiel – ou d'un mec à arnaquer, va savoir. C'est ce qu'on déteste dans la prostitution : ça se voit.

Tout le monde porte le masque. Il fait depuis des semaines une chaleur accablante – perles de sueur à la lèvre supérieure. C'est irrespirable. Et probablement inutile. Tout le monde porte le masque et tout se passe en extérieur – les gens portent le masque à table en discutant, tant qu'ils ne sont pas servis ils parlent avec le masque. Ils font de leur mieux. Ils ne se demandent pas si c'est utile ou si c'est confortable. Ils font ce qu'ils peuvent pour éviter un nouveau confinement.

Moi aussi j'ai l'impression que la vie me parle, m'envoie des signes. Elle me montre un monde qui ressemble à ce que je ressens – en difficulté, abîmé, sans direction claire. En roue libre.

Venons-en au fait : tu veux rechuter. Je ne suis pas d'accord. La première chose que j'aie faite, en arrivant ici, c'est chercher une réunion. Je ne comprends rien à ce qu'ils racontent, et avec le masque je ne sais même pas qui prend la parole. Et pourtant ça me fait du bien d'y aller. Ça me rassure de passer une frontière, de changer de langue – et qu'il y ait les mêmes réunions. Ici personne ne me reconnaît plus. Je n'aime pas trop ça. Heureusement une Française de mon âge m'aborde à la sortie, on va boire un café. J'ai l'habitude qu'on fasse attention à moi et qu'on me chouchoute et que les gens soient comme des petits piranhas enthousiastes avec la grande actrice, chacun son petit morceau de mon temps, de mon attention. Mais je n'ai pas l'habitude qu'on me parle comme elle me parle. Aussi directement, de choses essentielles.

Ce serait quand même moche qu'à cause de toi je sois devenue adepte de ces réunions, alors que je n'avais rien demandé, et que ça marche pour moi et que toi tu rechutes comme un débile. Capitule, bouffon, sur quel ton faut-il te le dire ? Tu n'as plus vingt ans. C'est fini. C'est tout. Arrête d'argumenter. Ta saison est passée. Tu l'as vécue. Ce que tu cherches, tu ne le trouveras plus ni dans l'alcool ni dans le shit. Ce sera comme quand on recouche avec un vieil amour qu'on a adoré et ce n'est plus comme avant. Même pas du réchauffé. Que des emmerdements.

Moi aussi je peux broder sur mes premières cuites avec émotion. Il y avait du soleil, c'était le printemps. Je buvais de la mirabelle dans une gourde en plastique. On répétait un spectacle de théâtre à la MJC de Vandœuvre. Je jouais *Ondine*. On se foutait de la gueule des travailleurs sociaux et leur bonne humeur de connards en 4L – n'empêche qu'on finissait toujours par traîner à la MJC. J'adorais le théâtre mais ça ne m'empêchait pas, pendant les répétitions, de finir allongée par terre les bras en croix et personne n'osait boire avec moi. Les filles n'osaient rien. À mon époque, elles avaient peur de tout. J'allais devenir cette adolescente de quatorze ans qui boit du whisky à la bouteille. Mon role model c'était la fille à cheveux bleus dans *Albator*, elle a des yeux jaunes qui semblent vides et joue de la harpe. Elle, et Christiane F., évidemment. J'allais bien. Parfois je parle de mon adolescence avec des adultes qui n'ont pas le même genre de souvenirs, c'est difficile d'expliquer que c'était une bonne époque. J'achetais de l'eau écarlate et je descendais toute seule au fond d'un parking, avec un petit magnéto et j'écoutais *Flash Gordon* de Queen et Joy Division, en sniffant. Je volais les disques au Hall du Livre. C'est toi qui me l'as rappelé, j'avais oublié. J'entrais avec un sac Dorotennis, je faisais un petit tas, je les mettais dedans et je sortais. J'avais du cran, j'aimais voler dans les grands magasins, on peut même ajouter ça à la liste des trucs que j'ai regretté de ne plus pouvoir faire quand je suis devenue célèbre. Je pouvais le faire à New York ou à Tokyo mais une fois que tu peux payer les choses et que tu les voles délibérément, pour le flash d'adrénaline, tu te sens débile, ce n'est pas le même plaisir que quand t'es petite et viens prendre ce que tu veux. C'est comme si tu récupérais quelque chose.

Je comprends ta nostalgie de l'adolescence. Mais c'est fini, nous n'aurons plus jamais quatorze ans. Il n'y a pas de rechute heureuse. Pas besoin d'aller dans les salles pour savoir ça. J'ai toujours fréquenté des toxicos et je n'en ai jamais vu un déclarer « j'ai repiqué au truc, quel bonheur ». Alors arrête ton cirque et redescends sur terre… fais du sport ou prends des vacances.

OSCAR

J'ai une plante verte dans mon salon. Elle redonnait des fleurs, de grosses fleurs bordeaux, comme des grappes de raisin. Ce matin j'ai découvert que ses feuilles étaient dévorées, trouées ou grignotées, et s'y accrochent de gros cocons cotonneux à l'intérieur desquels vivent des petites chenilles vertes. J'en ai déjà ôté une trentaine, mais j'ai l'impression qu'elles se reproduisent d'heure en heure. Chaque fois que j'épouille la plante, je trouve de nouveaux œufs. Les feuilles se roulent sur elles-mêmes, c'est comme si la chenille recroquevillait la feuille. On les repère à ce que du blanc se crée, une enveloppe collante – tant que la chenille n'est pas sortie de son espèce de coquille brune et qu'elle gigote – elles ont pile la couleur des feuilles – c'est compliqué d'extraire le parasite pour protéger la plante, faire en sorte qu'elle survive à l'attaque des chenilles. Quand on est à l'intérieur d'une histoire d'amour, c'est exactement ça : le cocon, ce truc épais qui se crée en quelques minutes, collant, doux, soyeux mais opaque. De l'intérieur, on ne voit rien : on ressent, on est collé à la chair des histoires, on y végète, la plante de nos vies a beau être dévorée, dévastée – on se nourrit du désastre, on n'en sort pas.

J'ai raccompagné Clémentine à pied jusqu'à l'arrêt de bus. En passant on croise ce chien noir, il est court sur pattes, les oreilles dressées, il a un air vif, je l'appelle Volt. Et je vois le maître de Volt, assis au comptoir d'un bar étroit, il fait soleil dehors et l'intérieur des lieux ressemble à une caverne douillette, il est assis devant un verre genre martini – liquide rouge, épais. Je le vois en passant et je sais que c'est ce qui me manque le plus, de l'alcool : que les bars ce soit encore chez moi. Que chaque comptoir ait le potentiel d'un havre d'accueil. Rester, après la fermeture, quand les rideaux se baissent, entre habitués et sortir par la porte de service – chercher où on vend des croissants toute la nuit. Bizarrement, ce n'est pas de l'ivresse que j'ai le souvenir le plus précis, ni la nostalgie la plus lourde – je ne regrette pas particulièrement le parler fort en répétant dix fois la même chose. Je vois les gens se transformer au moment de l'apéro, leur façon de s'arrondir, de se réchauffer, après dîner ils deviennent tactiles, ils passent aux confidences. J'ai la nostalgie de l'impact physique – la gorgée de whisky, cette brûlure à la gorge, ce réchauffement des articulations. Mais c'est surtout les bars que je regrette. Avoir le sien. Connaître les serveurs. Être accueilli. Le réconfort d'un chez-soi qui n'est pas domestique.

L'alcool, c'était la stabilité. Je n'en ai connu aucune autre, ni avant, ni pendant, ni depuis. L'amie, l'amour, le parent, le sol, l'air frais et la douceur.

Régulièrement, parfois sans conviction, je pense au suicide. Depuis que j'ai arrêté de boire, je termine toujours par la même réflexion : avant de partir, la seule chose qui me ferait plaisir, ce serait un verre de vin, un verre de vin blanc, un vin blanc sec, et un autre verre, de blanc moelleux, et puis une coupe de champagne, et un verre de vin rouge, un saint-joseph par exemple. Et un whisky. Sans glace. N'importe quel whisky.

Et alors je me dis : et si je buvais un coup, et puis un autre, si je rattrapais tout ce retard – tous ces verres manqués qui ne m'ont pas accompagné, ni soutenu, ni distrait de ce que je suis. Alors je serais bourré et je n'aurais plus envie de mourir. J'oublierais cette idée. Je ne penserais plus qu'à boire.

L'imprévu me manque. Même la bière me manque. Je n'ai jamais aimé la bière pourtant j'en ai la nostalgie. Fraîche. En terrasse. Sa couleur me manque. La sensation du verre dans ma main me manque. Et puis ça fait pisser. C'est quand on se lève pour aller se vider la vessie qu'on évalue à quel point on est défoncé. Combien de fois je me suis retrouvé, incapable de me relever sans tomber, assis dans des toilettes.

C'est peut-être parce que je ne bois plus que je n'écris plus. Je me demande si mon problème venait de ce que je ne buvais pas suffisamment. Malcolm Lowry, Scott Fitzgerald, Marguerite

Duras, Chandler, Truman Capote, Stephen King, Hammett, Dorothy Parker, Steinbeck, Jean Rhys, Patricia Highsmith, Hemingway, Elizabeth Bishop, Raymond Carver, Georges Simenon… une manie de Blanc. Il y a les jazzmen noirs et l'héroïne, les musiciens noirs et toutes les drogues que tu veux, il y a les sportifs les acteurs noirs et la défonce – mais les romanciers noirs – qu'ils soient américains haïtiens français ou kényans – ne viennent jamais te casser les couilles avec la difficulté qu'ils ont à créer. Il n'y a pas de tradition d'alcoolisme chez les grands auteurs noirs. Aussi je me reprends – je me dis que si Baldwin n'avait pas besoin de picoler, c'est que ça n'a rien d'obligatoire pour être un bon auteur.

REBECCA

Tu te racontes des salades. Tu prépares une chute comme on construit une cabane – en ramenant n'importe quel bout de bois que tu enserres aux autres. Je n'ai jamais construit de cabane mais je suis sûre que c'est comme ça qu'on fait. Comme toi. Tu appelles à l'aide en faisant attention à ce qu'on ne puisse rien faire pour toi.

Je comprends, j'ai tellement aimé recommencer avec des hommes avec qui rien n'était possible, j'ai porté des chagrins comme si j'étais une veuve universelle, je portais tous les chagrins de tous les amoureux séparés et dès que je pouvais, je montais dans une histoire triste une qui finirait mal une qui me détruirait et je comprends ce que tu fais. Mais on n'est pas taillés dans la même étoffe. Je survis à tout. Je reviens de tout. Je ne suis pas faible.

Et je ne peux rien faire pour te sauver de ce que tu désires. En devenant clean – tu deviens comme un flic zélé, ou un gay au début du siècle dernier qui doit deviner au moindre signe s'il peut s'adresser à quelqu'un… tu développes un flair, un sixième sens, une vigilance inattendue. Je devine quand quelqu'un a pris quelque chose avant même de lui adresser la parole, je le sais à sa peau à son odeur à sa démarche. Et je te vois retourner à l'euphorie – l'euphorie de l'amoureux mais l'amoureux à blanc, l'amoureux sans partenaire humain, l'amoureux nigaud. Il y a une volupté particulière à tout foutre en l'air mais aussi une volupté particulière à retrouver ses vieux démons. Il existe un plaisir de l'effondrement. Tu te prépares. Tu savoures à l'avance.

Je ne peux pas t'enfermer je ne peux pas vivre ta vie à ta place. Je pense à ta fille que je ne connais pas et qui sans doute attend ce moment depuis un peu plus d'un an parce qu'elle te connaît mieux que moi et elle sait qu'on ne peut pas te faire confiance. Je t'en veux. Je m'en veux. Je sais que dire « attention » ne sert jamais à rien. Je pourrais te coller contre un mur et te mettre des beignes te séquestrer un mois entier dans un sauna en te purgeant à la vitamine C et au magnésium. J'aurais pu débarquer accompagnée de cinq nymphomanes de moins de vingt ans qui se seraient jetées sur toi et ne t'auraient plus laissé respirer comme ça t'aurais pensé à autre chose j'aurais pu t'hypnotiser de force te sédater ou t'emmener dans les montagnes d'Ouzbékistan ou voir les temples du Cambodge, à Lourdes ou dans une clinique suisse –

Et ça ne servirait à rien.

Qu'est-ce qu'on peut faire pour l'ami qui veut retomber ? Exiger qu'il se reprenne en main ? Qu'est-ce qu'on peut faire pour l'amie qui rencontre la mauvaise personne et ça se voit qu'elle va prendre une trempe carabinée et on sait qu'elle n'en sortira pas indemne mais elle est possédée, aimantée, et n'a que faire de notre mise en garde.

Qu'est-ce qu'on peut faire pour l'ami fatigué de refaire toujours les mêmes erreurs mais qui nous dit moi ça m'amuse ? Qu'est-ce qu'on peut faire ? On attend. On répond aux textos un peu trop vite. On dit trop souvent toi je t'aime. On suggère : et si tu arrêtais. Et si tu changeais de stratégie. L'ami ne vous demande pas de vous mêler de ses affaires. L'ami ne vous a rien demandé. Qu'est-ce qu'on peut faire pour l'ami qui va bien et qu'on voit construire sa débâcle ?

Les gens se foutent en l'air. On ne peut être que d'accord avec ça. Ou éviter de choisir ses amis parmi les perturbés. Ce ne sont pas les gens seuls, dont personne ne se préoccupe, qui se foutent en l'air autour de moi. Au contraire, ce sont les gens qui sont aimés. C'est une façon de dire à ceux qui les entourent : vous ne servez à rien. Regardez, vous ne pouvez me faire aucun bien. Je me solidarise toujours avec les non-alignés. Qu'est-ce qu'on peut faire pour les amis pour lesquels on craint le pire ? Rien. On ne peut qu'envoyer des messages pour dire on va faire un ping-pong on se retrouve en terrasse. On ne peut que se dire pourvu que ça passe. Et être là, après. En priant pour qu'il reste quelque chose de l'ami qu'on avait. Et puis laisser pisser. Je t'embrasse.

OSCAR

Amie, ta lettre m'a touché, je ne rechuterai pas. Je vais changer de parrain parce que celui que j'ai pour le moment, je n'ai jamais envie de l'appeler. Et il y a ce type que je vois toujours aux réunions de la rue de Charonne que j'admire – je ne savais pas qu'il venait au programme, je sais très bien qui il est.

Il s'est passé ce truc étonnant. Léonore m'a appelé, en panique. Elle séjournait avec Clémentine en banlieue lyonnaise, chez des amis qu'elle voit souvent. La petite est partie de son côté avec les gamins. Ils se sont fait choper en train de fumer des pétards. Il paraît que la police harcèle les adolescents depuis le confinement. Comme s'ils avaient pris l'habitude. J'ai compris que Léonore prenait mon clean au sérieux. Et que c'est Clémentine qui lui en parle. Je n'avais pas réalisé que ma fille avait capté ce que je faisais sur Zoom, quand elle est là je m'enferme dans ma chambre, je mets un casque et je ne dis rien. J'ai eu cette première conversation étrange avec la mère de ma fille, que je n'avais jamais eue. À chaque fois que je me convaincs que j'étais un mec défoncé à la coule, la réalité vient me dire que je suis le seul à voir ça comme ça. Léonore m'a parlé de notre séparation – je pensais qu'elle m'en voulait beaucoup mais c'est surtout à la drogue qu'elle en veut. J'ai trouvé ça sympa de sa part. Je ne suis pas sûr que je me serais beaucoup mieux comporté à jeun. Je l'ai laissée dire. Et je l'ai laissée me féliciter abondamment pour mes choix de vie récents et me dire combien la différence est admirable et qu'elle peut compter sur moi. C'est vrai que depuis que je suis clean je n'ai pas raté une seule fois le jour de prendre la petite. Je l'écoutais me raconter tout ça et je pensais à ta lettre – je me disais c'est tout de même agréable, ces femmes qui se préoccupent de moi.

Elle voulait que je parle avec Clémentine. En ma qualité de mec sobre et qui connaît la vie. En ma qualité de père en fait. J'ai flairé l'embrouille – je me voyais mal avec la gosse en train de lui dire que le shit la conduira à la prostitution sordide une seringue dans le bras. Léonore ne m'avait pas parlé comme ça depuis des années. J'ai dit ok envoie-la-moi je vais prendre le goûter avec elle.

Je suis allé acheter une tarte tatin chez Picard parce que je sais qu'elle la kiffe. Le tête-à-tête en lui-même s'est mal passé. J'ai dit « Je vais te parler comme à une adulte, parce que c'est ce que tu deviens. Et tu sais que j'ai déjà fumé du shit. Je sais de quoi je parle. C'est une drogue douce si tu fumes deux fois par an, à des occasions exceptionnelles. Mais si tu fumes toutes les semaines, c'est un produit infiniment plus dangereux que ce qu'on vous laisse croire. Pris régulièrement, le shit attaquera ta concentration, ta créativité, ton humour, ta joie de vivre, ton intelligence, ton sommeil, ta curiosité… » Elle a soupiré. Je l'ennuyais déjà. Je suis devenu cassant. J'étais humilié. Et mal à l'aise. Je commençais à me dire que j'aurais dû m'y prendre autrement – la faire parler, histoire de savoir ce qu'elle fait avec le shit. Mais on n'invente pas un rapport sympa avec sa fille comme ça sur un coin de table parce que la mère compte sur vous. Très vite je l'ai traitée de petite connasse arrogante qui s'en prendrait plein la gueule dans la vie parce qu'elle joue à la dure et qu'elle n'est qu'une idiote. Pas exactement ces termes – mais c'était l'idée.

Elle s'est levée pour partir, je l'ai suivie jusqu'à la porte, je l'ai attrapée par le poignet pour la forcer à se retourner elle a hurlé « ne me frappe pas », pas comme quelqu'un qui a peur mais plutôt comme si elle allait m'en mettre une. J'ai hurlé en retour. Je l'ai un peu secouée et elle a dévalé les escaliers. J'ai suivi comme un con en claquant la porte sans prendre la clef je l'ai rattrapée dans la rue. Elle ne voulait plus me parler.

Tout ça pour dire – ça a très mal commencé. Et là dans la rue elle m'a dit – ne me fais pas la morale je te connais tu vas recommencer à te droguer alors la dernière personne qui peut m'aider c'est toi. Ça m'a sidéré. Comme si ça m'avait fait dérailler la colère. Au lieu de dire une connerie j'ai demandé « mais pourquoi toi tu me traites de drogué ? Tu m'as déjà vu prendre de la drogue ? » Son visage s'est déformé, rictus de dégoût et d'incrédulité. Ça ne lui allait pas du tout. J'ouvre une parenthèse pour dire

– l'énervement, elle le fait vachement bien. Elle ne tient pas ça de moi, je suis ridicule quand je me mets en colère, je deviens jaune et ma voix déraille, mon père était colérique mais il était pareil – c'est uniquement parce qu'il nous tapait qu'on ne se foutait pas de lui ouvertement quand il s'énervait. Et elle ne tient pas ça de sa mère non plus, Léonore c'est une catastrophe quand elle s'énerve, elle pleure elle bégaye elle perd tous ses moyens. Clémentine – très fauve, très stylée quand elle se laisse aller. Ça m'a fait penser que si nos rapports s'améliorent, ça vaut le coup qu'on parle un peu des garçons parce que je pense qu'elle a appris ça avec des gars, pas chez nous. Fin de la parenthèse – la grimace de dégoût en revanche c'était hideux. Mais j'étais sincèrement surpris. J'ai répété la question « est-ce que tu m'as déjà vu me droguer Clémentine ? » Elle a dit tu plaisantes et t'as du temps j'espère parce que tout ce que j'ai à dire sur toi est en rapport avec la défonce.

C'est la première fois qu'elle me disait quelque chose d'important et de sincère depuis qu'elle est adolescente. Tu sais il y a des moments comme ça – pour le dire en langage cinématographique à la Wachowski, c'est quand tout se fige autour du personnage et que pendant quelques secondes, il échappe à la situation et se déplace dans un espace qui lui est propre. C'est le miracle. J'ai senti sur ma nuque un souffle glacé, une main qui me saisissait et j'ai compris en même temps que j'avais bien décidé de rechuter et que je n'allais pas pouvoir le faire. La comparaison avec la passion amoureuse est ici évidente : je me suis senti comme quand tu as décidé de partir pour une autre fille et que ta femme dit quelque chose qui fait que tu réalises que tu ne vas pas le faire. Valises faites, décision prise et une main invisible te plaque au sol. Je n'allais pas boire ce verre. Je n'allais pas prendre cette ligne. Je n'allais pas revenir en arrière. J'étais, dans la même seconde, désespéré de devoir renoncer, et soulagé comme un naufragé touchant la terre ferme. Et je me suis trouvé admirable, j'étais ébloui de ma propre splendeur. Quel sacrifice. Quel père extraordinaire. Moi, ce roc dans la tempête, ce père prêt à tout pour rassurer sa fille. C'est rare que je m'aime comme ça. J'en ai profité.

Je lui ai dit on boit un café et j'ai raconté au mec du bar qui me connaît que j'avais oublié mes clefs, à l'intérieur, avec mon portefeuille ça a fait rire ma gamine, « T'es pas dans la merde, papa ». Elle a commandé un Fanta – je ne savais pas que ça existait encore. Ça lui coûtait de commencer à parler mais elle l'a fait. Finalement, elle m'a accompagné chez le serrurier puis on est revenus s'asseoir dans les escaliers de mon immeuble en l'attendant – ça a pris tout l'après-midi. Elle n'a pas arrêté de parler. J'étais sidéré. Elle se souvient de choses que j'ai oubliées, des choses dont j'aurais juré qu'elle était bien trop petite pour en avoir conscience. Elle se souvient de toutes les fois où je l'ai plantée, des lignes de coke que je prenais discrètement le soir de Noël, des engueulades avec des ex quand j'avais trop bu, des nuits où je la couchais avant de faire un poker avec des potes et quand elle se réveillait on était toujours là et on puait l'alcool la clope et on racontait que des conneries en lui tripotant les cheveux comme des cons. Elle se souvient de centaines de promesses que je n'ai pas tenues, d'engueulades à propos de rien parce que j'avais fait la fête la veille, de voix pâteuse quand elle arrive à la maison, du shit devant la télé et que j'étais là mais c'est comme si elle était seule, de la laisser m'attendre dans un bar pendant que je vais aux toilettes avec des copines, de mon matériel dans la chambre de bonne que je laissais en évidence parce que j'ignorais qu'elle fouillait mon bureau. Elle se souvient de tout. Un vrai flic.

Le serrurier était correct, il n'a pas essayé de changer la porte pour me facturer trois mille euros, il a sorti une carte et il a ouvert en trente secondes. On est rentrés finir la tarte tatin. Je me suis excusé auprès de Clémentine de m'être emporté comme je l'avais fait et elle a déclaré – « je m'excuse d'avoir dit que tu te redroguerais. Je vois que tu changes. Vraiment. Et c'est cool. T'as jamais été comme t'es en ce moment ».

Elle est restée dormir à la maison. Le soir j'ai appelé Corinne – c'était le moment de faire la paix. Elle a toujours su parler à Clémentine. J'étais sur la défensive mais dès que j'ai expliqué « elle fume du shit », Corinne n'a pas éclaté de rire en disant « c'est de son âge », elle a posé la bonne question « quotidiennement ? ». Elle n'a ni dramatisé ni pris la chose à la légère. Elle nous a invités à passer quelques jours chez elle.

— J'ai les clefs de chez les voisins et ils ont une piscine.

— Je vois si sa mère est ok et on descendra en train elle et moi. Ça me fera du bien aussi. Je viens tout juste de renoncer à relapser.

— T'es toujours un peu connard, mais t'es notoirement moins connard qu'avant.

J'ai failli mal le prendre et j'ai fait le contraire. Je l'ai pris comme un compliment – je crois que c'en était un.

REBECCA

Toi, la parentalité, c'est pas ton domaine d'excellence… C'est une personne, ta fille, c'est pas une béquille. Ton clean ne devrait pas reposer sur elle. Tu me diras, on s'en branle : l'essentiel c'est que tu rassembles tes esprits. Ça m'a fait plaisir de te lire. Je ne peux pas t'écrire très longtemps. Je suis sur un tournage, on va bientôt venir me chercher. J'adore vivre à l'hôtel. Qu'on me monte mon petit déjeuner en chambre. Je ne voulais pas le faire, ce film. Mais j'avais trop besoin d'argent. Je trouvais le scénario naze et le casting désastreux. Sauf qu'en fait ça se passe bien. La réalisatrice connaît son affaire et de scène en scène je crois qu'on fait un truc bien. Ça ne fera pas une entrée, mais en festival on va cartonner. Le chef opérateur m'a à la bonne. Il passe des heures à m'éclairer. Je me suis vue dans le combo. Ça va. Je n'ai pas eu cette allure depuis longtemps. Quelle bonne idée, ce clean. Je te laisse, embrasse ta fille et ta sœur de ma part. Je sais que tu descends la voir. Corinne m'appelle tout le temps. Elle ne peut plus se passer de moi. T'embrasse.

OSCAR

J'observe Corinne avec Clémentine. La petite n'est pas plus aimable qu'à son habitude. Quand elle arrive elle dit gentiment bonjour et tout de suite après elle se retire, elle sort son téléphone et se rétracte, pareil qu'avec moi. Elle est dans la pièce, mais elle n'est pas là.

Corinne ne réagit pas comme je le fais. C'est elle qui fait la différence. Elle ne se raidit pas. Elle n'est pas intimidée. Elle n'est pas le père de l'enfant – elle n'a pas d'idée préalable de ce que devrait être cette relation. Les histoires qu'on a eues avec notre père ne lui éclatent pas à la gueule chaque fois qu'elle pose les yeux sur elle. Elle laisse couler, mais ne se gêne pas pour l'inclure de temps en temps, dans la conversation ou dans les activités de la maison. « Lève-toi et va acheter des fruits viens m'aider à porter du bois. » Elle ne rajoute pas d'agressivité passive quand elle lui demande de faire quelque chose – c'est quand je la vois faire que je réalise comment moi je fais. Quand Corinne dit aide-moi à éplucher des patates elle ne sous-entend pas – laisse ton téléphone ne sois pas comme tu es pense à moi prends-moi en considération donne-moi ce dont j'ai besoin. Elle veut des patates épluchées, ça s'arrête là. Je réalise que je mets du stress dans toutes les situations. Mon stress, ma douleur, ma négativité, ma culpabilité. Moi, moi, moi. Je réalise que je passe mon temps à obliger ma fille à prendre mon malheur en compte. Et jamais directement.

Et surtout – Corinne a de l'enthousiasme. Elle dit « les gosses de ton âge, quand je vous vois, je me dis que les fachos ont du souci à se faire. Ils se la sont coulée douce avec nous mais avec vous, ça va être plus coton… » Et Clémentine sourit. Je suis incapable de penser une chose pareille. Encore moins de la formuler sur un coin de table. Je n'ai que de l'angoisse quand je pense à la vie de Clémentine – je tricote au-dessus de sa tête une toile de tristesse, ça et rien d'autre.

Je suis assis dans un vieux fauteuil orange, collé contre la fenêtre par laquelle je regarde le jardin quand je lève les yeux de mon livre. J'ai trouvé dans le couloir, le foutoir que Corinne appelle sa bibliothèque, une vieille édition de *Romance gitane* de García Lorca. Je relis plusieurs fois chaque page. Et je les regarde être ensemble. Clémentine tape de la paume le cul d'un bocal en verre pour l'ouvrir et Corinne soupire « quel dommage qu'il n'existe aucune thérapie de reconversion des hétéros, tu ferais une lesbienne d'exception ». Clémentine est aux anges.

— Parce que j'ai ouvert les haricots du premier coup ? T'es pas bien dans ta tête…

— Je dis ça parce que tout ce que tu fais est impeccable, tu n'as pas la gourderie pathétique de la femme hétérosexuelle.

Et Clémentine rayonne, c'est un chouette compliment. Elle enchaîne sur Lesbian TikTok et attrape son téléphone pour montrer quelque chose à Corinne qui le lui arrache des mains :

— Mais qu'est-ce que c'est que cette bombe ?

— Arrête elle a mon âge tu peux pas parler d'elle comme ça !

— Je ne vois pas bien ce que je pourrais en dire d'autre, mon cœur, c'est une bombe atomique.

Je les regarde, à quelques mètres de la scène. Et j'observe mes émotions. J'ai le ventre tordu par un mélange de colère et de chagrin. Il y a de la jalousie là-dedans, de la rage d'être exclu, de la tristesse de mon incapacité à me joindre à la conversation parce que si je le fais je gâche la tranquillité de l'échange, je suis le père mauvais comédien qui singe la légèreté. C'est un magma étrange et je discerne, quelque part dans ce trafic, une sorte de ligne claire – comme le ciel en Bretagne quand une bande de bleu annonce un quart d'heure de soleil dont il faut profiter. Il y a aussi quelque chose de neuf qui respire, quelque chose qui se décompose à peu près comme ça – je suis content pour Clémentine, qu'elle ait quelque part un adulte qui lui donne du répit de l'angoisse des adultes – et aussi je réalise que ça ne tient pas à grand-chose, être bien avec elle.

Se laisser traverser par un événement. Ressentir une émotion. Au lieu de la fuir. Je veux bien le faire. Comment est-ce que je m'y prends ? Comment je me mets ? Faut-il marcher ? À quelle allure ? Avec ou sans musique ? Faut-il s'asseoir ? Le dos bien droit ? Respirer dans le ventre ? S'allonger sur le sol ? Étendre les bras en croix et bâiller ? Laisser les pensées parasites creuser leur galerie dans mon ventre ?

Bullshit. L'émotion c'est le trou d'ozone le changement climatique c'est toujours la lave du volcan le bombardement le virus. Les émotions ce n'est ni usine ni théâtre c'est quelque chose qui ne se contient pas. C'est pour ça qu'on ne peut pas les accueillir. Elles te plient. Tu peux toujours serrer les fesses en souriant. Elles te retournent. Ce n'est pas une fabrication artisanale, individuelle, un truc que tu sculptes selon l'idée que tu te fais du monde. Ce n'est pas un bol en céramique. L'émotion qui déferle sur ma génération est le désespoir. Elle est collective. Elle tonne, au fond de la terre. C'est la même qui nous soulève tous. Chacun peut se précipiter avec son petit message et sa formule, ça ne change rien. Que tu sois maître du monde ou sur une épave au milieu de l'océan, l'émotion est la même. Nous lui appartenons, elle est un accord implacable et qui sonnera quoi qu'il arrive.

Et la seule technique qui te permette de souffler sur le désespoir, c'est l'espoir. C'est aussi simple que ça. L'espoir est le seul antidote au désespoir. Or, c'est précisément ce qui nous a été confisqué. La dystopie est devenue l'unique horizon raisonnable. Croire que les choses puissent s'améliorer est une preuve d'idiotie. Ça, c'est le totalitarisme vainqueur. Nos imaginaires accaparés par une conviction unique : il n'y a pas d'alternative. L'espoir, c'est bon pour les imbéciles.

Alors Clémentine me dit tu viens papa on mange et je cesse de vouloir à tout prix mettre des mots précis sur ce magma d'angoisse qui me laboure le ventre et je me lève et m'assieds à leur table et je ne me force pas à sourire je ne cherche pas quelque chose d'intelligent à dire ni quelque chose de désagréable pour qu'elles comprennent que je me sens exclu – ça, c'est ce qui fait que je m'assieds avec elles et je dis qu'est-ce que c'est bien García Lorca ça fait longtemps que je l'avais pas lu et Corinne répond ça fait longtemps que je n'ai pas ouvert ce livre la fille qui me l'a offert vit en Australie maintenant je me demande ce qu'elle est devenue et Clémentine qui s'en fout me dit Corinne a fait sa tarte aux fraises en dessert et je sens qu'elle est contente de retrouver cet univers dans lequel elle a ses points de repère et que c'est simple – et pendant quelques minutes je ressens cette sensation bizarre, qui finalement m'est très étrangère – je suis à ma place, tout va bien. Je ne me creuse pas la tête, je ne cherche pas ce que je pourrais dire qui ferait de moi un meilleur papa un frère qui assure ou quoi que ce soit de particulier. J'appartiens à cette scène. Je n'ai rien de particulier à faire pour que ça se passe bien. Juste pour aujourd'hui je me sens moins connard qu'hier.

REBECCA

T'es sûr que tu vas bien, poussin ? Tu n'es pas un peu exalté ?

Je t'écris le soir parce que la journée, je la garde pour ne rien faire. Barcelone est vide. Ce qui est bon pour le cœur est fatal pour l'économie et vice versa – c'est quand même un problème, cet antagonisme.

D'habitude en cette saison les rues sont prises d'assaut. En dix ans le centre de la ville a perdu quatre-vingts pour cent de ses habitants. Les logements sont devenus des Airbnb, durant le Covid ils ont été convertis en serres à marijuana. La plupart des commerces des boutiques à touristes. Des rues entières de rideaux baissés. Il ne reste ni boulangerie, ni librairie, ni coiffeur. Des boutiques à vendre du souvenir moche. Toutes fermées. En attendant la reprise. Longwy fin 80, en comparaison, c'était prospère. Cette frénésie de tout pourrir emporte tout sur son passage – c'est déstabilisant de regarder un monde s'écrouler.

Tu répètes souvent que tu t'angoisses pour ta fille. Si tu ne t'angoissais pas, tu serais débile. Il est des situations dans lesquelles paniquer relève du bon sens.

On est tous en train de devenir fous. C'est collectif. On réussit quand même à s'engueuler avec des gens qu'on connaît depuis dix ans parce qu'on n'aime pas ce qu'ils disent sur les vaccins. Je dis ça et je suis la première à avoir envie de les choper pour les vacciner de force en leur disant de fermer leurs grandes gueules avec leur ADN de merde. Vous croyez que c'est quoi, votre putain de génétique ? Un Picasso ? Mais juste après je me dis : je deviens qui, là ? C'est qui, cette personne qui a pris les manettes dans ma tête ? À quel moment de l'histoire me suis-je intéressée à la situation vaccinale de mes amis ?

Le monde perd son sang-froid. Il m'effiloche. Alors tout ce que j'ai à dire c'est tiens bon. J'ai la chance de ne pas avoir d'enfant mais j'ai l'impression que tu es en train de t'arranger, comme daron. Mieux vaut tard que jamais.

OSCAR

Et en fin de réunion sur Zoom il y a ce type que je n'ai jamais vu mais à la façon qu'ont les autres de le saluer je comprends qu'il est du programme depuis longtemps. Il a le Covid, il est enfermé dans une chambre sans lumière naturelle, sur l'écran on dirait qu'il est dans une grotte tant le décor derrière lui est chargé et il répète une douzaine de fois « ma mère ne m'aimait pas, il faut que je fasse avec ». C'est comme une litanie il dit « le rejet c'est impossible pour moi », il est comme asphyxié d'une idée qu'il tente de régurgiter et en l'écoutant je me dis « oui vas-y habitue-toi on s'y fait fous-lui la paix à ta mère, deux minutes ».

C'est un grand garçon, je pense qu'il a le même âge que moi. Voilà, ta mère ne t'aimait pas – on ne peut pas passer des vies entières à ressasser nos enfances ratées. Habitue-toi. Fais pas chier. Il m'agace. Je ne m'identifie pas. Je me superpose, je me confonds, je me noie. Je ne veux pas être ce type, je refuse catégoriquement de l'écouter quand il malaxe sa détresse, il me dégoûte, je ne veux rien avoir à faire avec lui. L'identification, c'est élégant, c'est comme se voir dans un miroir et se reconnaître et se faire coucou en passant. Il y a de la distance – une possibilité de mettre de la pensée dans ce qui se déroule. Ce qui m'arrive avec lui, c'est organique, c'est dégueulasse – c'est comme nager dans ma propre merde.

Alors une angoisse me submerge. Comme je n'en connaissais pas depuis des mois. Corinne perçoit mon agitation à je ne sais quels signes extérieurs et cette fois encore, elle n'en profite pas pour me tomber dessus. Elle pose à côté de mon fauteuil une tasse de café brûlant et je remarque qu'elle a fait attention à choisir la tasse que je préfère, la petite noire avec des bords épais. D'habitude, ça l'énerve que j'aie ce genre de tic, que j'aie une tasse préférée et que ce soit celle dans laquelle je veux boire, tous les jours. Elle s'en fout des objets, des rites, des petits réglages imbéciles – donc la plupart du temps il semble qu'elle fasse exprès de ne pas utiliser ma tasse préférée, ce qui fait que je me lève pour la changer et elle se fout de moi et de mes « manies de vieille ». Mais ces jours-ci, Corinne ne me fait pas la guerre. Elle reste dans les parages, ne s'assied pas tout de suite.

Elle me dit « J'ai entendu, j'ai pas fait exprès, je passais devant ta fenêtre à ce moment-là – j'ai entendu le mec qui parlait de sa mère ». Je n'ai pas le temps de répondre, je trouve que c'est d'une violence insensée d'écouter ce que disent les gens pendant une réunion, je n'ai pas le temps de dire je t'emmerde, je n'ai pas le temps de dire ce que je pense – elle fixe un point derrière moi, elle ajoute « On sait l'un comme l'autre qu'on ne peut pas leur en vouloir. Mais c'est compliqué, pour vieillir, de ne pas être en paix avec son enfance ». Je suis sur la défensive, je cherche ce que je pourrais répondre qui lui ferait savoir que je n'ai pas l'intention d'avoir avec elle des discussions psychologiques. À la place, je dis « On peut pardonner la douleur parce qu'avec le temps elle s'atténue, on peut essayer de se racheter, on s'accommode. Mais se pardonner le mal qu'on nous a fait. Ça, c'est indépassable ». Et elle s'assied près de moi. Nous n'avons pas parlé comme ça depuis que je suis arrivé. C'est bien qu'on le fasse aujourd'hui, vu qu'on repart demain. Corinne dit :

— Il y a cette conviction. Si nous n'avions pas été de mauvais enfants, nos parents n'auraient pas été de mauvais parents. Le mal qu'on nous a fait est toujours celui pour lequel nous sommes le plus responsables. Si nous nous y étions pris autrement. Si nous avions été de bons gosses – on n'aurait pas vécu ça. La victime de maltraitance est toujours celle qui est coupable d'avoir laissé faire, permis de faire, mais surtout, celle qui n'a pas su inventer une autre façon, qui a manqué l'occasion de permettre à l'autre de cesser d'être un bourreau. La victime est toujours celle qui croit qu'elle a raté quelque chose.

Je hausse les épaules :

— Il ne faut pas exagérer. La formule est jolie. Si tu en faisais une chanson, va savoir, ça prendrait peut-être une sorte de sens – mais ça ne veut rien dire. On ne m'a jamais fait de mal. À toi non plus.

— Tu te souviens des raclées que je te mettais ? Dès que je te croisais, je me disais, mais à quoi il sert ce truc ? Je trouvais que tu ne servais à rien. Dans d'autres familles, le premier enfant déteste le plus petit parce qu'il vient voler sa place unique d'enfant roi. Chez nous, c'était le contraire – tu n'étais pas plus capable que moi d'intéresser qui que ce soit. Tu n'étais pas capable de soigner l'angoisse qui s'infiltrait partout, chez nous – on aurait dit de l'eau qui glisse sous les portes et monte jour après jour.

— Tu faisais trois à quatre fois mon poids et tu me tapais dessus sans arrêt.

— Sérieux, frérot, t'as oublié ? T'avais deux passions et t'en avais pas d'autre : me pincer et voler mes affaires. Tu ne dérobais pas un truc de temps en temps pour le revendre à l'école – tu volais tout ce que tu trouvais dès que j'avais le dos tourné et t'allais le jeter. Pas dans la poubelle de la cuisine, corniaud que t'étais – tu sortais de la maison et tu courais le jeter dans la poubelle de l'abribus. Juste pour faire chier. Je te revois, sur ton petit vélo, tu devais avoir huit ans – tu faisais des allers et retours. Bien sûr que je te mettais des trempes. C'était l'enfer, notre cohabitation.

— Je ne me rappelle pas de ça.

Elle m'a décontenancé. Le jeu du pic pic – elle ne l'inventait pas. Je n'y avais jamais repensé. J'ai l'impression que ça a duré un après-midi et n'ai retenu que la violence de ses représailles. C'est la diversité des objets qui m'a rappelé qu'il était possible que ça ait duré plus longtemps. Je jouais au pic pic avec une punaise, avec une fourchette, avec un clou. Je jouais au pic pic avec trop d'objets pour que ce soit l'histoire d'un seul mercredi.

— Cette manie de pincer, tu es sûre que ça a duré longtemps ?

— Deux ans, facile. C'était intenable. C'était la terreur pour moi de rester à la maison avec toi. Tu n'étais pas un petit garçon turbulent qui fait des bêtises de temps en temps – tu ne me laissais jamais tranquille et tu me faisais mal. Tu me pinçais jusqu'au sang. Si je faisais mine de rien sentir pour que tu me lâches, tu prenais ta tête de psychopathe et tu me pinçais en me fixant jusqu'à m'arracher la peau.

— Il me semble que j'étais doux comme un agneau.

— Tu te rappelles des beignes, mais t'as oublié ce que tu faisais pour les prendre ? J'avais quinze ans, Oscar – je te jure que si t'étais pas venu dans ma chambre m'emmerder tous les jours, je ne serais pas allée te chercher dans la tienne.

— J'étais petit. Je n'ai pas oublié que tu me maltraitais. Je n'ai pas l'impression que je l'avais cherché.

— Tu m'empoisonnais la vie. Je n'ai pas de culpabilité mais je ne suis pas dans le déni. C'était plus dur pour toi. Moi, au moins, je pouvais me dire – j'aime les filles alors c'est normal que mes parents me rejettent ; je fugue tout le temps alors c'est normal que mes parents me rejettent. Moi au moins je peux me dire je n'ai pas fait de famille je n'ai pas trouvé de travail régulier j'ai été une déception sur tous les plans, c'est normal que mes parents soient froids avec moi. Toi – tu n'as rien pour justifier ce qui t'est arrivé. Tu ne l'as pas « bien cherché ». Tu es né garçon, tu étais bon élève, tu t'es trouvé un travail prestigieux, tu leur as donné la petite-fille qu'ils voulaient pour montrer aux voisins qu'ils avaient une vie de retraités normaux. Et tu n'as pas mieux réussi que moi à obtenir de l'affection. C'est là que je voulais en venir : tu te souviens des raclées que je te mettais ? Qu'est-ce qui se passait quand nos parents étaient à la maison ? Je me faisais engueuler, copieusement, ils rappliquaient dans ma chambre et m'agonissaient de reproches et de menaces. Mais je ne me souviens pas de les avoir vus une seule fois te prendre dans leurs bras pour te consoler. Pourtant, Dieu sait que tu chialais comme un veau. Et je n'ai pas une image de toi dans les bras d'un adulte qui te dise sèche tes larmes je suis là. Je n'en veux à personne. Je sais qu'ils n'avaient pas ça en magasin, c'est tout. Je ne te détestais pas parce que tu étais le chouchou le petit dernier ou le garçon qu'on attendait. Je te détestais parce que tu échouais aussi lamentablement que moi. Et je savais que quelqu'un aurait dû se pencher pour t'étreindre mais on ne faisait pas ça, chez nous. Et le mal qu'on t'a fait – que ce soit injuste n'y change rien – c'est toujours le mal que tu as laissé faire, que tu as mérité qu'on te fasse, et on ne sait pas comment sortir de cette imbécillité néfaste.

REBECCA

De retour à Paris. Les bars sont de nouveau fermés. Le masque me fait mal derrière les oreilles.

Tes lettres sont toujours aussi longues, et je ne sais pas si c'est parce que je suis déstabilisée en ce moment mais je les trouve de plus en plus émouvantes. Il faut dire que j'ai peur de tout. J'ai peur d'écouter la radio j'ai peur de ce que je peux entendre à la télévision j'ai peur quand je tombe sur un tweet qui cite Mengele j'ai peur quand je vois les Hongrois marquer le crâne des réfugiés à la bombe rose j'ai peur quand je vois les flics gazer les manifestants autour d'Assa Traoré j'ai peur quand je vois un Ouïghour en photo j'ai peur quand je vois combien les plus grandes fortunes ont gagné cette année.

C'était une journée parfaite pour rechuter parce que ce n'est pas une semaine quelconque ni facile. Je voulais un rôle dans une série qui vient d'être donné à une autre. Une bonne actrice en plus, je ne peux pas dire que c'est injuste ou complètement con. C'est difficile de se réjouir pour les autres quand tu n'es pas contente de ce que tu as. C'est un sentiment que je ne connaissais pas. Je déteste la peine que ça me fait de ne pas être choisie, je déteste l'émotion médiocre que ça provoque en moi et je déteste la position de faiblesse à laquelle ça me condamne. Je n'ai pas dit sincèrement à mon agent que j'étais blessée. J'ai dit merde j'ai vraiment besoin de l'argent et j'ai changé de sujet.

Mais à midi, après avoir enregistré un court entretien avec une télé belge pour un film que j'ai tourné il y a longtemps et qui ne sort que maintenant, j'ai galopé dans le métro pour ne pas rater le début de la réunion à Charonne.

Je ne prends plus le métro depuis que j'ai vingt ans, c'est une révolution pour moi ce truc. Déjà c'est très sympathique, il y a toujours des gens qui me reconnaissent et ils se comportent extrêmement bien. Autant les gens peuvent être relous quand ils m'attendent quelque part pour faire un selfie autant le métro ils ont pas le temps de faire chier, ils te disent qu'ils t'aiment avant de quitter la rame ou ils te font un peu de conversation sur le quai, mais ce n'est pas un endroit où ils ont l'impression qu'ils peuvent t'accaparer. Je suis très contente du comportement de mon public dans le métro, si on m'avait dit ça plus tôt ça fait longtemps que je l'aurais pris. À la fois je devrais me morfondre de ce que c'est le signe incontestable de la chute de mon empire. Dans les années 80 si j'étais assez défoncée pour penser prendre le métro je bloquais la circulation, je n'exagère pas. Donc oui ça veut dire qu'aujourd'hui, plus ou moins tout le monde s'en carre de ma présence.

J'ai une copine actrice comme moi qui me racontait il y a peu de temps qu'en terrasse au restaurant elle a remarqué qu'on la prenait en photo depuis la rue et elle n'a rien dit mais de la table d'à côté un gamin s'est levé, fou de rage, en intimant l'ordre « efface ça ». Et elle a compris qu'il croyait qu'on le prenait en photo, lui – la petite qui l'accompagnait répétait qu'il avait plus d'un million de followers et ma copine trouvait la scène cocasse parce que bien sûr personne ne connaît ce gosse. Alors qu'elle fait les couvertures de tous les grands magazines que tu peux imaginer et des journaux de vingt heures plus souvent qu'elle ne descend ses poubelles, c'est bien le gamin qu'on photographiait. C'est bien le gamin et son million de followers qui était visé. Il avait raison. Il n'a pas réussi à faire effacer la photo, mais à aucun moment la dame qui le prenait en photo ne s'est justifiée en roulant des yeux « mais ce n'est pas vous qui m'intéressez ». La dame qui le prenait en photo n'avait même pas reconnu ma copine actrice.

Donc maintenant je prends le métro, et c'est bien plus rapide que le taxi. Je trouve juste qu'ils devraient organiser un métro première classe dans lequel tu marcherais beaucoup moins et il y aurait des ascenseurs partout. Sinon tu perds trop de temps à cavaler dans les couloirs, c'est le seul bémol que je trouve à ce truc. Et je suis arrivée à la réunion à l'heure, je me suis mise à côté de ma copine qui s'était maquillée pour Halloween. J'ai lu un des textes à voix haute et j'ai écouté les gens parler, j'avais envie de lever la main et en même temps je me disais que ça me changeait de fermer un peu ma gueule et d'écouter.

Pourtant j'avais envie de parler de cette autre fois plus tôt dans la semaine : une vieille connaissance vient à la maison et elle dit j'ai pris du shit et je réponds sans réfléchir mais moi j'ai tout arrêté alors elle dit : « Ça tombe bien, je fume trop depuis la mort de mon père, j'essaye de ralentir. »

Et j'étais stupéfaite de réaliser que ça ne lui posait aucun problème. J'anticipais une déception poignante. Elle me voyait, donc elle s'attendait à se défoncer. J'ai dit non et j'ai vu que c'était plutôt un soulagement pour elle. Quel truc de con, moi qui me sentais un peu obligée d'honorer une sorte de pacte non écrit stipulant qu'on allait se mettre le compte, et elle faisant pareil, chacune pour ne pas décevoir l'autre. On aurait dû s'en parler plus tôt, si ça se trouve ça fait des années qu'on appelle le dealeur pour pas décevoir l'autre.

Et j'ai réalisé, aussi, que je ne l'enviais pas. J'étais surprise de constater que c'est aussi facile pour elle de s'en passer. Et j'aurais pu me dire je veux être comme elle je veux que ce soit facile, je veux être une personne qui aime se droguer à l'occasion mais qui n'en fait pas toute une affaire. Mais je suis comme je suis. Si je tire sur un pétard je vais finir la bouteille de whisky sniffer un gramme et me retrouver avec des gens que je n'aime pas mais qui se défoncent aussi et je ne vais pas m'amuser, seulement m'épuiser. Je ne suis pas quelqu'un de modéré. Et c'est très bien comme ça.

Le plus étrange, c'est que je suis sincère. J'ai un pote qui vient m'attendre au coin de ma rue chaque fois que je vais en réunion. Je suis contente de le voir et qu'on discute de trucs en marchant tous les deux. Parce que pour une raison que je ne comprends pas tout à fait, je ne m'ennuie pas avec lui comme je m'ennuie d'habitude avec les gens.

J'avais envie de dire tout ça mais je me suis contentée d'écouter les autres. Aussi parce que j'aime bien les gens positifs dans les réunions mais je n'ai quand même pas envie de devenir comme ça, une ravie de la crèche qui dit qu'elle est contente d'être là à chaque réunion. Faut pas exagérer, non plus. Je reste une légende.

OSCAR

J'ai dit à une fille que je connais à peine – viens dîner chez moi je te raccompagne en voiture après si on voit les flics on essaiera de baratiner on dira qu'on est un couple en difficulté et que je te ramène à ton domicile… Elle m'a dit ils nous mettront une amende ils se font tellement de pognon en ce moment bientôt ils porteront des uniformes Gucci avec des petits diamants sur la casquette. Et elle a ajouté de toute façon je crois que tu n'auras pas besoin de me reconduire chez moi, j'ai envie de dormir avec toi. La fille dont j'ai envie en ce moment est plus jeune que moi de dix ans elle fait des maraudes le soir elle distribue des plateaux-repas aux sans domicile elle dit que la police les arrête s'ils dépassent le couvre-feu de dix minutes et qu'ils sont agressifs et débiles elle dit je vais devenir acab et je lui demande ce que ça veut dire les acab c'est ceux qui pensent que *all cops are bastards*. La fille que je vois dit « c'est gênant » un peu pour toutes les situations embarrassantes – et elle dit « c'est claqué au sol » et ses mots entrent dans ma bouche et pour la première fois de ma vie j'ai l'âge de me poser la question quand je les utilise à mon tour, je me demande si ça fait vieux qui s'encanaille. Mais ses mots sont déjà dans ma bouche. Elle s'appelle Clara. J'ai tout le temps envie d'être avec elle.

Sans le couvre-feu, je n'aurais jamais osé l'inviter en sous-entendant qu'on allait coucher ensemble. Ce couvre-feu aura plutôt arrangé ma vie sexuelle parce qu'on était plus détendus l'un et l'autre que si on n'avait pas eu cette discussion WhatsApp plus tôt dans la journée. Elle avait déjà dit j'ai envie de dormir avec toi et ça ne me paniquait pas puisque, vu les circonstances, ce n'était pas une déclaration de meuf folle qui va s'installer chez toi directement. C'était juste pertinent.

Clara a un chien. Un chien est beaucoup mieux qu'un enfant – jamais aucun reproche. Si c'était à refaire, je prendrais un chien. D'autant que contrairement à l'enfant qui sépare le couple, met fin à l'histoire romantique, le chien rapproche les partenaires. C'est tellement pas compliqué de montrer à l'autre que tu te comportes bien avec son chien. Alors que les enfants t'exhibent sous ton plus mauvais jour

– tout ce qui est taré en toi ressort. Le chien, au contraire, exalte tes qualités de patience et de tendresse. Son chien me rend mignon. Grâce à lui, on peut se promener à un kilomètre autour de la maison, même quand il est super tard, genre à vingt et une heures on se promène, on est des oufs. Les voitures de police patrouillent et nous voient et aucune ne ralentit mais si c'était le cas et qu'une voiture s'arrêtait à notre hauteur pour demander pourquoi nous sommes deux la réponse est tellement simple – parce qu'elle est une fille et qu'elle sort son chien mais je ne peux pas laisser ma copine toute seule. Et aucun policier ne pourrait discuter cet argument.

Un livreur Deliveroo est passé sur sa bicyclette, il roulait au milieu de la rue, tout doucement, avec Drake à fond dans son haut-parleur – on était seuls sur le trottoir depuis dix minutes et on portait toujours nos masques. On a regardé le mec s'éloigner en faisant des zigzags sur son vélo, j'ai pensé on dirait qu'il avance sur de l'eau et je me suis rapproché de la fille, j'ai baissé mon masque et elle a fait glisser le sien vers le bas c'est là qu'on s'est embrassés pour la première fois puis on a réalisé que le chien venait de faire caca et elle a rigolé en disant c'est l'histoire de ma vie ça faut toujours que je me ridiculise et je ne lui ai pas dit que c'était le premier baiser le plus romantique que j'avais jamais eu. Je crois que je n'avais jamais embrassé une fille que je connaissais mal sans être raide. Du coup j'étais comme un gamin. Et c'était vachement bien.

J'ai fait une réunion aujourd'hui et j'ai dit je me sens vraiment chanceux d'être devenu clean juste avant que le Covid déglingue tout. Couvre-feu à dix heures ? Je sais que je me serais senti justifié de me mettre le compte tous les jours à partir de midi. Tu vois, je change de disque. J'ai tourné la page de la tentation. Un gars dans la réunion disait « Tu me dis demain je pense hier et avant-hier et après-demain c'est un bordel dans ma tête tu peux pas savoir et puis ça passe comme le vent passe ». Et un autre a parlé de l'abus sexuel qu'il a subi quand il avait quatorze ans. Les mecs parlent souvent de ce genre de choses. Des histoires de petits garçons et des histoires d'adolescents. Les filles, on a compris que c'était fréquent. Mais les mecs si t'es pas à NA, tu ne les entends jamais parler de ça.

Hier, on a mis un film de Wong Kar-wai et on ne l'a pas beaucoup regardé ça faisait longtemps que j'avais pas baisé – depuis le début de mes emmerdements j'avais pas envisagé d'avoir une histoire avec une fille. Je pensais que ce serait décevant, je ne suis pas un fan des premières fois – j'aime bien l'idée des premières fois, j'aime bien le moment où tu vois que ça va se passer comme t'en as envie, quand je baise avec une fille que je ne connais pas au début ce qui me plaît le plus c'est l'idée de baiser et je deviens comme une meuf, ce que je cherche vraiment c'est la tendresse sauf que je suis pas à l'aise, je suis comme bloqué. La défonce servait aussi à ça – ne jamais être nu dans un lit avec une inconnue et lucide pendant le sexe.

REBECCA

Je me suis déjà fait la réflexion qu'il y avait beaucoup de gars dans les réunions qui parlaient de leur viol. Ou d'inceste. Ou de pédophilie. Je ne comprends pas qu'on ne les ait pas plus entendus, pendant MeToo. Ça m'étonnerait beaucoup que ce soit par décence, pour laisser la parole aux femmes. Je crois plutôt qu'ils ont compris que ça coûtait trop cher, de parler. Je ne m'explique pas la honte de la victime. J'y crois – mais je ne comprends pas. On dit que la honte va avec la colère. C'est faux. Je n'ai jamais eu honte. J'ai envie de tuer les gens. C'est différent.

Je n'avais pas honte à onze ans quand mon père m'a fait monter en jupe sur une table et a dit devant tous ses potes tu as de belles jambes, c'est ce qu'il y a de plus important chez une femme. Avec une voix et un regard que je ne lui connaissais pas. Je n'ai pas eu honte, même pas pour lui. J'ai compris que ce n'était pas normal. J'ai compris que c'était dangereux. Je ne suis plus jamais retournée le voir et il n'a pas insisté – vu la pente sur laquelle il s'engageait, il savait aussi bien que moi que ça allait mal se terminer. Mais je n'avais pas honte. Je le trouvais complètement con, c'est tout. On ne fait pas monter sa fille sur une table pour montrer ses jambes à ses potes bourrés. Je n'ai pas besoin de faire une psychanalyse pour le savoir. Mon père était d'une beauté stupéfiante. Catégorie Alain Delon. Ma mère ne s'était pas trompée en le choisissant comme géniteur – d'un point de vue eugénique, quelle bonne pioche. Il était beau comme un dieu mais il avait oublié d'avoir un cerveau. Devant ses potes, il a soulevé ma jupe pour montrer mes jambes en disant « c'est ce qu'il y a de plus important pour une femme, d'être belle et toi t'as des jambes sublimes ». J'étais assez grande pour comprendre que c'était déplacé. Et dangereux. Mais je n'avais pas honte de moi. Je savais que la connerie était de son côté. J'avais juste envie qu'ils crèvent tous.

Je n'ai pas eu honte d'être violée à quatorze ans. Je savais que le gros mec couché sur moi qui m'avait suivie dans la rue et qui faisait le double de mon poids était un connard. Je n'ai pas eu honte. Depuis, j'ai vu des meufs qui m'ont expliqué que si forcément, j'avais eu honte sauf que je ne me l'étais pas avoué. Je déteste qu'on m'explique ce que je dois ressentir. Je n'ai pas eu honte. Envie de le crever et la rage d'être trop faible pour pouvoir le faire physiquement, certainement. Mais honte ? Tu rêves ! C'est à lui d'avoir honte. Je le savais déjà quand ça m'est arrivé.

Récemment j'y repense de temps en temps, toutes ces fois où j'entends dire que le viol, on ne s'en remet jamais, et je me creuse la tête. J'en ai parlé avec la costumière du dernier film que j'ai fait, une fille de mon âge, jolie, très grands yeux bleus, une tête de gosse. Elle m'a demandé si j'aimais le sexe, j'ai dit pas particulièrement. Les toutes premières fois, avec un mec qui me fait de l'effet, ça me plaît. Ou quand tu t'es vraiment engueulée et que t'étais sûre que plus jamais et que ça recommence et c'est plus fort que toi et ton mec te prend debout contre le mur alors que ça fait cinq ans que vous êtes ensemble et tu as l'impression d'appartenir à cette histoire, entièrement. Parfois j'aime bien le sexe. En général, franchement, je m'en fous. Je ne déteste pas non plus. Mais cette idée qu'ont les jeunes – qu'en plus d'être bonne il faudrait être technique au lit, ça m'a toujours sidérée. Ça va, déjà, t'es bonne – ça suffit. Ce sera quoi la prochaine étape ? Ranger la maison en tenue de princesse et nettoyer la cuisine en guêpière ? Et la costumière m'a répondu – c'est peut-être à cause du viol que tu n'aimes pas trop le sexe. Alors que j'avais pas dit que j'aimais pas ça – juste que c'est pas un truc que je ferais à longueur de journée. À quel moment exactement c'est devenu obligatoire ? Je n'ai pas suivi cette affaire. J'y ai réfléchi un moment et puis ça m'a soûlée. Déjà « viol » ça ne veut rien dire – y a quarante-cinq nuances pour décrire le bleu et t'as un seul mot pour décrire le viol. Je vais attendre que les penseuses avancent un peu mais surtout je vais attendre qu'on me laisse ressentir ce que je veux ressentir avant d'en parler à qui que ce soit. Là, tu dis que t'as été violée et t'as toutes les brigades de la bien-pensance qui te tombent sur la gueule pour t'expliquer qu'on ne s'en remet pas un point c'est tout. Une psy m'a parlé de la dissociation, comme si c'était un truc physique, qui serait observé. Une femme violée ça se dissocie. Je l'ai écoutée déballer son bazar. Et j'ai dit « je suis une meuf. Comment veux-tu que je sois autre chose que dissociée ? » Depuis que je suis enfant, on me répète que mon corps appartient aux regards des autres, qu'il appartient à ma beauté, à ma séduction. La séduction, ça te dissocie. Comment veux-tu faire autrement ? Je ne connais aucune fille qui mange sans se demander si ça la fera grossir. Comment veux-tu te dissocier de ton appétit et ne pas te dissocier de tout ce que tu es ? Bien sûr que je me dissocie. Je suis actrice. La psy m'a écoutée, c'était un grand dîner. Mais je voyais qu'elle savait mieux que moi ce qu'être violée voulait dire. Qu'elle exigeait de moi la confirmation de ses superstitions. Et que ma parole n'avait aucune importance. Je n'avais pas l'expertise de mon expérience ; elle l'avait confisquée, d'avance.

ZOÉ KATANA

Je n'attends pas grand-chose des psys. Je n'attends pas grand-chose non plus des autres patients autour de moi. On a tous une bonne raison d'être là. La plupart d'entre nous mentons quand on nous demande ce qui nous amène. On a que ça à faire, se parler – c'est difficile de ne pas se rendre compte. Le mec super mignon au bout du couloir, qui dit qu'il fait une dépression parce que sa femme refuse qu'il voie sa fille. Tu le plains, tu écoutes son histoire, et puis tu écoutes mieux et tu te rends compte qu'il est juste un mec violent qui a menacé de la tuer devant la petite. Juste un mec violent qui insulte la mère devant sa fille. Juste un mec violent comme je suis censée les abhorrer en ma qualité de féministe radicale sauf que trop tard – j'ai déjà sympathisé avec lui et une fois que je comprends qu'il ment et qu'il est juste un mec violent… trop tard pour la morale. La fille intelligente aux yeux très clairs qui a sa chambre juste en face de la mienne, et qui décrète qu'elle n'est pas malade, que c'est la société qui est malade et que c'est une preuve de bonne santé que se faire interner, finalement. Elle a juste un gros pet au casque et quand on l'amène ici, c'est qu'elle entre dans des délires paranoïaques totalement grotesques – elle se calme avec le traitement mais elle reste convaincue que des stations de radio publiques entières se liguent contre elle. Parce qu'elle publie des choses importantes, sur Instagram. Au début tu l'écoutes et assez vite tu comprends – c'est n'importe quoi. Les chances pour que dans les couloirs de Radio France on conspire de façon à ce que la grille de programmation l'accule à des crises de dépersonnalisation sont extrêmement faibles. Le vieux monsieur très doux qui passe toute sa journée à lire et qui me dit qu'il est traité pour une vieille mélancolie – j'ai appris par les infirmiers qu'il signait des papiers au nom de ses enfants pour pouvoir s'endetter encore plus parce que depuis vingt ans, sa passion, c'est de perdre au casino. Et quand ils le confrontent parce qu'ils reçoivent la visite des huissiers leur demandant de rembourser des faillites de boîtes écrans dont ils n'avaient jamais entendu parler, il entre dans des rages impossibles, sort sa carabine et menace de tuer tout le monde. Tous ceux qui sont ici ont besoin d'être soignés. Et ceux qui nous reçoivent n'ont aucune idée de ce qu'ils pourraient faire. Ils sont les fonctionnaires typiques de notre époque – bonnes personnes, à l'écoute, se dépatouillant comme ils le peuvent. Çà et là, quelques psychopathes agressifs ou dominateurs – mais c'est loin d'être la norme. Infirmiers, médecins, psychiatres – la seule chose sur laquelle ils savent pouvoir compter, c'est les somnifères. Sortis de ça ils jouent à l'aveugle sur un clavier de molécules sans avoir le début d'une idée de ce qui nous arrive et surtout – de comment nous aider à sortir du ravin dans lequel on s'est vautrés. Ce n'est pas l'envie qui leur manque. Ce n'est pas le temps qu'ils sont prêts à nous consacrer qui est en cause. Mais je pense aux civilisations dans lesquelles on était convaincus que des succubes se faufilaient entre les draps la nuit pour abuser de leurs victimes et je me dis – ces prémices étaient plus adaptées. Je parle à des gens qui ne comprennent pas ce que je ressens, et ce n'est pas parce que je suis un cas complexe qui les déroute. Ils sont déroutés, c'est tout.

Je ne déteste pas le rituel du psy – j'aime bien parler de moi. Le problème, c'est que quand ils te répondent, tu vois tout de suite qu'ils n'entendent pas un traître mot de ce que tu leur dis. Dans mon cas, par exemple – le harcèlement ne fait pas partie du manuel des choses graves. Si j'avais été touchée par un oncle de façon inappropriée en étant petite, aujourd'hui, ils entendraient. Ils m'expliqueraient que je ne me relèverai jamais et je pourrais en parler des heures. Mais avoir un compte féministe sur Internet et se prendre raclée sur raclée, ça ne suffit pas. Ils cherchent ailleurs. Ce qui, dans l'enfance, peut justifier ta fragilité. Il n'y a pas grand-chose à fouiller du côté de l'enfance dans mon cas. Ce qu'il faut fouiller est politique. Prétendre me soigner en me demandant si mon père s'occupait de mes devoirs équivaut à demander à un prisonnier politique envoyé au goulag qui dit qu'il a froid et qu'il a faim si sa mère lui faisait des écharpes. J'ai pété un câble et ma raison vacille parce que le harcèlement dont je fais l'objet a pour but de me supprimer, et que les outils qui sont à leur disposition permettent de le faire. Twitter est coupable. Facebook est coupable. YouTube est coupable. Instagram est coupable. Ni mon père ni ma mère ni mes arrière-grands-parents ne peuvent rien faire pour me protéger. Les masculinistes ont déclaré la guerre aux féministes sur les réseaux, ils savent que leur stratégie fonctionne et qu'ils peuvent compter sur la complicité des réseaux, détenus par des masculinistes. Ce qui m'arrive est politique. Et les psychiatres s'imaginent qu'on peut soigner le patient sans soigner la politique. Si, sur l'écran de mon téléphone, la litanie des messages souhaitant mon suicide ou ma mort s'allonge sans discontinuer, je suis soumise à une torture qui n'existait pas auparavant et qui fait disjoncter mon dispositif cognitif. C'est fait pour ça. Je voudrais parler à un psy qui ait autre chose comme conseil à me donner que – taisez-vous pour toujours, cédez, disparaissez, cessez de publier. Écoutez ce qu'on vous dit : arrêtez de prendre de la place dans l'espace social et occupez-vous plutôt de faire pousser des plantes vertes sur le bord de la fenêtre de votre kitchenette.

Je crois que la psychanalyse est inventée sur ces fondements : regarder ailleurs. Bombardements ? Penser à ta mère. Vouloir croire qu'il peut exister quelque chose comme une éducation familiale saine et protectrice. Au début du troisième millénaire.

OSCAR

La huitième étape demande à ce que le dépendant établisse une liste exhaustive de toutes les personnes qu'il a lésées. Est-ce que le nom de Zoé devait figurer dans cette liste ? Jusqu'à la semaine passée, c'était clair pour moi : définitivement pas. Dans une liste de ressentiments, elle reste ma tête de liste. Mais je ne l'ai pas lésée. C'est des histoires qu'elle se raconte.

J'étais invité à faire des lectures avec d'autres écrivains français, à Stuttgart. Les Allemands payent pour ce genre de choses, alors j'y vais. Dans le train, j'avais reçu un texto de l'organisateur qui me demandait si j'accepterais d'enregistrer un podcast – une fille proche de l'Alliance française, Fanny, qui produit un podcast. J'ai répondu non. Je ne vais pas me soumettre au tribunal du Net. Le mec a insisté – c'est comme si elle avait un fanzine, rien d'important, elle aime beaucoup ce que je fais. Ça m'a agressé. Ça n'existe plus, le fanzine. Aujourd'hui, si je réponds dans une cuisine aux trois questions d'une gamine, ça se diffusera sur les réseaux comme si j'avais parlé à *Paris Match*. Il suffit que je dise une seule phrase qu'on peut interpréter de travers et je remets une pièce dans la machine – un scandale national, un trait d'humour un peu décalé et c'est comme si j'étais allé pisser sur la tombe de Simone Veil. J'étais agacé par l'insistance de l'organisateur aussi parce qu'on exige de l'auteur qu'il prenne une heure pour un podcast, une heure pour une universitaire, une heure pour un documentaire, une heure pour une école… mais ce n'est pas mon travail. J'ai déjà assez de mal à le faire comme ça pour ne pas, en plus, passer mon temps à donner des entretiens dont je n'ai rien à foutre.

Nous étions sur place et attendions avec d'autres auteurs notre tour de parler. Sur une petite table il y avait du café, des noisettes et des amandes. On faisait des lectures, je vérifiais le passage que j'avais choisi et une fille est venue me voir, je n'ai pas fait attention elle portait un masque et les cheveux courts, blonds – elle m'a donné une enveloppe. Avec le masque, je n'ai pas vu qu'elle faisait la gueule. Discutant avec un collègue, j'ai ouvert l'enveloppe et c'était Fanny, la fille qui voulait faire le podcast. Elle m'avait écrit une longue lettre manuscrite, elle me disait qu'elle était ma plus fervente lectrice, qu'elle s'était fait une joie de me rencontrer et elle énumérait les questions qu'elle m'aurait posées si j'avais accepté. Elle concluait sa lettre en me disant qu'elle ne m'en voulait pas. Mais elle redisait sa déception.

J'ai glissé l'enveloppe dans mon sac et n'y ai plus pensé. J'ai reconnu la fille, pendant la lecture, qui me fixait avec une intensité qui m'a paru inquiétante. Et lorsqu'on a dîné, tous ensemble, au sous-sol – je l'ai vue qui rôdait autour de nous. Elle me regardait avec mépris, s'éloignait puis revenait. J'ai expliqué la situation à mon collègue et nous sommes partis précipitamment. La vérité est que la fille m'a foutu les jetons. J'avais l'estomac noué quand on a marché vers l'hôtel. C'était banal et ce n'était pas grave mais ça m'avait mis très mal à l'aise.

Au bar de l'hôtel, je lui ai fait lire sa lettre. On a parlé de *Misery* et on a échangé nos anecdotes de lectrices folles. Je suis remonté dans ma chambre, j'ai parlé avec Clara cinq minutes et ensuite je ne trouvais pas le sommeil. J'ai écouté Prince, au casque, en fumant des clopes, dans mon lit.

Je pensais à la fille du podcast. Impossible de la chasser de mon esprit. Soudain, j'ai réalisé. Je suis Fanny. C'est pour ça qu'elle m'angoisse autant. Je suis Fanny. Je me suis souvenu de Zoé et sa façon de s'éclipser avant la fin des repas auxquels j'assistais. De rester loin de moi. Et je le savais parce que j'étais comme une boussole avec elle – sans cesse capable de dire où elle était et ce qu'elle faisait. Je savais qu'elle m'évitait. Et je n'en tenais pas compte. Je lui écrivais des lettres. Elle ne répondait pas. Je recommençais. Je suis Fanny. Mais une Fanny bourrée, défoncée, autorisée à insister parce que je suis un mec et que je n'étais pas en train d'aider à la cuisine – j'étais cet auteur un peu important qui a le droit d'insister. Auquel on ne peut pas échapper.

Ce genre de pensée, une fois formulée, on se demande comment on a fait pour l'ignorer, tout ce temps. Je suis allé chercher la lettre de Fanny et je l'ai relue. Elle me mettait vraiment mal à l'aise. Et je la revoyais, dans la salle et au dîner, qui tournait autour de moi sans me parler. Alors ça m'est revenu. Ma certitude. La certitude que je pouvais imposer mon désir dévorant à Zoé. Qu'elle devait céder. Et sa gêne ne m'embarrassait pas. Je n'en tenais pas compte. Je ne pensais qu'au besoin impératif que j'avais d'elle. Au désir impératif qu'elle m'inspirait.

J'ai déchiré la lettre. Je me sentais agressé. Heureux de repartir le lendemain et de ne plus jamais voir cette fille.

Dans le train du retour, je suis allé regarder ce que Zoé postait. Ça faisait longtemps que je ne l'avais pas fait. Je me demande si tu lui parles encore. Je suis désolé de ce que j'ai fait. Je commence à l'admettre. Je l'ai toujours su, sans me l'avouer. Je suis en train de renoncer à faire passer ma défense avant tout le reste. Fanny de Stuttgart m'a fait entrevoir quelque chose dont je ne voulais pas entendre parler. C'est insupportable d'être désiré par quelqu'un à qui on n'a rien demandé. Et insupportable d'être mis devant une demande à laquelle dire non n'est pas une option.

REBECCA

Zoé est internée. Ça fait quelque temps. À sa demande. Elle a perdu les pédales. Il paraît que ça arrive à beaucoup de jeunes gens. On se parle, sur Signal parce qu'elle dit que les autres sites faut se méfier la police y a accès et la police est de mèche avec les masculinistes. Je pense qu'elle délire complètement. C'est l'idée, quand tu demandes à être internée. Elle dit qu'elle n'a pas supporté le harcèlement en ligne. Je crois qu'elle est restée enfermée chez elle sans voir personne pendant des semaines et elle lit tout ce qui la concerne sur le Net.

Je suis allée la voir à l'hôpital psychiatrique, dans le 19e arrondissement. Un ami proche y a passé un été, il n'y a pas si longtemps. La dame à l'accueil m'a reconnue, mais j'ai dû présenter mes papiers et attendre qu'un infirmier m'accompagne à l'ascenseur.

Je connais les lieux. Je n'étais pas impressionnée par le hall commun, l'ambiance étonnante qui y règne. Quelque chose entre une grande réunion de famille et une scène de film grotesque. J'ai regardé ce qui se passait dans les chambres aux portes ouvertes, en longeant les couloirs. Un pensionnaire lisait, pyjama bleu, bien installé dans sa chambre décorée. Un autre mec m'a arrêtée, m'a dit qu'on se connaissait, il était souriant. J'ai dit que je ne me souvenais pas de lui et il m'a parlé de gens dont je n'ai jamais entendu parler. Zoé portait ses habits de ville, ce qui m'a paru bon signe. Ou simplement le signe qu'ils manquent de lits et ne pensent pas la garder longtemps. Elle n'a pas un traitement lourd. Elle était présente, et contente de me voir. On ne s'était encore jamais vues, en fait. Une gamine nous a interrompues, elle avait les cheveux très longs et une énergie rigolote. Elle parlait des informations sensibles qu'elle détient sur le fluor que les puissants mettent dans l'eau.

La plupart des pensionnaires qui sont à son étage sont tranquilles – des gens comme elle, qui n'en peuvent plus à l'extérieur mais qui s'apaisent dès qu'on les prend en charge. Avec Zoé on se parlait comme si on se rencontrait dans un café, je me demandais ce qu'elle foutait là. Sauf les marques de coupures, sur les bras. Il paraît que les jeunes font ça, aujourd'hui. Une autre fille nous a interrompues. Elle est arrivée en parlant anglais – elle répondait à une interview imaginaire et se comportait comme si elle était Beyoncé. Son regard a croisé le mien, j'ai pigé qu'elle ne m'avait jamais vue nulle part et j'avais du mal à ne pas l'observer. Parfois, les gens ont quelque chose de plus – quelque chose qui fait qu'on a davantage envie de fixer notre attention sur eux. Zoé l'a gentiment raccompagnée à sa chambre, et elle est revenue en rigolant – « dans sa tête elle est quelqu'un comme toi ». Et j'ai pensé que ça tenait à peu de chose, qu'avec la gueule qu'elle avait, elle pourrait tout aussi bien être à Cannes plutôt que dans cet hôpital.

Je ne suis pas restée longtemps. On n'avait pas grand-chose à se dire. Je l'ai fait rire. J'ai dit des conneries, comme je fais. Parfois elle plongeait son regard dans le mien, un mélange de culot et d'excitation. Je ne lui posais pas de questions. C'est elle qui m'a parlé des menaces de mort et que personne ne la protège. Et pendant quelques jours, elle avait vrillé. L'impression que sa réalité était en coton. C'est son expression. Elle m'a dit que les docteurs appellent ça la déréalisation. Elle était convaincue qu'on allait entrer chez elle et la tuer et que personne n'y trouverait rien à redire parce que tuer une femme est quelque chose de relativement normal et de toute façon savoir ce qu'on en dirait n'avait plus grande importance puisque précisément elle avait peur qu'on la démembre. Elle m'a dit qu'elle avait reçu des petits bouts de merde par courrier à son domicile et qu'elle n'y avait pas prêté attention mais qu'une fois qu'elle s'était mise à avoir peur, ça avait pris beaucoup d'importance, parce qu'elle est convaincue que c'est la police qui lui envoie ça et elle a ajouté que son adresse circule sur Internet. Alors elle a vu des gens chez elle quand il n'y avait personne et elle hurlait seule dans son appartement et Zoé me disait « j'ai du mal à croire qu'il n'y avait personne mais c'est un fait. C'est étrange parce que je me souviens des hommes dans ma chambre, je les ai vus, je sais que je délirais mais je les ai vus. C'est ça, devenir folle c'est entendre des voix et voir des choses et s'en souvenir nettement tout en sachant que c'est faux ». J'ai demandé si elle prenait quelque chose au moment de la crise. Elle a dit je prends des cachets pour dormir et des anxiolytiques et j'ai dit si ça se trouve le mélange des deux t'a sonnée et elle a ri « vu tout ce qu'on me donne ici, j'espère que ce n'est pas les médicaments… ».

OSCAR

Il arrive qu'on croie qu'on simule et ensuite on réalise qu'on était sincère. J'avais l'impression d'être un peu hypocrite quand je disais que je commençais à comprendre ce que j'avais fait à Zoé. Je pensais que je jouais le bon gars mais qu'au fond je n'y croyais pas. Et cependant je disais vrai.

Rien de spectaculaire – aucune voix céleste ne m'a convoqué au sommet d'une montagne pour me révéler quoi que ce soit. Mais ma perspective s'élargit. J'admets des petites choses.

Combien je suis furieux de ne pas être un don juan. Combien j'ai ravalé ma peine de voir des filles de qui j'étais amoureux choisir un autre que moi, sous mes yeux. Combien de fois j'ai été ce mec à qui on dit oui parce qu'on a bu un verre de trop, ou qu'on veut se venger de son copain, ou qu'on ne sait pas dire non. Je connaissais ma rage d'avoir été traité comme ça mais je sous-estimais ma rage contre les autres garçons. Ceux qui ont ce qu'ils veulent. Que ce soit plus simple pour eux. Qu'ils sachent comment s'y prendre et moi pas. Qu'ils me fassent me sentir défectueux en affichant leurs facilités. Je connaissais ma honte, je connaissais ma rage – j'ignorais ma terreur des autres mecs. De leur jugement. De mon exclusion. J'ai tellement peur d'eux – je préférais me concentrer sur d'autres sentiments. Et écouter du rap à longueur de journée en espérant que ça infuserait en moi – que ça finirait par déteindre. Je réalise que je suis incapable de mordre celui qui me fait me sentir mal. Je me venge ailleurs. Je me défoule ailleurs.

Je n'ai jamais été violent physiquement parce que la force me fait défaut. Mais j'ai usé de violence, toute ma vie – et j'ai terrorisé Zoé. Je pense à elle. Elle a raison – j'en tenais une qui ne pouvait pas se dérober.

De tout ce qu'elle était, je ne me suis intéressé qu'à cette part infime : celle qui refusait mes avances.

Ça m'est revenu – je ne mentais pas quand je l'oubliais, c'était occulté, ces aspects des scènes avaient été effacés. Sa boîte pleine de messages. J'appelais tous les jours, jusqu'à saturer son répondeur. Je l'avais choisie assez vulnérable pour être à ma portée. Je rentrais chez moi défoncé et je continuais de taper de la coke en lui envoyant mail sur mail. Amoureux, désespéré, insultant. Des dizaines de mails de moi, le matin, en se réveillant. Et au fond, ce que je pensais, c'était – elle n'est pas si jolie que ça elle n'est pas si brillante elle n'est pas la plus belle femme de Paris alors elle devrait accueillir mon désir d'elle avec gratitude, c'était mon regard sur elle qui faisait d'elle une personne exceptionnelle. Mon regard, et rien d'autre. J'avais un vieux téléphone jaune et bleu, assez rond – qui ressemblait à un jouet d'enfant. Pour taper un message, il fallait chercher la lettre en appuyant trois fois – je lui écrivais des romans. Selon les jours – menaces de meurtre ou de suicide, ou subitement des blagues comme si on était potes et que tout allait bien. Il m'arrivait de dérailler dans les messages que je lui laissais ou que j'écrivais – et il y avait une joie bizarre dans ces débordements, une façon de me détruire avec enthousiasme, une façon de chercher un point faible chez elle dans lequel enfoncer ma lame et lui faire ressentir ce que je ressentais. Avec une joie misérable. La joie du violeur, j'imagine. Ou la joie du harceleur sur le lieu de travail – le cadre sup qui sait ce qu'il fait et qui sait que l'autre ne peut lui échapper. Elle m'avait dit non. Elle devait souffrir autant que je souffrais. Je ne me suis jamais demandé ce que ça lui faisait. Je suis terrorisé d'être une sale personne, quelqu'un qui ne mérite rien et qui ne devrait pas être là. Je me dis je ne suis pas que ça. Mais progressivement – je réalise. Je suis ça, aussi. Je me souviens de l'avoir fait pleurer. Je me souviens de l'avoir fait pleurer plusieurs fois.

REBECCA

On dirait que tu progresses, Oscar. Comme quoi, tout peut arriver. Mais sans être partisane du tiède, la modération a parfois du bon. Il existe une ligne médiane entre « je suis le plus innocent des hommes et un martyr du féminisme » et « je me sens comme un violeur ». Tu t'es conduit en connard, modèle courant. Quelqu'un qui exerce le pouvoir et qui prétend qu'il y a égalité. Je te laisse faire ton bilan, tout seul, comme un grand. Il te reste le plus difficile : trouver comment réparer.

J'ai fait une pub pour les Allemands, et l'argent est tombé sur mon compte. J'ai de nouveau une carte bleue. La joie. J'ai fait des photos avec un grand photographe, un putain de Polonais destroy assez âgé genre la cinquantaine avec qui j'ai eu envie de coucher dès que je l'ai vu arriver sur le plateau. C'est normal d'avoir envie de coucher avec le photographe. Ça veut pas dire que tu vas le faire mais c'est bon signe. J'étais tout en noir – personne n'a prononcé le mot « poids » pendant la préparation du set mais ils étaient briefés et c'était vraiment l'éléphant au milieu de la pièce tout le concept du truc tournait autour de – comment mettre en valeur un corps comme le mien.

Eh bien je viens de voir les photos et ils se sont remarquablement bien démerdés. Et moi aussi. Je suis extraordinaire, là-dessus. Ce truc d'arrêter la défonce, quelle idée de génie – on dirait que j'ai fait trois liftings et quinze thalassos. Une bombe. Tout ce qu'on retient à part ma bonne gueule c'est que mes seins sont des monuments. Comme des cathédrales gothiques. Il est envisageable qu'on en parle encore, dans cent ans. Ce n'est plus un décolleté, mais la preuve de l'existence de Dieu.

J'ai de nouveau une carte bleue et j'ai envie de chanter dans la rue. Économiquement aussi, c'est une bonne idée ce clean. Je ne dois d'argent à personne, je suis allée dans une librairie acheter des livres pour ta copine Zoé. Je n'allais pas lui acheter un pull. De toute façon, je ne comprends rien à sa façon de s'habiller. Ni à cette manie de porter des rouges à lèvres de couleur fluo. Et pour moi, j'ai acheté un livre de toi. En audio – j'ai dû appeler mon agent pour qu'il me fasse porter un lecteur CD vu que je n'en avais pas. J'ai commencé à écouter. J'étais étonnée par la vigueur du truc. Autant quand tu m'écris j'ai l'impression que t'es une princesse endolorie, autant comme romancier, t'es un bonhomme. Les gens seraient surpris s'ils savaient qu'en fait t'es un fragile. C'est comme Zoé. T'as deux sincérités – une quand t'écris des livres, et une autre, quand tu es qui tu es. Je n'ai pas détesté ton roman. Vraiment pas.

Le nouveau projet décadent que les chefs voudraient nous imposer c'est le couvre-feu le week-end. La semaine tu vas taffer et le week-end tu te cloîtres et fermes ta gueule. Tu sers qu'à ça – faire marcher la machine économique. Le reste, ta vie, ton équilibre, tes proches, le ciné – on s'en fout. C'est étonnant à vivre. Chaque fois on sent que c'est une bouchée plus difficile à avaler que la précédente. Mais on avale. Renforcement de la répression. Qui s'exerce sur les petites gens. Contrôler les pauvres. Faire en sorte que les banlieues souffrent encore un peu plus. Police prison pv – c'est désormais la seule communication que l'État entretient avec les classes non favorisées. L'impression d'être des cobayes qu'observent, émerveillés de leur plasticité, du peu de cas qu'ils font de leur dignité, quelques savants payés par les grandes compagnies.

Heureusement que je m'en tape complètement. Je suis belle sur les photos. J'ai de nouveau une carte bleue. Il fait beau. Un réalisateur belge veut me rencontrer pour un film. La vie reprend, progressivement.

OSCAR

J'écoute Booba en rassemblant des documents Word. Je lutte pour écrire plus de cinq minutes d'affilée sur un thème. « Frérot on ne fait rien quand on doute » et je rêve d'écrire un livre comme un texte de rap français – sans thème principal de punchlines en déclarations – se montrer tour à tour brutal et vulnérable – dans la même phrase, sans chercher la cohérence.

Je regarde Lil Nas X au *Saturday Night Live*. J'avais entendu parler de cette histoire de baskets avec une goutte de sang humain dedans qui avaient fait reculer Nike. Je ne savais pas à quoi il ressemblait en entendant parler de son affaire j'avais imaginé un gosse genre XXXTentacion – la gueule tatouée tout défoncé qui fait du hip hop de gamins gros cernes à la fois super doux et smooth codéine et à la fois déglingué dérangeant désolé avec une séduction enfantine. J'avais du retard sur l'actualité – ça c'était il y a cinq ans visiblement un train est passé entretemps. Du coup on a Lil Nas X au *Saturday Night Live* – j'ai eu le temps de penser c'est quoi ce petit bouffon puis j'ai pensé à Eddy de Pretto qui me met mal à l'aise pas quand je l'entends mais si je le vois parce que j'aime bien sa façon de bouger et il a des petites jambes maigres je peux m'identifier à ce type physiquement et en fait qu'il soit pédé ne me dérange pas mais quasi je préférerais ne pas le savoir et pouvoir juste me dire que j'aime bien sa dégaine, que j'apprécie sa modernité. Je sais pas. Lil Nas X ça a été encore une autre affaire parce que j'ai eu deux secondes de tranquillité et ensuite, je ne pouvais pas faire autrement que savoir que je le trouvais beau, putain j'ai jamais vu de mec aussi beau, Prince à côté c'était un petit thon.

Alors que Lil Nas X – je crois que c'est le programme et tout ce bazar d'honnêteté et de vulnérabilité et d'apprendre à reconnaître ce que tu ressens au lieu de barrer la route tout de suite. Je pense qu'il y a un an j'aurais zappé son image et peut-être que je serais allé écrire un truc rageur sur cette nouvelle génération de chanteurs décadents qui utilisent leur orientation sexuelle pour faire parler d'eux. Là, je le trouve sexe. Il a vingt-deux ans. Je l'ai regardé se déhancher et je n'avais jamais vu ça, je l'ai regardé avec ses danseurs être comme une stripeuse mais sans le pathos de la stripeuse reste que la baise. Si j'avais seize ans aujourd'hui, je sais pas ce que j'en penserais de tout ça. Si j'avais seize ans tu me diras, je serais moche comme j'étais moche à seize ans et il n'y aurait aucune raison pour qu'un mec comme moi puisse approcher d'un mec comme ça mais disons – je me poserais la question je crois, je me poserais la question de savoir si j'ai envie d'être pédé ou pas.

Il y a une histoire dont je ne parle jamais. Elle est là, mais je n'y pense pas.

La première fois que je l'ai vu – ce n'était pas de l'amour, pas du tout. Mais j'étais ébloui. Il était tout en blanc, il était plus petit que moi mais dense – bien gaulé. En fait il avait le genre de corps que j'aurais aimé avoir. Je n'étais pas troublé. Il était beau. C'était un lascar – il avait le sens du style. Il donnait un coup de main à un pote pour repeindre un local de répétition. J'ai traîné avec eux une heure et je suis parti – et je me souviens de son regard au moment de lui serrer la main. Samir. À cette époque, être pédé n'était pas une option – surtout pour un lascar. En fait certains l'étaient mais c'est comme pour ma sœur – je l'ai compris des années plus tard. Samir a planté ses yeux dans les miens en me disant à bientôt et sur le coup j'ai senti que ça me déstabilisait mais je n'ai rien pensé de particulier. Juste – ce mec est intense. Et beau. À la fin de cet été on s'est retrouvés dans un bar, on jouait au billard, Samir graffait et je l'ai accompagné sur son spot. Je roulais des pétards et je changeais les cassettes. Le jour s'est levé. On est devenus copains. Il était musulman – il étudiait chaque boîte de conserve avant de l'ouvrir. Je ne mangeais pas de porc quand je traînais avec lui, je fumais des pétards et je ne buvais pas de bière. On ne faisait rien de précis. Et un jour Samir a bu. Je ne sais pas pourquoi – un problème avec sa copine je crois. C'était fou de le voir ivre. Aussi libre, autant rire. Et danser. Je ne l'avais jamais vu danser et il était une superstar. Et cette nuit-là – il est arrivé chez moi à trois heures du matin. Il a lancé des graviers contre mes volets, je vivais encore chez mes parents. Je l'ai fait entrer sans faire de bruit. On a mis Notorious Big, en sourdine. Il a quitté son pull et je me suis comparé à lui – mon corps grotesque contre le sien, si bien gaulé. Sa taille fine, souple, les épaules larges, les muscles dessinés. Puis il a dit ça fait un moment que je fais des rêves blancs avec toi. Il a dit je sais ce que tu veux et je crois que je le veux aussi. Et la vérité, c'est que je n'ai même pas compris ce qu'il était en train de me dire. Il m'a embrassé. Je ne l'ai pas repoussé parce que j'ai pensé qu'il m'en voudrait trop – avoir fait ce geste et que je le repousse, c'était impossible. Il m'a embrassé comme le font certaines filles dont on n'a pas envie mais qui partent du principe qu'on n'attend que ça. Je n'avais pas envie qu'il me touche – j'étais gêné pour lui autant que pour moi. Mais sa peau, je m'y suis habitué tout de suite. Je me suis dissocié, comme disent les filles aujourd'hui. Je faisais autre chose que ce que ma tête pensait que j'avais envie de faire, parce que sa peau, j'ai aimé la caresser, immédiatement. Les gestes entre deux garçons ça me déconcertait, et aussi qu'il sache aussi facilement quoi faire. Il est parti juste après – retrouver sa copine et se réconcilier avec elle je crois. J'étais dérouté. Pas amusé. Dérouté. Et quand on s'est retrouvés le soir même chez un autre pote, je m'attendais à ce qu'il soit mal à l'aise. Mais il était juste un tout petit peu plus proche de moi qu'avant. De l'extérieur, aucun problème. Il avait une façon de chercher ma présence, plus qu'avant mais sans que ce soit vraiment perceptible ou bizarre vis-à-vis du groupe, et on écoutait Gang Starr en racontant des conneries, tous ensemble. Dans la soirée, j'ai réalisé que je cherchais son regard. Cette façon très brève de me faire savoir que j'étais unique à ses yeux. Je n'avais jamais été désiré par un autre garçon – et son attention me plaisait. Il avait tout ce qui me manque. Une façon virile et animale d'être dans la salle, de se tenir, de répondre, de sourire et d'affirmer – il portait des fringues classes, utilisait des mots d'argot précis, avait le sens de la formule. Il n'a pas cherché à me retenir ce soir-là, il est parti de son côté et j'ai réalisé que j'étais un peu déçu. Il m'a appelé deux jours plus tard, il faisait un mur à Vandœuvre je l'ai accompagné. Tout était redevenu normal sauf en fin d'après-midi, il m'a regardé échouer à décapsuler une bombe et il a ri « t'es adorable » et ce n'était pas dit méchamment, il a ouvert la bombe du premier coup et il continuait de rire en reprenant son mur. On a commencé à coucher ensemble, régulièrement. Je me suis très vite habitué. On n'en parlait pas. Ni entre nous ni à personne. Il n'y a jamais eu cette scène qu'on voit dans les films – où il menace de me tuer si j'en parle à quelqu'un parce qu'il a peur pour sa crédibilité de lascar. Progressivement j'ai réalisé que de son point de vue, c'était quelque chose qui arrivait, parfois, entre copains. Tant qu'on ne disait rien – ça n'existait pas tout à fait et ça ne posait aucun problème. C'était comme si on se glissait sous la réalité. Il était tendre – quand on baisait et après, il était tendre. C'est peut-être la seule personne qui m'ait parlé d'amour. Faisant de moi une personne exceptionnelle, me dotant de qualités inouïes. Il me dévoilait un monde audacieux, un monde où les mecs font ce qu'ils veulent, à commencer par baiser ensemble quand personne ne les regarde et je réalisais que je ne savais rien du monde des mecs. Que la surface, ce qu'on m'en montrait. J'avais l'impression d'être un initié. Et j'étais amoureux de lui. Ça, je l'ai compris surtout quand ça s'est terminé. Un jour, il est allé chez le taleb qui l'a désenvoûté – lui a fait cracher un petit morceau de pain empoisonné que des voisins jaloux avaient glissé dans un plat. Bref – c'était terminé. Il n'y a pas eu de discussion. Juste une perte d'intensité. Il ne m'évitait pas. Mais il n'appelait plus chez moi tous les jours comme il le faisait depuis quelque temps.

Les temps changent. Parfois je repense à lui et c'est peut-être l'histoire la plus romantique de toutes celles que j'ai vécues. Je ne sais pas ce qu'il est devenu. Je ne l'ai jamais revu.

REBECCA

Tu sais, copain, c'est Booba qui serait déçu de savoir que tu écoutes ses disques en fantasmant sur Lil Nas. Quoique, tu dois pas être le seul dans ce cas de figure. Tu devrais raconter ton histoire à Corinne, ça lui réchaufferait le cœur de savoir que son frère est moitié gay. En vérité, je te comprends. Les lascars de l'époque avaient un charme imparable. Ceux qui n'y ont pas goûté ne savent pas de quoi ils parlent – l'univers faisait un cadeau aux femmes en les inventant. Et aux hommes, si je te comprends bien. On vous rend débiles, les mecs, avec ça – bien sûr qu'on ne tombe pas amoureux de quelqu'un parce qu'il a tel ou tel genre. On tombe amoureux et c'est tout. Moi si j'ai jamais eu d'histoire avec une fille, c'est uniquement parce que j'étais trop occupée avec les garçons, j'avais pas une minute à moi. Mais la vie n'a pas dit son dernier mot – je suis prête à toutes les éventualités.

Je continue les réunions NA. Je me suis fait plein de copains. Je suis surprise de ne jamais te voir. Mais on ne vit pas dans le même quartier. Au début, quand ils m'ont dit qu'il fallait venir presque tous les jours, j'ai pensé que c'était hors de question, le confinement passé, je n'avais pas besoin d'écouter quotidiennement du blabla bien-pensant. Mais si je ne vais pas en réunion, je doute. Alors j'y vais. Je pense des choses nouvelles. C'est étonnant. J'ai l'impression de voyager dans des contrées exotiques, mais dans ma tête.

Par exemple je vois mon pote Fabrice et je remarque tout de suite qu'il s'est démonté la tête récemment – je n'étais pas un chien renifleur, avant, je me demandais pas si t'avais tapé fumé shooté vomi – tu faisais ta vie ça ne me regardait pas. Maintenant, c'est comme un réflexe. Je sais. Je le vois sur la gueule des gens, je l'entends même à la voix au téléphone. C'est troublant. Et je trouve ça esthétiquement déplorable. Comme un voile terne, une couverture de saleté – on n'est pas au stade du jugement moral, c'est carrément esthétique. Ça enlaidit.

J'en ai vu deux aujourd'hui. Il y a celui qui est là tous les lundis. Et il est confus – il ne ment pas il le dit rapidement j'ai consommé samedi pas non plus de but en blanc il tourne un peu sa langue dans sa bouche avant de l'annoncer il ne dit pas rechute il ne dit pas je suis effondré il dit c'est bien les nouveaux amis mais ils ne m'appellent jamais alors la femme d'un mec avec qui je consommais m'a appelé pour m'inviter et je voulais consommer je le savais en y allant mais ça s'est bien passé. Et il est plus heureux que d'habitude – il est très exactement comme quelqu'un qui dit j'ai revu mon ex à une assemblée de gens auprès de qui il s'est beaucoup plaint des relations avec son ex mais il est heureux. Il attendait ce moment. Il dit il y avait un monde fou dans le bus il parle d'autre chose il dit j'ai maîtrisé au final il trouve que ça s'est bien passé il n'a bu que deux verres – et puis il est rentré il parle de l'orage qui menaçait mais à une heure du matin il s'est réveillé et il était malade il dit voilà c'est le prix à payer et on entend qu'il compte bien le repayer qu'il se raconte encore qu'il a changé qu'il maîtrisera. Son visage est marqué par l'alcool encore après des mois d'abstinence – il est excité, il sait que c'est reparti, mais il vient quand même à la réunion.

L'autre dit j'ai eu un accès de colère alors les gens se détournent de moi c'est douloureux je reproduis les schémas que j'ai connus dans l'enfance je ne connais que ça et on entend qu'il se fout de savoir qu'il a fait du mal – que les gens se détournent parce qu'il a pété les plombs et les a terrorisés. Ce qui l'intéresse, c'est que ça le fait se sentir mal. Que ce n'est pas une stratégie payante.

Les replongeurs.

Et puis il y a cet autre ancien. Solaire. Fabuleux. Qui met les larmes aux yeux de tout le monde et qui dit je gerbais ma peur je gerbais ma honte et je gerbais ma colère et maintenant je gerbe ma joie et je marche dedans je suis en vie putain je suis en vie.

Et elle, une fille jolie à la mise impeccable que j'ai vue si souvent et c'est la première fois que je l'entends parler de son père incestueux avec sa sœur.

Et l'autre qui a un bagout pas croyable, il ne parle jamais de lui mais toujours du programme, il a plus de vingt ans de clean et il a des punchlines imparables. Il s'engueule avec tout le monde et il dit moi c'est comme ça que je me rétablis.

Ça, c'est les miens. Je suis émue de voir ces gens qui déconnent autant que moi et qui, dans ce glissement général vers le grand n'importe quoi, se réunissent et font le contraire de ce que font les gens dans les dîners et sur les réseaux sociaux – s'avouent vaincus, s'avouent faibles, se montrent dans ce qu'ils ont de plus déglingué.

J'ai beaucoup changé. Ça me rentre dans la tête. Il me reste le réflexe – j'appelais le dealeur pour célébrer une bonne nouvelle, pour me récompenser d'un effort, pour chasser les idées noires, en cas de coup dur pour me consoler, pour ne pas m'ennuyer, pour m'occuper, pour faire plaisir à un copain, j'appelais le dealeur comme on actionne l'interrupteur en entrant dans une pièce. Sans le décider. Ça me reste. Il se passe quelque chose et je sens le vide s'ouvrir – je fais un pas en avant vers le coup de fil au dealeur et il n'y a rien je marche dans le vide désormais.

J'ai trop d'orgueil pour ne pas tenir. Jamais de toute ma vie la sobriété ne m'avait paru un état de splendeur et maintenant j'ai shifté. J'ai décidé que c'est ça, la classe. J'ai trop d'orgueil pour ne pas tenir. Et ça passe. Il y a une morsure – un vertige – et ça passe.

OSCAR

Le train est bondé. Il paraît que c'est une question de circulation d'air, que ça ne pose aucun problème.

Un an qu'on nous répète qu'il est essentiel de respecter les consignes de distanciation et puis tu te retrouves dans un wagon blindé. J'ai conscience de la respiration de mes semblables. Fenêtres fermées, habitacle relativement petit. Nos masques comme des boucliers. J'ai acheté un masque en pharmacie, à un euro pièce – plus confortable que les masques jetables. J'ai envie de l'arracher mais je serais terrorisé si je ne le portais pas.

La fille que j'ai rencontrée découpe les attaches en plastique de ses masques avant de les jeter. Le dérisoire de nos gestes. En un an, nous venons de polluer la planète de milliards de masques – dont nous arrachons les petits élastiques pour protéger les poissons ou les oiseaux. Je la trouve un peu trop pimpante pour être avec un mec comme moi. Je retourne en Allemagne quelques jours pour une série de lectures et je lui ai demandé si elle voulait venir, elle a accepté. Elle a haussé les épaules – elle a dit si je reste à Paris je vais passer mon temps à surveiller mon téléphone pour voir si tu m'écris. Ça m'a désarmé, la simplicité avec laquelle elle a répondu ça.

J'ai acheté un billet pour le chien à la gare. On ne peut pas le faire sur Internet quand on passe une frontière, même européenne. Je prends le train aussi souvent que je le peux. Je vois la SNCF changer. Encore un truc qui marchait vraiment bien et qu'on a foutu en l'air avec une joie féroce.

Désormais quand on arrive aux guichets – à la SNCF comme à la poste comme dans tant d'autres endroits relevant du service public, quelqu'un est payé pour t'attendre à l'entrée – s'assurer que ce que tu viens demander ne peut pas être fait par une machine. J'explique mon cas à la dame qui m'accompagne devant un écran. J'ai envie de lui dire je ne suis pas assez vieux pour pas savoir utiliser Internet mais j'obtempère.

On ne trouve pas l'option billet pour chien vers l'Allemagne. Elle m'oriente donc vers un guichet humain. J'ai passé le barrage, je peux parler avec quelqu'un, ça n'a pas pris dix minutes, je me sens privilégié. Une autre dame – dont je ne vois pas le visage avec le masque, aux yeux je ne saurais dire si elle est souriante ou harassée – écoute ma demande, qui n'est pas si excentrique, si tu réfléchis bien. On n'est pas le seul couple à prendre le train avec un chien. Elle ne trouve pas le code. Elle fait appel à une autre dame, qui était dans les coulisses jusqu'alors. Elle propose le code ChPO QHeS – ou quelque chose dans le genre, une enfilade de lettres dont le sens est propre au langage machine. Ça n'est pas le bon terme, la machine ne veut pas en entendre parler. Une troisième dame est appelée à la rescousse, surgissant à son tour des coulisses. À partir de là, pendant plus de vingt minutes, ces trois personnes cherchent le code que comprendrait la machine. Deux d'entre elles sont au téléphone, la troisième pianote sur son clavier – je propose benoîtement qu'elles me rédigent un petit papier justifiant de ce que j'achèterai le billet du chien dans le train, directement au contrôleur. Elles me répondent que c'est impossible, que je devrais payer l'amende. Elles sont un peu plus jeunes que moi – l'absurdité de la situation, dans laquelle un humain du guichet ne peut pas communiquer avec un humain contrôleur par le biais d'un mot – leur échappe complètement. Elles essayent des codes variés en disant « c'est grisé ». Elles sont aimables, elles ne paraissent pas surprises – la machine est exigeante, elles passent leurs journées à tenter de l'amadouer – à essayer d'être à la hauteur et ne pas y arriver fait visiblement partie des risques de l'entreprise. Elles ne sont pas surprises de ce que je vienne à la gare avec une heure d'avance. Je crois qu'elles se disent que pour acheter un billet pour un chien, c'est le minimum.

J'ai la sensation de participer à un rituel un peu délirant – moins précis qu'une séance de spiritisme. Il s'agit de trouver le terme que la machine accepte, de traduire une demande d'humain en intelligence machine. C'est très compliqué car la machine du service public, on ne peut pas lui expliquer quelque chose – c'est un langage abstrait, encore plus compliqué que le langage de la justice ou de la science parce que là il reste une chance d'expliquer une demande simple dans un langage simple. Ici – non – ce sera la bonne série de lettres, dans le bon ordre de procédure, ou rien. Ces trois dames ne paraissent pas sous-informées – et elles ont un véritable réseau dans l'entreprise puisqu'elles appellent sans cesse de nouveaux numéros pour se renseigner. Un homme débonnaire se joint au groupe des femmes et donne son avis – sa masculinité n'impressionne pas la machine, qui persiste à griser les zones concernées. Quatre salaires à la recherche d'un code, l'important c'est qu'on reste tous souriants – tous consentants. Et l'une d'entre elles trouve le sésame. Elle me donne le billet en me conseillant de le garder soigneusement car le bon code est inscrit dessus. Ça peut servir une prochaine fois.

La fille avec qui je voyage me dit quand je la rejoins qu'elle a l'habitude de prendre le billet jusqu'à la dernière gare française, qu'elle n'a jamais eu de problème avec ça. Elle est plus jeune que moi – ça ne lui semble pas extravagant qu'il faille que quatre personnes joignent leurs efforts pour un truc aussi simple.

Le rituel auquel j'ai participé – en gardant le sourire parce que je fais l'effort d'être chaque jour un peu moins connard, que la colère fait partie de mes défauts et je sais que gueuler comme un veau sous prétexte que je vais rater mon train ne fera que rajouter au chaos de la situation – m'a humilié. Pour la première fois dans l'histoire de l'humanité, n'importe quel téléphone est plus intelligent que le plus intelligent de tous les hommes. N'importe quel téléphone de merde a plus de mémoire, de savoir, est plus rapide, calcule mieux, parle plus de langues – est plus intelligent que le plus intelligent de nous tous. Ou plutôt d'une intelligence différente. Qui rend la nôtre obsolète. Nous n'avons plus aucune légitimité pour régner sur ce monde – et c'est peut-être une bonne chose.

Ne nous reste, effectivement, que le bruit qu'on émet sur les réseaux, et ce faisant nous consentons à ce que l'important, dans ce bruit, ce soit l'application grâce à laquelle on s'exprime. Nos émissions sémantiques sont parfaitement secondaires. Nos humanités, jusqu'alors, étaient réduites à leur valeur économique – comment créer des besoins, comment écouler des stocks de marchandises inutiles, comment sacrifier tout notre temps à cette spirale de profit. L'humiliation de l'humain devant la machine, c'est l'étape suivante. Celle que les économistes ne risquent pas d'expliquer car ils ne sont les penseurs de rien. Nous faisons davantage d'efforts pour apprendre à fonctionner avec la machine que nous n'en avons fait pour aucun langage. Les animaux, ça fait longtemps que c'est réglé – on ne cherche pas à négocier, on cherche comment les tuer le plus efficacement possible. Au moins ça, on connaissait – comment tirer profit du vivant, comment privatiser le vivant. Entre humains, pareil, c'est vite fait – qui a la plus grosse arme, qui exerce le plus de violence sur le camp adverse. Les fous, ça fait longtemps qu'on ne cherche plus à comprendre ce qui se fabrique en eux, ils ne sont utiles qu'en tant que cobayes de traitements abrutissants. Mais la machine. Le code qu'il lui faut. On ne parle pas de connaissance, de compréhension du règlement, de synthèse morale, de culture, de raisonnement mathématique ou philosophique – rien de ce qui faisait notre vie en commun en temps de paix n'a plus d'importance. Le peu de civilisation qu'on parvenait à mettre en place, entre deux guerres…

désormais c'est le code. Trouver le code qui fera que la machine te permette d'obtenir ce dont tu as besoin.

Nous regagnons le quai, munis du billet que personne ne demandera. Un homme qui doit avoir dix ans de plus que moi scanne nerveusement les réservations – en arrivant à sa hauteur je réalise qu'il tremble. Il a probablement passé sa vie à la SNCF, il a dû être, un jour, un cheminot sûr de son coup, sachant faire ce qu'il avait à faire. Mais il n'est pas sûr de son laser. Qui refuse de lire tous les billets. Il n'a pas le temps d'avoir peur d'être contaminé par la foule qui défile devant lui. Il tremble parce que certains billets – qui semblent tout à fait corrects à l'œil humain – ne se scannent pas. Et chaque fois que ça arrive, le gars panique – il ne sait pas comment dire à sa machine que ça va, le passager doit passer, on ne peut pas bloquer les gens indéfiniment à cause d'un scanner erratique.

Je présente mon téléphone et le code fonctionne, je cherche le regard de l'homme – je lui souris mais avec le masque il l'ignore. Nous sommes entre humains, humiliés par les mêmes machines. Le regard de l'homme sur le quai ne croise pas le mien – il est braqué sur les billets, il attend la prochaine galère – le moment où il va être comme un con, coincé entre le travail qu'il doit accomplir et la sévérité implacable de la machine qui le renverra à son incompétence d'humain.

ZOÉ KATANA

Je suis sortie de l'hôpital. Ils ont besoin des lits. Depuis le confinement, ça n'arrête pas. Les gens, comme moi, traversent une ligne dans leur tête, dans mon cas celle qui sépare « j'me sens pas trop bien » de « je vois des hommes dans ma chambre ». Une médecin m'a annoncé – le traitement fonctionne bien, vous pouvez rentrer chez vous et vous reposer. Je ne l'avais jamais vue, je n'ai pas osé dire que j'aurais préféré parler avec celle qui s'est occupée de moi à mon admission. J'ai rassemblé mes affaires et suis partie.

Une amie m'accompagnait. Elle a vu que je regardais les choses chez moi comme si ma propre maison pouvait me trahir à n'importe quel moment. Je sais désormais que les murs peuvent se renverser ou le sol se dérober ou ma chambre se remplir de voix hostiles. Rien n'est stable. L'amie m'a proposé de rester avec moi ce premier soir et j'ai accepté. Je me sentais étrangère à mon propre quotidien, je ne voulais pas être livrée à moi-même. Il ne fallait surtout pas que j'allume mon ordinateur, que j'ouvre mes comptes. Ça m'a paru étrange que ça s'appelle des comptes. Comme un compte bancaire, comme rendre des comptes, comme le compte rond.

Alors l'amie s'est installée chez moi pour quelque temps et c'est comme vivre avec un coach de boxe, quelqu'un qui à n'importe quel moment de la journée, si elle me voit KO au sol, s'agenouille à mes côtés et me dit à l'oreille – ça va aller tu peux te relever tu peux le faire tu es une championne mets-toi debout. Et ça marche. La médecin avait raison, le traitement fonctionne. C'est ma pensée, mais en solide. Jusqu'au jour où un calme capital s'est emparé de moi. J'avais trouvé un interrupteur. Sans le chercher. C'était fini l'angoisse. Je le savais. J'ai donné mes codes à l'amie pour qu'elle vérifie qu'aucune mauvaise surprise ne m'attendait dans mes messages sur Internet, elle a fait un peu de ménage et m'a rassurée. Je pouvais y aller. J'ai repris mes activités. Et mon tour de veille, c'est-à-dire de permanence téléphonique au sein d'un groupe de vigilance contre le cyberharcèlement.

Une fille m'a contactée, qui était victime de harcèlement. Je n'ai pas eu le temps d'avoir peur que ça me fasse remonter l'angoisse. J'étais opérationnelle, blindée et concentrée. Normalement pour faire le job il faut se dissocier – mettre de côté ses émotions, les voir comme des éléments étrangers. Quand j'ai reçu son message, j'observais un pigeon sur le balcon. C'est toujours le même, plus fin que les autres, gris avec une tache noire sur le cou – qui vient se poser sur le bord de ma fenêtre et ce jour-là, le vent soulevait doucement ses plumes et lui de façon nerveuse se becquetait le cou en regardant dans ma direction – je me demandais s'il aimait la musique que j'écoute. Tina Turner. Et je dirais que oui – il semblait attentif quand il entendait sa voix. Il avançait à petits pas prudents vers l'intérieur de la maison.

Et la fille m'a écrit, je l'ai rappelée immédiatement – elle était en panique, elle était en larmes. J'ignorais encore que quelque chose allait se passer qui me transformerait. Elle n'était pas particulièrement sympathique. Tiktokeuse juste majeure, peu visible avant l'attaque. Elle est châtain aux yeux clairs, gothique, fade et bon enfant, pour une audience de cinq potes et trois fans. Pas de contenu féministe, elle n'est pas en surpoids, n'a pas de poils sous les bras, rien sur les Noirs et les Arabes, pas d'attaque contre le pape, pas de déclaration en faveur de l'avortement : la plupart des signaux que le fachoweb interprète comme des provocations directes sont absents du signalement. Sauf qu'un beau matin, elle s'est déclarée bisexuelle. Elle n'a pas de petite amie. Pas de petit copain non plus. Elle s'est sentie bisexuelle, et elle a eu envie de le dire. Elle aurait mieux fait de parler de la migration des papillons Monarques... Ça a commencé timidement, quelques commentaires injurieux et banals – tu es bi parce que tu es imbaisable sale grosse truie tu mérites de crever tu es tellement moche que tu devrais te suicider, etc. Classique. Alors elle a cette initiative d'innocente, elle déclare : « Je suis tombée dans le TikTok straight aidez-moi. »

Au téléphone, en larmes, elle m'explique qu'à partir de là elle a été repérée, et assaillie. Ça a commencé par une centaine de messages en une heure. Elle a cru que ça s'arrêterait là, mais le lendemain ils ont continué. Et le jour d'après. En général les raids durent vingt-quatre heures – c'est une virée punitive. Si la fille ne poste pas un nouveau contenu avec lequel ils sont en désaccord, ils passent à une autre fille qu'ils veulent corriger. Dans son cas – ça ne s'est pas arrêté. Peut-être qu'elle omet de me dire qu'elle a cherché à se défendre en privé et qu'elle aura froissé la susceptibilité, qu'on sait fragile, d'un des assaillants. Finalement l'un d'entre eux a trouvé le numéro de sa mère, qu'il a contactée pour lui dire que sa fille était une chienne qui s'exhibait sans pudeur sur les réseaux sociaux et la daronne n'a pas cherché à comprendre, elle s'est retournée contre la petite.

Je ne devrais pas le faire, mais je compare l'enfer que j'ai vécu, l'enfer qu'on est des centaines à endurer – un harcèlement régulier, fourni, qui ne s'arrête jamais – avec la mauvaise semaine qu'elle passe et je me sens insensible à sa douleur. C'est peut-être le traitement qui fait ça. Je la soutiens mécaniquement. Et j'ai conscience d'être soulagée de le faire sans qu'une vague d'angoisse m'emporte. Je lui dis de ne pas lire les commentaires, je m'occuperai de faire toutes les captures d'écran pour garder les preuves en cas de besoin, ou si elle veut lire, plus tard, quand la tempête sera passée. Est-ce qu'elle peut demander à une copine d'effacer ensuite les contenus dégradants, et de bloquer les commentaires pendant quelque temps ? Je dis éteins ton téléphone et sors de chez toi, fais un truc que tu aimes faire, je demande as-tu peur d'aller dehors, as-tu peur pour ta sécurité, elle répond qu'elle peut aller retrouver sa pote. Je lui répète – surtout n'allez pas sur les réseaux sociaux ensemble, même tard dans la soirée, faites autre chose, protège-toi ; pendant ce temps, peux-tu me donner tes codes, tu les changeras juste après.

Et je vais sur son compte et je suis soûlée – du côté répétitif de la situation, de l'absurdité de tout ça et aussi de perdre mon temps avec quelqu'un qui n'est pas politisée, qui n'est pas féministe, avec qui je ne parviens pas à empathiser. Mais je suis, à part égale, extrêmement soulagée de pouvoir faire le job. Je vais mieux. Je n'ai pas la nausée, je n'entends pas des voix, je n'ai pas envie de mourir. Je parcours les commentaires pour vérifier qu'il n'y a pas de contenu inquiétant, comme l'adresse de son école ou celle de sa mère ou le numéro de téléphone de sa petite sœur et j'ouvre un dossier à son nom ; j'effectue les captures d'écran, soigneusement – parce que c'est le protocole. Je ne connais pas le détail des organisations masculinistes, mais il n'est pas dans leurs habitudes de passer une semaine à venger un « khey ».

Et brusquement, je réalise que je ne suis pas en train de repousser mes émotions. Je ne suis pas en pilote automatique. Et j'éprouve de la pitié. Et ce n'est pas de la pitié pour nous, les victimes systématiquement traquées. Pour la première fois de ma vie – gloire au traitement médicamenteux – j'ai pitié d'eux. Les insulteurs, les menaceurs, les agresseurs.

Ils ont posté des milliers de commentaires sur la page de cette fille. Des heures et des heures à la traquer, à chercher à l'atteindre.

Ils ont des organigrammes – qui rassemblent des comptes de volontaires à qui ils indiquent la victime du jour. Les volontaires redistribuent à leur tour la consigne auprès de leurs contacts, et ainsi de suite. Une chaîne efficace de la haine anonyme. Quand ça a commencé, il y a une dizaine d'années, c'était impressionnant parce qu'on n'avait pas l'habitude et qu'on était surprises qu'ils soient organisés et d'une violence extrême. La justice n'avait jamais condamné personne pour des messages sur Internet et il n'y avait aucune limite à leur brutalité.

Aujourd'hui, ils sont plus prudents. Leurs comptes existent – ils sont de vraies personnes qui agissent à découvert, on peut vite trouver qui ils sont. Il n'y a pas de profil type. Il y a les puceaux et les moches qu'on s'attend à trouver, mais aussi de nombreux pères de famille, de vieux messieurs, toutes les catégories socioprofessionnelles sont représentées, ils vivent en ville ou dans les campagnes, ils sont quasi illettrés ou professeurs d'université. Ils savent qu'il n'y a jamais de représailles. Ils font ce qu'ils veulent sur Internet. On n'a jamais vu un masculiniste demander à être hospitalisé suite au harcèlement des féministes. S'ils reçoivent une lettre d'injure, ils s'en plaignent pendant des mois. Ils sont Orange Mécanique quand il s'agit d'attaquer en groupe, et la petite Poucette si l'une d'entre nous s'avise de leur répondre. Ils ne supportent aucune contrariété et défendent leur territoire : sur Internet ils ne veulent trouver que du contenu qui aille dans leur sens, ils ne supportent aucune contradiction.

Pourtant, nous sommes plutôt magnanimes. Les hommes, nous ne les avorterons pas, nous ne les priverons pas d'éducation, nous ne les brûlerons pas sur un bûcher, nous ne les tuerons pas dans les rues, nous ne les tuerons pas lorsqu'ils font leur jogging, nous ne les tuerons pas dans les bois, nous ne les tuerons pas dans nos maisons, nous ne leur ferons pas honte d'être nés de leur sexe, nous ne les affamerons pas, nous ne les violerons pas, nous ne les toucherons pas sous les tables, nous ne les dénigrerons pas parce qu'ils désirent du sexe, nous ne leur interdirons pas l'espace public, nous ne les exclurons pas des cercles de pouvoir, nous ne les mutilerons pas, nous ne leur interdirons pas de s'habiller comme ils l'entendent, nous ne les forcerons pas à enfanter, nous ne les culpabiliserons pas quand ils ont une passion qui les éloigne du foyer, nous ne les déclarerons pas fous lorsqu'ils ne sont pas de bons époux, nous ne confisquerons pas leur sexualité, nous ne surveillerons pas leurs faits et gestes et leurs déclarations comme s'ils nous appartenaient, nous ne réclamerons pas de voir leurs cheveux, nous ne frapperons pas d'ignominie ceux qui désobéissent. Quand nous disons égalité, nous ne parlons pas de cette égalité-là. Sans quoi – nous serions bien placées pour comprendre la rage que nos désirs suscitent. Mais ils sont si fragiles. Et habitués à se défendre. Le pouvoir minusculiste blanc a ses stratégies de résistance.

Et je réalise qu'ils ne me font plus peur. C'est une épiphanie scandaleuse. Je les lis. On leur a dit il faut taper, ils tapent. Ils comptent sur le nombre. Pris un par un, leurs messages sont poussifs, débiles, répétitifs. Je me mets à lire, attentivement. Je lis cent fois, parlant du mec qui a contacté la mère « le mec qui a fait ça est un génie » et cent autres fois « elles ont besoin d'être recadrées » et cent autres fois « je te violerais même pas tellement t'es imbaisable gros tainp de féministe ». Et j'ai pitié d'eux. La misère. Ils sont la misère. La pauvreté. La médiocrité. Et ils le revendiquent. Leurs imaginaires sont inertes. C'est une simulation grotesque de la joie et de l'amitié, de la solidarité mais c'est avant tout l'expression de la misère la plus sordide. « Elle a besoin d'une correction – elles se croient tout permis j'espère que sa mère va la rappeler à l'ordre – cette bobo de merde est sûrement entretenue pourvu qu'on lui coupe les vivres pour être une pute – t'es un génie mec t'es un génie ». De la merde. Les miliciens de la masculinité minuscule. Les minusculistes.

Je n'ai pas envie de vomir. Je n'ai pas peur. Ça, c'est la souffrance. Cette exposition de vide, de rien, de petites forces anonymes. Ça, c'est la souffrance humaine à l'état brut. Ils sont conscients. Ils savent qu'ils ne sont rien. Qu'ils ne valent rien. Qu'ils méritent de crever comme des cafards. Ils sont terrorisés d'être ce qu'ils sont. Ils savent qu'ils ne servent à rien et ils crapahutent dans l'obscurité en se cognant aux murs. Un sale petit tas de merde tout à fait dégueulasse et pour la première fois je lis clairement ce qu'ils déclarent : ils le savent, ils en crèvent.

OSCAR

Je reçois ce matin le relevé de mes droits d'auteur. C'est le fucking jackpot. Le roman s'est vendu trois fois mieux que mes précédents. Tu me l'avais dit – toute publicité est bonne à prendre. Mais je ne m'attendais pas à ça. Bénie soit Zoé Katana : cette radasse semi-terroriste a fédéré mes lecteurs. Au moins je n'ai pas souffert pour rien. À la bonne humeur de mes interlocuteurs dans ma maison d'édition, j'avais compris que l'année n'était pas mauvaise. Mais j'étais trop accablé pour les appeler, j'avais honte. Pendant ce temps, les ventes s'envolaient. Visiblement, acheter mon livre est devenu un geste de résistance aux attaques féministes. Je réalise que j'ai reçu beaucoup de courriers de soutien. Qui n'étaient pas seulement envoyés par des mecs solidaires. Les femmes sont là aussi, pour moi. C'est déprimant d'être soutenu par des cons. Mais impossible de ne pas me réjouir quand je vois s'afficher la somme des droits qu'il me reste à percevoir.

Je lis le texte de Zoé Katana et j'éprouve une honte fugace. Je sais ce que c'est. Alors j'imagine les journées qu'elle passe, à fuir son téléphone et serrer les dents en recevant des marques de sympathie qui ont toujours un arrière-goût amer. Je connais ce message apitoyé de l'ami qui au fond se félicite de ne pas être à ta place. Et je comprends aussi cette obsession de dire que ça va aller, que c'est dépassé, qu'on est plus forts que ça.

Pour la première fois depuis qu'elle a foutu ma vie en l'air, je réalise qu'elle a été très attaquée, elle aussi. J'étais tellement préoccupé de ma détresse que je n'avais pas cherché à comprendre ce qui se passait, de son côté. Mais la fille dont elle parle dans son texte me fait penser à ma fille, et je réalise que ça pourrait lui arriver, que ça peut arriver à n'importe quelle gamine sur les réseaux. Et que je ne pourrais rien faire pour la protéger.

Je lis le texte de Katana et je suis tellement soulagé qu'elle ne parle plus de moi que je commence à écouter ce qu'elle dit. Et je me dis que je n'ai jamais cité une femme dans la liste des auteurs qui m'ont influencé. Et on ne m'en a jamais fait la réflexion. Je ne cite jamais de femmes parce que je sais que ça me discréditerait. Ça ne se fait pas. Je pourrais très bien citer Duras, *La Douleur* est une des expériences de lecture les plus marquantes de ma jeunesse. Et sa mégalomanie me plaît. Je pourrais citer Anne Rice, j'ai lu sa trilogie plusieurs fois. Et je ne le fais pas – c'est instinctif. Je ne fais pas l'économie de Stephen King, je fais l'économie d'*Entretien avec un vampire*. Parce que je sais que je suis surveillé, en tant que mec, dans le rapport que j'ai aux filles.

Il ne faut pas aller chercher très loin, prétendre que c'est hormonal ou complexe. Ça tient en une scène de l'école primaire. Et on l'a tous connue. Tu joues avec des filles parce que ce sont tes copines et le méchant t'attrape dans le couloir, il te tire les oreilles jusqu'à te décoller du sol et quand il se fatigue il te laisse retomber, « regardez cette petite tapette qui joue à l'élastique ». Et tout le monde rigole. Les garçons comme les filles. Tout le monde rigole des bêtises du méchant. Et dans toutes les écoles il y a le méchant, qui explique aux autres comment ça doit se passer. Et sa cour rapprochée, qui attend qu'il brutalise quelqu'un. Et son public – tous les enfants qui voient ça de loin et que ça distrait. Ça se résume à ça. Après cet épisode, tu te le tiens pour dit – si une fille te propose de jouer tu l'envoies chier. Son amitié te déshonore. Si tu vas jouer chez elle, tu le fais en cachette. Tu ne veux plus être celui qui attire l'attention du méchant. Tu veux être avec les autres enfants, à rigoler de celui qu'on martyrise. Je vois, devenus adultes, ceux d'entre nous qui étions faibles et chétifs et comprenions mal les règles du jeu de la cour de récré, lorsqu'ils parviennent à susciter l'approbation et l'enthousiasme des méchants, par exemple dans un livre. Je vois le gosse humilié à l'âge des billes sous les traits de l'auteur adulte polémiquant, donnant aux méchants ce qu'ils réclament maintenant qu'ils ont trouvé le truc, et qui ferait n'importe quoi pour être accepté dans leur groupe. L'approbation des brutes, c'est tout ce qu'on cherche.

Sur TikTok, de très jeunes Colombiens miment le geste de tirer pour dénoncer la répression des manifestations. Plus loin un Américain annonce aujourd'hui j'ai détruit le rêve de quelqu'un, je suis employé et mon job est de vérifier les cv avant l'embauche et cette fille avait un curriculum parfait pour le poste, parfait, et son historique internet était nickel mais il y avait cette vidéo qu'on avait effacée – or aujourd'hui rien n'est jamais tout à fait effacé. Il ne décrit pas la vidéo, mais c'est une vidéo porno. Elle n'a pas posté cette vidéo mais rien n'est jamais tout à fait effacé et son nom apparaît alors il dit je suis désolé – mais si ce n'est pas moi qui fais le travail ce sera une autre entreprise toutes les grandes compagnies aujourd'hui font ce travail de traquage. Et il dit l'entreprise a raison de ne pas l'embaucher c'est un poste important – cette vidéo peut refaire surface à n'importe quel moment. Ça ne lui vient pas à l'esprit de dire – et quelle importance. C'est une vidéo de sexe. Ce n'est pas une vidéo dans laquelle elle torture un réfugié, elle ne met pas le feu à un sdf, elle ne menace pas la communauté asiatique de mort, elle ne fait pas de salut nazi en ricanant – elle suce une bite, probablement. Ou elle se touche. Ou elle s'éclate dans une chambre d'hôtel sous ecstasy avec quatre mecs qu'elle vient de rencontrer. Du sexe consensuel. Quelque chose déconne dans tout ça – et je me sens mec, et je me sens blanc, c'est-à-dire incapable d'imaginer comment cesser d'être une partie de ce problème pour passer du côté de la solution.

REBECCA

Je suis consternée de voir que Zoé continue ce qu'elle appelle « l'activisme » sur Internet. C'est une démence que les gamines de sa génération soient obligées de s'exprimer dans un espace qui leur est à ce point hostile. Structurellement hostile. Facebook Twitter Google Amazon Microsoft Apple – toujours des hommes blancs. Il n'est pas dans leur intérêt que ça change. Je me sens privilégiée d'avoir mon âge et d'avoir fait ma vie sans me sentir obligée d'ouvrir ma boutique sur Internet parce que je vois ce que ça fait aux jeunes comédiennes, ce qu'elles prennent dans la gueule à chaque apparition, je ne l'aurais pas supporté.

D'habitude, tu peux compter sur moi pour apprécier tout ce qui relève de la mauvaise conduite, mais c'est accablant que ta maison d'édition te félicite pour tes bons résultats au moment où Katana sort d'HP.

Je n'ai toujours pas envie d'appeler le dealeur. C'est devenu une question d'honneur. D'une part trop de gens autour de moi sont convaincus que je ne tiendrai pas très longtemps. Ça pique mon orgueil. Je vais tenir, rien que pour leur montrer qu'ils ne savent rien de moi et qu'ils feraient mieux de fermer leurs gueules. D'autre part, d'autres amis commencent à se plaindre que je suis moins marrante depuis que je ne me défonce plus. Je réalise qu'ils imaginent que je suis là pour les amuser. Et devine quoi ? Je les emmerde.

Je n'ai pas envie de me défoncer mais par moments je prendrais bien quelque chose pour m'assommer. Je voudrais avoir la paix. Ce n'est pas moi qui déconne. C'est le monde.

Ne pas me défoncer ne me coûte pas trop, ce qui commence à me coûter, c'est le rétablissement. Cet effort constant pour faire les choses correctement. J'ai envie de faire des conneries. Par exemple, de démonter la tête du gars qui me propose de tourner un film avec lui. Peut-être parce que pour une fois je serais bien payée et ça lui donne du pouvoir sur moi donc j'ai le désir de l'agonir d'injures. Ou peut-être qu'il est chiant, comme un enfant capricieux mais qui exige qu'on le traite comme un grand artiste bienfaisant. Ses films sont nuls. Il est pété de thunes alors on est tous gentils avec lui. J'ai envie de lui mettre une petite beigne – juste pour le fun.

Ça va et ça vient. Je suis agacée en ce moment et à d'autres moments, je vais vraiment bien. Je regarde Paris où des terrasses provisoires ont fleuri partout et dès qu'il y a cinq minutes de soleil, les gens se jettent dessus et boivent et rient ensemble et je réalise que j'aime cette ville. Elle s'est remplie de trottinettes, scooters Deliveroo, bicyclettes de toutes sortes, de belles voitures noires des compagnies de VTC. Les travaux la défigurent dans tous les quartiers. Et quand je vais bien je la marche. Je la marche, cette ville, de fond en comble – et depuis le premier confinement j'ai développé un drôle de truc avec elle. Je me souviens que je l'aime, comme quelque chose qu'on a compris qu'on pouvait perdre.

J'allais répondre à ta lettre et te conseiller de ne pas prendre à la légère ton envie d'avaler des médocs pour avoir la paix. Quand j'ai commencé à construire une rechute tu t'es inquiétée pour moi et c'est mon tour de me demander si tu vas bien. Je voulais t'écrire là-dessus et aussi te dire que j'ai de brefs moments d'empathie pour Zoé, de plus en plus fréquents, et une sorte de culpabilité un peu sourde qui m'envahit… Mais Corinne a fait un malaise. Elle a été hospitalisée. J'ignorais qu'elle était à Paris. Elle ne m'avait pas prévenu. Un soir, elle a senti qu'elle avait des fourmis dans les mollets, et dans la nuit elle a réveillé la fille chez qui elle dormait : elle ne pouvait plus du tout bouger la jambe droite et elle sentait que son bras s'engourdissait. Elle a compris que c'était grave quand ils se sont occupés d'elle immédiatement aux urgences.

C'est Marcelle, sa fiancée, qui m'a appelé. Corinne avait été transférée à l'hôpital François-Quesnay à Mantes-la-Jolie. C'était une attaque. Elle a le côté droit paralysé. Marcelle est prof de sport en collège – elle m'a dit qu'elle ne pouvait pas rester le lundi. Sur le coup j'ai été un peu con, j'ai prétexté que j'avais une semaine horriblement chargée et promis de faire de mon mieux pour aller la voir au plus vite. C'est après avoir raccroché que j'ai réalisé que je n'avais pas le choix, que j'allais y aller dès le lundi. Je pensais en boucle à tout ce que je devrais annuler mais en fait, j'avais surtout peur que ce soit très grave. Et peur d'aller à l'hôpital, aussi. Et de voir ma sœur souffrir.

En fait, c'est chiant d'y aller parce que c'est loin mais ce n'est pas du tout l'hôpital comme on l'imagine en ce moment. Le bâtiment est spacieux, très calme – ça m'a rappelé quand j'étais petit et qu'on vivait dans un pays plutôt riche, avec un service public dont on n'avait pas peur. J'ai facilement trouvé sa chambre, au dernier étage et Corinne n'était pas aussi mal en point que je le craignais. Elle était en train de lire *Viendra le temps du feu*, avec une petite mine, certes, et une drôle de façon de parler, une partie de son visage est engourdie. Elle a d'abord dit « je ne t'attendais pas aujourd'hui » et on a un rapport un peu bizarre alors ça ne m'a pas alerté, j'ai répondu « je ne savais pas que tu étais à Paris, je suis venu dès que j'ai pu en fait ». Elle vient de faire une attaque, je n'ai pas pensé qu'elle faisait une drôle de tête en me voyant, je n'ai pas senti sa gêne. Marcelle m'avait prévenu que l'important c'était de l'aider à se mettre sur le fauteuil roulant pour pouvoir descendre fumer une clope donc je lui ai proposé de l'emmener faire un tour. J'ai vu qu'elle hésitait à me dire quelque chose, j'ai cru que c'était la fatigue qui l'emportait sur son envie de prendre l'air. Dans le lit à côté du sien, une dame jouait à Candy Crush avec le son à fond, je lui ai gentiment demandé de baisser et elle était aimable, mais à l'ouest et incapable de trouver le bouton du son alors je l'ai aidée. Et quand je me suis retourné vers ma sœur, content de moi et de mon intervention, j'ai vu que Zoé était sur le pas de la porte. Corinne a répété « je ne t'attendais pas aujourd'hui » et moi qui me plains de ne pas être en contact avec mes émotions, là j'ai été servi. En quelques secondes c'était la farandole – de la peur, de la honte, de la colère, de l'angoisse, de la lâcheté. Je me suis souvenu de ce que ça fait d'être un petit garçon – quand on est assailli de sentiments contradictoires et violents et incapable de se dominer.

J'ai eu le temps, aussi, de penser que Zoé était restée jolie. Tout ce temps que j'avais pensé à elle, je ne savais pas comment elle avait vieilli et j'ai eu le temps de me dire – ça lui va bien, ces dix ans de plus. Elle n'a pas bougé pendant de longues secondes, elle prenait son temps pour me haïr tout son soûl. Des années de rancœur accumulées, exprimées en un seul regard. Pas un mot, tout dans les pupilles.

Alors Corinne a levé sa main valide pour attirer notre attention, s'est tortillée sur son lit en déclarant « ok, cette situation est merdique mais je suis trop faible pour opérer une médiation » et Zoé, sans un mot, est ressortie dans le couloir chercher un fauteuil roulant, l'a approché du lit et a aidé ma sœur à se glisser dessus et en les voyant faire j'ai deviné qu'elle était venue la veille, qu'elle savait comment s'y prendre.

Je me suis levé. J'avais les jambes en coton. On s'est retrouvés tous les trois dans le grand ascenseur et ma sœur avait décidé de faire comme si cette situation était supportable, elle m'a expliqué : « Je créchais chez Zoé quand ça m'est arrivé. C'est pour ça que je ne t'avais pas dit que j'étais à Paris. Je n'ai pas vraiment dit à Marcelle chez qui j'étais parce qu'elle se serait fait des idées et... »

Marcelle et Corinne sont ensemble depuis des années. J'ignore si ma sœur lui est infidèle. Je crois que non. Mais elle a besoin de mentir. De la même façon que j'ai, pendant des décennies, mis de la drogue entre mes copines et moi, Corinne met des cachotteries. Aussi terrorisés l'un que l'autre par l'intimité, nous inventons des arrangements pour l'éviter.

Corinne fume toujours autant. Elle a insisté pour que Zoé reste, et m'a demandé d'aller acheter de l'eau et des donuts à la cafétaria. Elles se sont installées au soleil, sur un banc. En les rejoignant, avec mes petites bouteilles en plastique et mon sachet de pâtisseries grasses dans les mains, je me disais que cette rencontre que j'avais fantasmée mille fois, de plein de façons différentes – je lui mets une grosse baffe ou je lui explique ce qui s'est passé de mon point de vue ou je la fais pleurer en racontant mon calvaire à cause de son post ou je lui rappelle qu'on s'entendait quand même bien et qu'elle m'a trahi ou je demande pardon et elle pleure dans mes bras en me disant qu'elle attendait ce moment depuis si longtemps – ne se déroulait pas du tout comme je l'avais prévu. C'est toujours comme ça, la vie, on imagine des scènes et quand elles se déroulent ça n'a pas du tout l'esthétique escomptée. C'est pour ça aussi que j'aime écrire des livres.

Zoé ne paraissait pas perturbée. Elle m'ignorait. Son regard ne croisait pas le mien. Elles parlaient à bâtons rompus. J'ai roulé une clope, je ne me suis pas assis. Moi aussi je faisais semblant de ne pas être là. Elles parlaient des féministes Terfs, j'ai compris ce que c'était en rentrant, après avoir cherché sur Internet.

Corinne, la bouche de travers, avait tous ses esprits : « C'est un classique de l'extrême droite, stigmatiser un groupe minoritaire sur ce qu'ils sont plutôt que sur ce qu'ils font. Et les construire en violeurs est un classique. C'était le Noir, l'Arabe, le gitan, le pauvre – maintenant c'est la trans. Toujours violeurs de la femme blanche respectable, celle qui vit comme Dieu le veut. » Zoé acquiesçait. J'étais témoin de leur entente, je trouvais ça douloureux. Et moi j'étais stoïque, classe, le mec bien quoi. Qui comprend que le monde ne tourne pas autour de lui. Que le personnage important, ici, c'est ma sœur et pas moi. Corinne continuait « et leur présence est une constante historique dans l'histoire du féminisme. C'est Sojourner Truth, again and again, ain't I a woman ? » puis Zoé la relançait « mais le harcèlement dont les Terfs sont victimes est tout aussi inacceptable que le harcèlement dont je fais l'objet. C'est le même. On ne peut pas employer les méthodes de l'ennemi et croire qu'on va arriver à d'autres résultats. » Corinne secouait la tête « qu'elles crèvent ». « Tu dis ça parce que tu n'es pas sur les réseaux sociaux. Tu ne comprends pas ce que c'est, ça rend fou » et j'ignorais que c'était aussi compliqué, leurs salades féministes et j'attendais un moment de silence comme on attend un bus qui ne passe jamais pour me lever et prendre congé. Bon, je venais de faire une heure de transport en commun pour rien, j'allais faire la même chose en sens inverse. Pas grave – il faisait beau et ma sœur récupérait remarquablement bien, dans un environnement rassurant. Je me suis levé, j'ai dit à Corinne que je reviendrais, j'ai ajouté « et cette fois je te préviendrai avant de venir » et j'ai commis une erreur – j'ai tourné la tête et j'ai souri à Zoé, et comme elle ne s'y attendait pas, elle n'a pas eu le temps d'éviter mon regard.

J'ai fait un crochet par la cafétaria pour prendre un café. Je ne pensais pas à mal, je n'ai pas imaginé que ce serait perçu comme un geste de provocation vu qu'elles s'étaient installées sur un banc éloigné de l'entrée, on ne peut pas me reprocher de m'être dandiné sous leur nez. J'ai commandé un expresso, le serveur l'a posé sur le comptoir et Katana a déboulé sans prévenir. Elle était dans un état de rage complètement déplacé, vu la situation – de toi à moi son traitement ne doit pas être adapté : le décalage entre la fille calme et sympa qui parlait à ma sœur cinq minutes auparavant et la furie que j'avais sous le nez était déconcertant. Elle ne criait pas. Elle grinçait. Une vraie mitraillette, impossible à interrompre « Ça recommence ? Tu dis que tu pars et je lève les yeux je te vois traîner et t'attends quoi ? Me serrer en tête à tête ? Dix ans après quand je te vois j'ai les tripes qui se nouent parce que j'ai peur de la connerie que tu vas faire quand personne ne regardera. Je veux que tu dégages, Oscar Jayack, je ne veux plus jamais te voir, tu m'entends ? Et tes petits sourires narquois, je vais te les faire ravaler ».

J'ai gardé mon calme. Je n'aurais pas dû. Je me suis expliqué « Ne t'en fais pas, je l'ai ravalé il y a longtemps, mon sourire narquois, comme tu dis… »

J'aurais dû fermer ma gueule, mais comme elle restait plantée là, à me dévisager, j'ai cru que je devais ajouter quelque chose, et que le moment était bien choisi pour lui dire : « Je suis désolé, Zoé. J'ai eu le temps de réfléchir à ce qui s'était passé. J'ai passé un sale quart d'heure quand tu as donné ta version de l'histoire et j'ai mis du temps à comprendre. J'ai été infect avec toi. Et je ne me suis pas demandé quel effet ça te faisait. Je regrette sincèrement. Je m'excuse. »

C'est à peu près les mots que j'ai employés et j'ai regretté de les avoir prononcés au fur et à mesure. Quand j'ai dit « je m'excuse » on peut dire qu'elle l'a pris à peu près comme si j'avais sorti ma bite pour l'essuyer sur son manteau. Elle a fait un bond en arrière. Elle était livide, elle a balbutié « J'en veux pas de tes excuses de merdeux, tu crois qu'en plus tu vas t'en sortir avec une bonne conscience ? Qui va me rendre la personne que j'étais avant que tu me démolisses ? Qui va me rendre les années de dépression ? Tes excuses ? Mais fous-toi-les dans le cul tes excuses, enculé ».

Et elle s'est approchée de moi, j'ai senti son parfum et presque la chaleur de son corps et au comptoir de la cafétaria de l'hôpital, elle m'a craché à la gueule.

Plus loin, en plein soleil, ma sœur dans son fauteuil nous tournait le dos, elle discutait au téléphone.

Zoé s'est éloignée. J'ai pris une serviette en papier sur le comptoir. Le serveur était en train d'envoyer un texto, il m'a souri – je ne sais pas ce qu'il avait compris de la scène mais ça l'avait amusé. J'ai payé mon café et il m'a dit qu'il aimait vachement mes livres, ça m'a fait chier de comprendre qu'il m'avait reconnu. J'aurais préféré me faire cracher dessus de façon anonyme.

REBECCA

J'ai revu Zoé. C'est la première fois que j'allais chez elle depuis ce premier confinement. Je me suis arrêtée à la même épicerie, sur le chemin, et j'ai acheté des fruits, des chips et du Coca-Cola. Elle m'a ouvert la porte et Alicia Keys chantait *New York New York* avec Jay-Z. J'ai découvert son tout petit appartement. J'ai bien aimé que ce soit le bordel, ça ressemblait à chez moi. Il y avait une jolie lumière dans le salon et je me suis sentie bien chez elle.

Elle était dans tous ses états. Je me suis attachée à cette fille et ça me troublait de la voir comme ça mais je ne savais pas comment l'apaiser. Je ne connais que la came, comme solution miracle à ce genre d'ébranlement.

Je n'ai pas saisi dans le détail ce qui s'était passé. J'ai vu que des photos d'elle et toi avaient été publiées sur les réseaux. J'ai compris qu'elles avaient été prises lors de ta visite à l'hôpital. Donc on vous voit, de loin, en train de fumer des clopes et on dirait que vous discutez. Et on vous voit, très près l'un de l'autre, à la cafétaria – et on ne dirait pas que vous êtes en train de vous engueuler. On dirait plutôt que vous êtes sur le point de vous rouler une pelle. Le tout assaisonné de commentaires assassins – la menteuse et le connard, les deux mythomanes ont monté ce cirque de toutes pièces pour percer sur le Web, etc., etc.

Et Zoé a passé la nuit à ferrailler sur Twitter. Et elle a quand même réussi à s'engueuler surtout avec des féministes d'autres courants que le sien – et là je t'avoue que j'ai arrêté d'essayer de suivre. Trop de mouvements féministes tue le mouvement féministe, si tu veux mon avis. Ce que je vois, c'est que c'est le western. Et que j'ai trouvé Zoé démolie. Quand tu lis les réponses qu'elle publie sur Internet c'est une déesse de la guerre et de la destruction. Et quand tu la vois, in real life – c'est une gamine épuisée et qui menace de s'effondrer.

J'essayais de la distraire, de la consoler. Mais il faut être sincère : je suis une diva. Normalement les gens s'occupent de me cajoler, pas le contraire. Je ne savais pas comment m'y prendre. On a fait un Zoom avec ta sœur. Assise dans son lit d'hôpital, la gueule à moitié déformée, ça faisait longtemps que je ne l'avais pas vue et j'ai pensé que même après une attaque elle s'en tire mieux que beaucoup d'autres, pour la cinquantaine.

On a parlé de toi, forcément. Zoé dit que tu lui as envoyé un message privé, quand les photos de vous deux ont commencé à circuler, pour lui dire que tu t'excusais encore.

Arrête de t'excuser, copain. Ce n'est pas ton truc. À l'âge qu'elle a, je peux te dire que nos histoires de rétablissement et de pardon et de sérénité, elle s'en cogne. Et dans les grandes largeurs, en plus… Elle dit des trucs contradictoires. Elle dit qu'elle rêve de te mettre une balle dans la tête. Et deux minutes après, elle dit que le fait que tu reconnaisses que ça s'est passé, qu'elle n'a pas menti, qu'elle n'a rien inventé, ça l'a calmée. Faut voir le calme que c'est… Puis elle a dit que t'es comme un Windows 95, impossible à updater. Et elle replonge, elle dit que si elle avait des couilles, elle irait chez toi et te perforerait le corps à coups de couteau.

Je préfère te prévenir avant qu'elle en parle sur son blog – vu qu'elle n'a aucun filtre et on dirait qu'elle tient son journal intime en plein air, j'imagine qu'elle écrira sur la scène… Perso, je lui ai conseillé de te demander des sous. Je la voyais se consumer de rage que tu aies osé t'excuser. J'ai dit :

— Joue-la à l'américaine. À la Solanas, dont tu parles tout le temps. Elle aurait demandé de l'argent. Tu lui réclames la moitié des droits de son livre. Après tout, c'est toi qui as assuré sa promotion.

Corinne était catégorique :

— Tu exiges l'intégralité de la somme. C'est le minimum.

J'ai dit :

— Combien ça gagne, un auteur ? Si peu que ça ? C'est ça que vous appelez un succès de librairie ? Corinne a raison : tu demandes cent pour cent des gains.

Je trouvais ça bien, l'argent. Ça sert toujours à comparer les choses, mathématiquement. Il faut juste évaluer combien ça vaut, ce que tu lui dois, puisque tu tiens tant que ça à régler ta dette envers elle. Mais j'ai vu qu'elles avaient l'une et l'autre un rapport ambigu avec le concept. Zoé fait partie de ces filles qui ont peur qu'être payées les fasse passer pour des femmes sans vertu :

— J'aime l'idée parce que c'est aller à la jugulaire. Les mecs ne pensent qu'à l'argent. Il n'y a que ça qui compte pour eux. Et j'en ai besoin. Mais son argent me démolirait, il aurait une odeur. Comme s'il m'avait achetée. Il se sentirait quitte. Et je me sentirais sale.

Je n'ai pas insisté. Une fois fixée sur ce que tu appelles « le jackpot », j'ai compris qu'on ne pouvait pas en vouloir à tes sous, vu que t'en as pas beaucoup. Vous vous contentez de peu, les littéraires... Elle a raison, Zoé, à ce tarif-là, autant ne pas négocier. J'ai proposé autre chose :

— Dis-lui de te faire des excuses publiques. C'est bien, ça, les excuses publiques. C'est humiliant.

— Je m'en fous de ses excuses. Il va s'excuser et recommencer le lendemain. C'est trop facile...

C'est alors que ta sœur, qui n'est pas à court de connerie, a eu cette idée surprenante :

— Demande-lui un doigt. De se couper un doigt.

On n'a pas su quoi répondre. Corinne a développé :

— Il a pris quelque chose de ton intégrité. Tu prends quelque chose de la sienne. Tu dis qu'il t'a mutilée ? Il se mutile. Il y repensera chaque fois qu'il voit sa main.

Ta sœur, entre la justice et sa mère, elle n'hésite pas une seule seconde – elle réclame la tête de sa mère. On sent que chez vous, les liens du sang sont sacrés. Mais pour la première fois, Zoé a rigolé. Elle a dit :

— À ce moment-là, je lui demande un rein. Ça sera toujours utile à quelqu'un.

Pardon de te le dire comme ça, vu que c'est de ton corps qu'il s'agit, mais ça a détendu l'atmosphère. On n'était pas plus avancées mais on a passé en revue toutes les formes d'automutilation qui pourraient être exigées de toi. Non, on n'a pas parlé de ton zob. Il faut croire qu'aucune de nous n'avait envie de t'imaginer te trancher le sexe. Tout le reste y est passé.

Finalement, le truc qu'elle a le plus aimé, dans tout ce qu'on avait à lui dire, c'est ce proverbe soi-disant chinois « assieds-toi au bord de la rivière et attends de voir son cadavre passer ». Ça lui a procuré un peu de réconfort. Elle a dit qu'elle attendrait.

Dans cette histoire on dirait que je ne suis pas de ton côté, que je ne choisis pas mon camp – et c'est vrai. J'ai ce qu'on appelle le cul entre deux chaises. Je déteste la voir dans cet état parce qu'elle est attachante et elle me fait rire. Et je vois bien que c'est à toi qu'elle en veut mais ce qui la fait le plus souffrir c'est d'être, de nouveau, objet de trop de discussions sur Internet. Ce n'est pas humain, tant de voix qui s'expriment en même temps et dont on peut prendre connaissance dans le détail. Le cerveau ne peut pas suivre. Mais c'est sur toi qu'elle fixe. Et d'un autre côté, l'idée que tu doives renoncer à un de tes doigts pour payer tes actions passées ne m'enchante pas plus que ça. Parce que je t'aime bien, il faut dire les choses comme elles sont. Mais aussi parce que dans un coin de ma tête, je calcule le nombre de gens qui seraient en droit de me réclamer un doigt, et je peux te dire que je ne suis pas près de reconnaître mes erreurs.

On a éteint l'ordinateur et je suis restée un moment, on a écouté Cardi B, et Rah Digga, et Kae Tempest. Zoé m'a dit je n'écoute plus que des artistes femmes et j'ai répondu que ça ne m'étonnait pas. On n'a pas reparlé de toi. En fait je monopolisais la parole parce que j'essayais de faire en sorte qu'elle ne pense ni à toi, ni aux filles avec qui elle s'engueule sur Internet, ni aux vieux mecs moisis qui l'insultent sur la Toile. Mais je sais que dès qu'elle a refermé la porte sur moi, elle s'est remise à son clavier pour alimenter le feu de sa rage.

Je suis rentrée à pied et ça me plaisait de voir les terrasses pleines et les gens dans la rue, la ville sortant de son désarroi. Je n'ai pas dit à Zoé que ce qui me choque dans son histoire avec toi, ce n'est pas tellement la violence de ce que tu as fait. Tu t'es comporté en connard modèle courant, qui trouve quelqu'un sans stratégie de défense et en profite pour défouler sa frustration. C'est qu'elle n'ait pas démissionné sur-le-champ. Ça aurait pu se passer comme ça, aussi. Tu lui dis une fois qu'elle te plaît, elle te dit que ce n'est pas réciproque. Tu recommences le lendemain. Elle change de job. Et si tu rappliques devant sa porte un soir, elle t'éclate. Je me sens tellement privilégiée de ne jamais avoir eu à travailler. Chaque fois que j'en entends parler ça me fait l'effet d'un désastre. J'ai déjà été emmerdée sur un tournage. Mais je suis dans la même situation que toi : si ça ne me plaît pas, ce sont les autres qui dégagent. On ne remplace pas l'actrice principale. On remplace le réalisateur. Ça, c'est du privilège. Alors je ne comprendrai jamais dans ma chair ce qu'une fille de vingt ans a dans la tête quand elle part au travail en ayant envie de se trancher les veines. J'ai juste envie de lui dire – arrête d'y aller.

ZOÉ KATANA

Si Valerie Solanas revenait, je crois qu'elle laisserait tomber ce projet d'éliminer les hommes. Ça, c'est une utopie. Relativement difficile à réaliser (quoiqu'il suffise de les avorter systématiquement, instaurer une clause de conscience et transformer l'IVG en la pratique éthique qu'elle devrait déjà être) et délicate à défendre. Car aussi séduisante soit cette idée d'un monde débarrassé des hommes, son application pratique nous réassignerait de facto à la culture patriarcale – la culture de la mort, de l'autorité, et de la croyance en deux humanités distinctes : ceux qui ont le droit de tuer et ceux qui agonisent.

Si Solanas revenait, soixante ans après son manifeste – je crois qu'elle renoncerait à cette illusion de dignité humaine. Si Solanas revenait, je crois qu'elle dirait crevez tous. Défoncez-vous les uns les autres atomisez-vous jugez-vous contagiez-vous chiez-vous dessus une bonne fois pour toutes et qu'on en finisse avec toute cette merde. Crevez, tous.

Si Valerie Solanas revenait, est-ce qu'elle aurait encore à cœur de remonter le moral aux copines ? Difficile de l'imaginer dans les assemblées générales du féminisme bourgeois, se joignant au clap clap clap du grotesque « vive les femmes » bramé par des cadres sup échafaudant de mirobolants plans de carrière. Je ne sais pas ce qu'elle penserait de ce tour de force d'un féminisme libéral, qui oublie d'être révolutionnaire. Et qui dirige l'essentiel de son agressivité – quelle surprise – contre son propre camp.

J'ai sacrifié ma tranquillité pour ce rêve. Féminisme. Et aujourd'hui j'ai décidé d'être sincère. Voilà qui sont les gagnantes de cette révolution à laquelle j'ai tant cru : féministes marchandes d'armes. Féministes hétérobeaufs. Féministes convaincues de l'importance du chef, féministes avides de promotions, de récompenses, de réussite, de reconnaissance sociale. Féministes pro-police, pro-jugement, classistes. Identitaires. Soi-disant vertueuses. C'est-à-dire féminisme des respectables, des propres sur elles, des matonnes et des donneuses de leçons.

Chères sœurs, encore un effort, nous sommes déjà presque aussi connes que des mecs. Le pouvoir en moins. Nous singeons les mêmes assemblées débiles. Les mêmes indignations feintes. La même rage carcérale le même amour de l'autorité. La même passion pour papa nous écoutant et rendant sa justice. Appelons-le maman si vous voulez, et nous serons quittes. C'est le même jeu. Et ce que vous venez de me faire, je n'ai pas plus l'intention de le pardonner que je ne l'ai pardonné aux hommes. Disons, pour être exacte : ni plus, ni moins. C'est la même merde. Je sais la reconnaître, depuis le temps que je la mange.

Certaines d'entre vous ont commencé à me taper dessus dès le texte des minusculistes. Trop de laxisme à votre goût. Je n'avais pas taillé le petit texte qui allait bien avec votre sac à main, vous avez commencé à vous plaindre et à me taper dessus. Comme des mecs. Vous n'avez pas critiqué, vous n'avez pas engagé le débat, vous n'êtes pas venues vous adresser à moi sur le plan des idées. Vous avez attaqué. Vos méthodes sont plus rudimentaires, vous êtes moins organisées, vos réseaux sont archaïques. Mais c'est la même agressivité, qui ne cherche qu'à annuler, qui ne veut rien entendre. La voix de la plus forte, celle qui fera taire toutes les autres. Vous n'avez pas cherché à savoir pourquoi ce texte circulait autant, ni pourquoi il était autant commenté – vous ne vous êtes pas inquiétées que ça vienne de l'extrême droite. Vous avez pris ce train en marche, puisqu'il passait et vous vous êtes acharnées. C'était mon quart d'heure, ma fête qui commençait.

Puis j'ai été prise en photo avec Oscar Jayack. Cette fois, oui, vous vous êtes un petit peu essuyé les mains avant de cogner – beaucoup d'entre vous ont pensé à dire qu'elles se désolidarisaient de celui qui avait pris la photo et l'avait publiée. Mais il fallait quand même que vous donniez votre avis sur l'affaire. Une affaire dont vous ne connaissiez rien.

Au passage, j'aurais pu jouir du fait que ça a été plus violent pour lui que pour moi. On s'est encore plus foutu de sa gueule que de la mienne. Vous allez, toutes et tous, au même endroit : au plus crasseux. C'est l'extrême droite, ça vit dans la merde et ça adore se mépriser. Ça n'a pas de tabou, ces gens-là – c'est pragmatique. Ça veut le pouvoir. Ça ne pense qu'à ça. Un peu de pouvoir. Vous pouvez toujours vous essuyer les mains, mesdames, avant de frapper avec eux : vous êtes entièrement recouvertes de leur merde.

Et je retrouve, ces jours-ci, une sensation que j'avais un peu oubliée : qu'on me traque où que j'aille et que le danger vient de n'importe où. Je l'ai bien cherché : j'ai écrit sur eux. Ils l'ont mal pris, mon petit article sur les minusculistes. J'ai l'habitude de leur susceptibilité. J'ai supprimé les commentaires. Je n'ouvre pas les dm. Donc ils se sont reportés – ont insulté et menacé et harcelé toute personne likant ou partageant mon texte. Un travail minutieux. Comme ils savent le faire. Les représailles. Efficaces, disciplinés, prévisibles. Chiants comme la mort.

Non, la surprise, cette fois – c'était les féministes. Et des femmes qui ne se déclarent pas féministes, mais qui se sentent concernées. Elles ont raison. Nous sommes toutes féminisées. Même quand ça ne nous plaît pas. Même quand on préférerait que ça ne nous concerne pas. La féminité est une prison et on en prend pour perpet.

Et elles avaient envie d'en dire quelque chose. De l'article et de la photo. Elles n'ont pas pensé – elle sort d'HP. Elle est à bout. Sa poitrine est endommagée. Elle a été blessée au combat et elle est fragile. Elles n'ont pas pensé nous avons les mêmes ennemis. C'est pourtant tout ce que nous avons en commun. Les mêmes ennemis. Pour le reste, nous sommes l'humanité, c'est trop de monde pour constituer un groupe homogène. Mais nous avons les mêmes ennemis. Qui nous regardent. Et qui savent. Qui se réjouissent quand nous nous retournons les unes contre les autres pour nous tirer dessus, en cercles de snipeuses consanguines. Je me joins à ce cercle, aujourd'hui – parce que ça fait des mois que j'encaisse vos attaques sans rien dire, au nom du militantisme et du respect de nos engagements. Le silence n'a jamais sauvé personne. Je viens vous dire ce que je pense de vous, et puis je vous éviterai. Comme j'évite nos amis les hommes.

Aux messages des harceleurs se sont mêlés les vôtres. Certaines étaient des amies, des proches, ou des filles que je croisais en manifestation ; vous aviez toutes quelque chose à dire sur mon amitié présumée avec Oscar Jayack. Peu d'entre vous ont pris la peine de s'adresser à moi en privé. Il fallait que s'étale sur la place publique votre opinion sur ma présence dans la chambre d'hôpital de la sœur d'Oscar Jayack, mon agresseur. Mon intimité avec lui, visible sur la photo. Mes textes imbéciles. Je formais un tout, brusquement, j'étais la silhouette sur laquelle on s'exerce à tirer. Vous n'avez pas rivalisé d'originalité. L'important, c'était de se prononcer. C'est-à-dire, la plupart du temps, de m'enfoncer. Et certaines prenaient ma défense. Je retiendrai vos noms, car c'était courageux. Beaucoup trouvaient ça drôle. Enfin ! Bas les masques et la vérité sur mon compte. Qu'on allait me régler, rubis sur l'ongle. Une girouette, une molle, un maillon faible, une facile à retourner. Et une petite pute, bien sûr. Nous finissons, toujours, par être des petites putes. La farandole du jugement s'est organisée. Ce que je suis, ce que je faisais là, ce que je représente, ce que j'écris. C'était un feu de joie, mes sœurs. Avec ses nuances, comme un feu – de la haine au mépris. Et l'amusement, bien sûr. Quelle belle occasion pour glousser. C'est l'amusement de celui qui tient la caméra pendant qu'on viole une fille. Ne vous méprenez pas – c'est le même amusement. C'était rhizomique. Vous vous cherchiez dans l'obscurité de la terre moite de vos inconscients – dans une terre empoisonnée. Vous saviez ce que je venais de traverser. Vous saviez que j'avais été piégée. Vous saviez que c'était un mensonge. Que je ne l'ai jamais revu. Que je ne suis pas son amie. Vous le saviez et ce n'était pas grave. Ce qui m'a détruite, dans ce cirque, c'est que j'avais du respect ou de l'affection, ou les deux, pour beaucoup d'entre vous.

Et je me trouve désormais dans cette position de merde. Dans laquelle Jayack est celui qui m'appelle pour me dire – « j'ai vu ce que tu prenais, c'est abject ». Et il en profite pour en remettre une couche, avec ses excuses à la con, maintenant que nous avons un shitstorm en commun. Je n'en veux pas de ses excuses.

Et quoi que je lui réponde, je suis piégée. On ne peut pas revenir sur les événements. On ne peut pas se les arracher du corps. Il me débite un vieux prêchi-prêcha du regret et de prise de conscience. Et je lui dis « j'ai envie de vomir quand je t'entends ». Ce n'est pas une figure de style. La peur de lui se réveille. La peur que ça recommence. Puisque tout a commencé comme ça. Quoi que je fasse – je nourris la toile qui m'étouffe. Si je parle, je déclenche la haine. Si je me tais, j'étouffe. Et si j'écris aujourd'hui ce que j'écris, je me lie à lui de façon plus intime encore. Ce que je veux c'est l'oublier. Et qu'il m'oublie aussi. Et je pense, chères sœurs féministes et les autres qui ne sont pas féministes mais qui sont féminisées et qui auront envie de s'exprimer sur cette affaire – je pense à votre haine qui va s'abattre sur moi. Vous me soûlez parce que vous êtes entrées dans ma tête et que quand j'écris, désormais, cette haine me terrorise. M'isole et me coupe de ma propre voix. Le jeu de la menace. Nous sommes sorties d'une situation d'impossibilité de parler et de dire pour entrer dans une autre situation d'impossibilité de parler et de dire. Résultat, c'est toujours de la même asphyxie qu'on crève. Les parois ont changé de nature, mais l'espace est toujours aussi restreint.

Quand j'ai décidé de raconter mon histoire de harcèlement, c'est-à-dire quand j'ai décidé de joindre ma parole à celle de milliers d'autres femmes, je pensais – l'important c'est la possibilité de créer de l'espace. Et j'étais convaincue que nous allions apprendre à nous entendre. Écouter ces paroles qui n'avaient jamais été prononcées et se demander – que faire avec ces voix. Avec ces histoires qu'on n'avait jamais racontées nous-mêmes.

Dans mon cas : Quel est ce mécanisme du harcèlement ? Que vient-il détraquer en moi ? À quoi ne m'a-t-on jamais préparée, qui n'a pas de vocabulaire et qu'est-ce que cette peur progressive de chaque nouvelle journée engendre, à me demander à quel moment tombera la sollicitation, l'insulte, le compliment dont on ne veut pas, la menace voilée ? À quel moment aurai-je peur ? À quel moment le harceleur aura-t-il raison de tout ce que je suis, contaminera-t-il tout ce que je suis ? À quel moment l'incapacité de mon entourage à entendre ma détresse me laissera-t-elle inerte ? Qu'est-ce qu'on pouvait faire ? À quel moment l'impunité de l'agresseur me fera-t-elle me sentir complètement abandonnée ? À quel moment je prendrai les mauvaises décisions. Qu'est-ce que c'est qu'un quotidien fait de destruction patiente. Méthodique. Qui dit c'est du désir mais c'est le désir d'en finir avec moi. Un tentacule qui fouille ton quotidien et cherche ton point faible, à tâtons, obstinément et qui le trouve – et tu ne dis rien parce que le harcèlement se caractérise par cette sensation – quoi que tu fasses, ce sera pire. Ce qui est désiré, c'est que tu te taises à tout jamais. Instinctivement, tu le sais. Tu te tais. Ça dure des années.

Eh bien quand j'ai parlé – j'ai eu l'impression qu'on m'écoutait. J'ai entendu des « moi aussi » et des « ça c'est mon histoire » et j'ai entendu des « tu n'es pas seule » et j'ai reçu les « je te crois » comme autant de guérisons, de racines justes qui se créaient.

Mais en même temps, et dès que ma parole, mise en avant par mes détracteurs, a pris de l'importance, j'ai aussi eu l'impression qu'elle était confisquée, instrumentalisée. La mienne et celle des autres. Et je n'ai rien dit. Il fallait faire front. Nous avions les mêmes ennemis. Nous ne pouvions pas nous donner en spectacle publiquement. J'en ai fini, de ce silence. Donc je vais vous le dire en citant un homme – Vous ne m'aimez pas ? Je ne vous aime pas non plus.

Et je ne vais pas, pour autant, vous laisser le mot féminisme. C'est la maison de toutes, le féminisme. Nous toutes qui partageons le même ennemi. Les mêmes tortionnaires, les mêmes assassins, les mêmes violeurs. Les mêmes harceleurs protégés par les leurs.

C'est ma maison, aussi. Et je n'entends pas en sortir parce que vous cherchez à en confisquer les clefs. Les clefs sont sur la porte. Et elles y resteront.

Je vais vous laisser foutre le bordel que vous voulez dans votre aile du féminisme. Récupérer vos parts – de subventions, de responsabilités, de postes glorieux. Chacune devant son stand à surveiller son métrage d'intersectionnalité avec les stands voisins. Votre politique pragmatique managériale qui n'a aucun tabou quand il s'agit d'assouvir vos ambitions que vous appelez désirs de justice. Vous voulez rester dans le même supermarché pour y vendre d'autres merdes et y assumer des positions de pouvoir ? À votre guise, bonne chance et foutez-moi la paix.

Je vais chercher le coin dans la maison du féminisme où l'on désire apprendre à écouter jusqu'à ce que la parole de l'autre renverse et fissure et bouscule les superstitions et je vais supporter la présence des autres. Dans tous leurs états. Ne pas chercher comment utiliser leur vulnérabilité pour servir mon plan de carrière. Voir si je peux soigner et si c'est impossible – me sentir inutile et le supporter, aussi. Je vais l'aimer, mon prochain, dans les grandes largeurs et je vais lui manger la bouche quoi qu'il en coûte, cet enculé. Ça, ce sera mon féminisme.

Je quitte votre cercle et je m'installe dans l'endroit qui me correspond, dans la maison du féminisme : la décharge, avec les rats et d'autres mauvaises filles.

OSCAR

Fourmilière scintillante. Revenir sur Paris à l'heure de pointe – la nuit tombe en plein jour. Sur le périphérique, guirlande ininterrompue de lumières blanches sur ma gauche, et devant moi, flot de lumières rouges dont je ne vois pas la fin – j'écoute Prince Rakeem. Chacun son habitacle, cramponné au volant et je rêve d'entendre voiture par voiture ce qui se joue à l'intérieur, quelle station de radio, commentaire de foot, conversation téléphonique, information en continu, opéra, vieux tube, silence angoissé, cours du Collège de France, discussion de travail, la *Recherche du temps perdu* en audiolivre, engueulades sur le pass vaccinal. Mosaïque de nos diversités dans notre uniformité rendue visuelle – ce flot de lumières. Tous, à la même heure – regagnant nos foyers. Ce que nous pensions être nos vies pour toujours étouffées, sans même un gémissement. Nous obtempérons. Il n'est pas difficile de nous convaincre que nous n'avons pas le choix.

À part ça, tout va bien. Je reprends une trempe sur Internet parce que ce débilos de cafetier a publié des photos de moi et Zoé à l'hôpital. Et une autre, juste après, parce que cette dernière a annoncé que je m'étais excusé auprès d'elle. Qu'est-ce que c'est pointilleux, les hommes… La solidarité masculine, ça marche très bien tant que tu restes dans les clous. Mais un pas de côté et tu le sens passer. Ils m'en mettent plein la gueule. Ça va bien, quoi. Ma sœur préconise qu'on me tranche un doigt. Ma meilleure pote qu'on me confisque tout mon argent. Je suis bien. Je suis soutenu.

Et c'est vrai, pourtant. Ça va. Ni de l'euphorie ni du déni mais cette fois je sais que ça va passer. L'important c'est que Corinne s'en remette. Que je reste clean. Que tu ailles bien. Je sais, copine, je progresse. Je me plains moins qu'avant.

J'étais avec ma fille en vacances cinq jours. J'ai le syndrome du père indigne. Je suis mal à l'aise avec elle et je m'ennuie. L'entente du jour de la serrure a fait long feu. Ce n'est pas désagréable d'être ensemble – mais on n'a rien à se dire. Elle a passé le week-end sur son téléphone. Elle est un cliché, une fille de son âge. Dès que quelqu'un like quelque chose il faut qu'elle attrape son portable pour se tenir au courant. Elle prend des photos d'elle sans arrêt – le seul moment où je l'ai vue s'animer c'est quand elle m'a dit « on fait un shooting » sur le chemin des douaniers et là encore, on n'y arrive pas très bien – j'ai voulu lui parler de souvenirs cocasses de séances photo que j'avais faites et elle s'est fermée comme une huître quand je lui ai dit d'éviter d'être de face – je me suis senti à la fois comme un con de vieux et à la fois je lui en voulais parce que rien ne peut devenir intéressant avec elle. Je n'y arrive pas – et tu ne peux pas savoir à quel point je m'en veux de ne plus avoir envie d'essayer.

Clara me rejoint, avec son chien. Je suis bien avec eux. Elle arrive en retard. Je commence à la connaître. Elle a ses manies. Elle peut sortir de son wagon de métro rejoindre le quai d'en face en panique et retourner chez elle pour vérifier qu'elle a bien débranché son fer à défriser. Elle a dans son téléphone un dossier de vidéos où elle ferme sa porte. Pour se prouver qu'elle l'a bien fait. Peine perdue : quand elle les consulte pour se rassurer, elle se demande si elle n'est pas revenue sur ses pas, par la suite, pour réouvrir la porte et oublier de la verrouiller. Sur d'autres vidéos elle débranche des appareils ou ferme les fenêtres. Elle dit c'est plus fort que moi. Je sais que c'est absurde. Je pars une heure plus tôt que nécessaire parce que je tiens compte de mon toc. Et trois arrêts plus loin, lorsque monte le besoin irrépressible de revenir sur mes pas pour vérifier parce que le film ne suffit pas, je doute, je me demande si ensuite je n'ai pas réouvert ma porte pour prendre quelque chose ou faire quelque chose. Les autres passagers du métro ne pensent pas à ça pourtant certains d'entre eux ont oublié d'éteindre un appareil et dans la plupart des cas ça n'aura aucune conséquence. Je le sais. Il faut que je le fasse, il faut que je le fasse quand même. Et j'ai déjà perdu des boulots à cause de ça, pour les retards mais aussi pour l'état d'angoisse dans lequel ça me plonge si je ne reviens pas sur mes pas pour vérifier. C'est difficile à supporter. Ça me plaît beaucoup. Ça me plaît parce que je me dis qu'elle sait ce que c'est que ne pas avoir le contrôle rationnel de ses pensées. Et ça me plaît parce que je me vois l'accompagner dans ses tourments et je comprends que c'est chiant pour elle autant que pour moi mais je n'ai pas vraiment de jugement là-dessus. Je sais aussi qu'elle n'est pas que ça. De la même façon que je n'ai pas l'impression d'être seulement mes déficiences. Elle est cette fille un peu détraquée avec qui c'est difficile de partir en week-end. Et elle est aussi cette fille géniale qui me surprend toujours quand on vient de regarder un film ou un documentaire ensemble parce que son intelligence est aux antipodes de ses obsessions compulsives. Son analyse est solidement adossée à une culture politique que je n'ai pas, et que je suis incapable de déployer sans elle. Je ne me souviens pas d'avoir déjà été aussi tranquille avec quelqu'un.

Clara t'aime dans tous tes films. Ça fait partie de mon charme, te connaître. Elle a lu quelque part que tu commençais un tournage bientôt, avec un grand metteur en scène. Je me demande si c'est le mec que tu avais envie d'engueuler. Et je me demande si tu avais envie de l'insulter parce que tu craignais que son film fasse partie de ceux qui ne se tournent pas. Il y a beaucoup de choses dont j'ai envie de parler avec toi, je commence à me sentir un peu à l'étroit, dans nos lettres.

Clara aime tous tes films, et elle aime aussi les posts de Zoé Katana. Il faut vivre avec son temps. Avant, les filles lisaient des magazines féminins où il était question de la fashion week et de régimes, maintenant elles lisent des comptes féministes.

REBECCA

J'ai appelé Corinne. Elle va bien. Elle m'a draguée, tranquille, direct. Elle a le sens de la formule, elle me fait de jolis compliments. Je laisse faire. Depuis des semaines, elle me signale qu'elle est en couple « ouvert ». Ouvert à toutes les conneries, j'ai pensé. J'ai proposé de passer la voir à l'hôpital et elle a répondu « carrément, ça me ferait plaisir ». Et trois jours après j'étais dans ce bled, à une heure de Paris. C'est loin. Il y avait sa copine, Marcelle. C'est quoi cette bombe ? Je l'ai vue et avant même qu'on se parle j'avais compris que j'avais cessé d'être hétérosexuelle. À ce stade de sexytude, il n'y a ni hétéro ni gay ni rien qui tienne : elle est au-delà des catégories. Corinne trônait comme une reine dans son fauteuil, elle rayonnait. On m'a souvent dit que les gouines vieillissaient mieux que les hétéros, parce qu'elles sont moins malheureuses. Et elle vieillit bien. Bon, Marcelle on ne va pas se mentir, on en reparlera. Je ne pense pas que ce soit le bon moment pour taxer sa meuf à ta sœur, mais j'y songe.

Zoé ne me parle plus de toi. Je crois qu'elle va mieux. Elle monte un journal en ligne avec des filles de son âge et elles parlent de s'installer en province. Elle m'écrit moins souvent et ne va plus voir ta sœur. Très bien. On lui rappelle de mauvaises choses.

Dans la soirée j'ai regardé *The Crown*. Toute la nuit, autant d'épisodes que dure l'obscurité et j'ai pleuré. J'ai pleuré en pensant que je ne jouerai plus jamais les princesses.

J'étais triste à en crever mais je n'ai pas eu le réflexe de chercher le numéro d'un dealeur.

C'est comme un wagon décroché. La machine à se défoncer est remisée. Et je suis restée avec cette émotion pénible, je n'ai rien pris.

J'ai plus de cinquante ans et c'est la première fois depuis que j'en ai treize que je fais cette expérience – je ne me suis pas défoncée depuis des mois maintenant. J'émerge d'un brouillard et tout ce qui se dévoile ne me fait pas plaisir. Je sais qui je suis – je ne tombe pas de ma chaise. Cependant mes fragilités, l'amplitude de mes fluctuations d'humeur, la solitude, la peur de vieillir et la peur de mourir font que tout ne me fait pas plaisir, et je ne vois pas de solution à chaque problème. Je pense à la prière de NA – la sérénité d'accepter les choses que je ne peux changer. Et je comprends chaque mot de cette phrase. Je suis présente. À l'appel.

Les confinements m'ont aidée à tenir. Ce truc aura bousillé tout sur la planète – et nous, ça nous a aidés. J'ai pu m'habituer à tout ça. Sans le dîner en ville qu'on ne peut pas rater et l'alcool coule à flots les gens parlent de plus en plus fort les verres sont remplis de rouge ou de bulles dorées et ils s'amusent d'un rien se passionnent à se parler ils sont intenses la fête bat son plein et l'odeur de la weed dans un coin et la petite bière de fin d'après-midi, les bouchons qui claquent au plafond et les cris excités d'après la première, le son des verres qui trinquent – et les dealeurs qui traînent, qu'on connaît ou qu'on repère, qui ont souvent de bonnes dégaines, qui pourraient dépanner, laisser un 06, les tournages – le mec qui loue les camions loges et qui a toujours quelque chose sur lui parce que le temps est long, la maquilleuse serviable dont le mec est toxico, le producteur qui veut être copain et te demande si tu as besoin de quelque chose, le concert, tes potes qui jouent et toi dans les loges et là tout tourne et c'est facile de faire partie de la soirée, il suffit de te défoncer. Tout cela nous a été épargné. Il n'y avait plus de bars ouverts, plus de chiottes où faire la queue, plus de loges, plus d'attente, plus d'angoisses à gérer, plus de répétitions, plus de séductions à mener rapidement. Et on a vécu ça ensemble, toi et moi. La vie a le sens de l'humour. Quand je pense à nos premiers échanges, je réalise qu'il était peu probable que tu changes ma vie. Et que tu changes la tienne.

Ça ne fait pas longtemps que j'ai compris ça – ma vie, on ne peut pas me la reprendre. Il n'y a que l'amnésie qui viendra troubler ça. Ça a été une révélation – quelque chose qui se passe en toi et il n'y a pas de retour en arrière. Assise dans cet avion je regardais par le hublot les nuages la lumière orangée, radieuse, toute cette tranquillité et ça m'est revenu comme si j'étais à un point précis de ma conscience – les centaines de fois où je me suis sentie bien dans un avion – j'ai toujours aimé voler. Et tout était là, en même temps – une vie magnifique, à tous points de vue, faite de désirs comblés et de passions qui la fracassent et qui me remplissent et me créent, de rencontres comme des collisions douces et de curiosités, et tout cela existe en moi. C'est réel, et c'est fait, tout est là tant que ma mémoire tient, gravé en moi aussi sûrement que la tristesse. C'est le contraire de la nostalgie, les choses arrivées sont là à jamais – et on ne peut pas me reprendre ça – je suis ce passé et je le chéris.

Je suis chez moi, Paris est redevenue bruyante mais n'a pas retrouvé son arrogance. La ville se remettra, elle est solide. Je suis clean. Zoé peut m'appeler si elle a besoin. Corinne peut m'appeler. Marcelle aussi peut le faire mais elle n'ose pas encore. Et toi aussi tu peux m'appeler. Tu peux compter sur moi. Oui, on pourrait se voir, un jour. Tu as raison, on commence à être à l'étroit dans ces lettres.

à Jean-Claude Fasquelle

DE LA MÊME AUTRICE :

BAISE-MOI, Florent Massot, 1993 ; Grasset, 1999.
LES CHIENNES SAVANTES, Florent Massot, 1994 ; Grasset, 2011.
LES JOLIES CHOSES, Grasset, 1998.
MORDRE AU TRAVERS, Librio, 2001.
TEEN SPIRIT, Grasset, 2002.
BYE BYE BLONDIE, Grasset, 2004.
KING KONG THÉORIE, Grasset, 2006.
APOCALYPSE BÉBÉ, Grasset, 2010.
VERNON SUBUTEX, tome 1, Grasset, 2015.
VERNON SUBUTEX, tome 2, Grasset, 2015.
VERNON SUBUTEX, tome 3, Grasset, 2017.

PAPIER À BASE DE
FIBRES CERTIFIÉES

Le Livre de Poche s'engage pour l'environnement en réduisant l'empreinte carbone de ses livres. Celle de cet exemplaire est de :
150 g éq. CO_2
Rendez-vous sur
www.livredepoche-durable.fr

Composition réalisée par PCA

Achevé d'imprimer en France par
CPI BRODARD & TAUPIN (72200 La Flèche)
en août 2023
N° d'impression : 3053592
Dépôt légal 1re publication : août 2023
LIBRAIRIE GÉNÉRALE FRANÇAISE
21, rue du Montparnasse – 75298 Paris Cedex 06